呼吸器科医のための
サルコイドーシス診療ガイド

杉山幸比古
監修

山口哲生　四十坊典晴
編集

Sarcoidosis Practice Guide
for the Pulmonologist

南江堂

■監　修

杉山幸比古　　地域医療振興協会練馬光が丘病院呼吸器内科／自治医科大学名誉教授

■編　集

山口　哲生　　新宿海上ビル診療所
四十坊典晴　　JR札幌病院呼吸器内科

■執　筆（執筆順）

山口　哲生	新宿海上ビル診療所
四十坊典晴	JR札幌病院呼吸器内科
宮﨑　英士	大分大学医学部地域医療学センター内科分野
長井　苑子	公益財団法人京都健康管理研究会中央診療所・臨床研究センター
森下　宗彦	愛知医科大学メディカルクリニック／中日病院呼吸器内科
眞野まみ子	愛知医科大学睡眠科
宮崎　泰成	東京医科歯科大学呼吸器内科
澤幡美千瑠	自治医科大学内科学講座呼吸器内科学部門
杉山幸比古	地域医療振興協会練馬光が丘病院呼吸器内科／自治医科大学名誉教授
武村　民子	日本赤十字社医療センター病理部
猪俣　　稔	日本医科大学大学院医学研究科呼吸器内科学分野
吾妻安良太	日本医科大学大学院医学研究科呼吸器内科学分野
乾　　直輝	浜松医科大学第二内科
須田　隆文	浜松医科大学第二内科
山田　嘉仁	JR東京総合病院呼吸器内科
石原　麻美	横浜市立大学大学院医学研究科眼科
後藤　　浩	東京医科大学眼科
石橋　耕平	国立循環器病研究センター病院心臓血管内科部門不整脈科
草野　研吾	国立循環器病研究センター病院心臓血管内科部門不整脈科
森本紳一郎	総合青山病院循環器内科
加藤　靖周	藤田保健衛生大学循環器内科
土田　哲人	JR札幌病院循環器内科
岡本　祐之	関西医科大学皮膚科
伊崎　誠一	埼玉医科大学総合医療センター皮膚科
西山　和利	北里大学医学部神経内科学
熊本　俊秀	九州看護福祉大学看護福祉学部看護学科
玉田　　勉	東北大学大学院医学系研究科呼吸器内科学分野
伊藤　由美	新潟大学大学院医歯学総合研究科腎膠原病内科学分野
鈴木　栄一	新潟大学医歯学総合病院
立花　暉夫	愛染橋病院内科
濱田　邦夫	市立千歳市民病院内科
森　　由弘	KKR高松病院内科
粟野　暢康	日本赤十字社医療センター呼吸器内科

生島壮一郎	日本赤十字社医療センター呼吸器内科
新美　岳	新美クリニック
金澤　伸雄	和歌山県立医科大学皮膚科
渡辺憲太朗	福岡大学医学部呼吸器内科
酒井　文和	埼玉医科大学国際医療センター画像診断科
石井　芳樹	獨協医科大学呼吸器・アレルギー内科
藤本　圭作	信州大学医学部保健学科生体情報検査学領域
大道　光秀	大道内科・呼吸器科クリニック
今野　哲	北海道大学呼吸器内科学分野
赤川志のぶ	国立病院機構東京病院呼吸器内科
矢崎　善一	JA長野厚生連佐久総合病院佐久医療センター循環器内科
山口　悦郎	愛知医科大学呼吸器・アレルギー内科
片岡　幹男	岡山大学大学院保健学研究科
加藤　元康	順天堂大学大学院医学研究科呼吸器内科
高橋　和久	順天堂大学大学院医学研究科呼吸器内科

監修のことば

　サルコイドーシスは原因不明の全身性疾患で，組織学的に類上皮細胞肉芽腫を生じる．本症の研究の歴史は比較的新しく，欧米でも19世紀後半であり，わが国では欧米に約50年遅れて研究がスタートした．サルコイドーシスの多くは良好な経過を辿り，予後も良好であるが，一部に肺の線維化をきたし呼吸不全となる例や，心臓病変から突然死する例，眼病変が悪化し日常生活に難渋される例など，看過できないいわば難病としての側面をみせる例も厳然として存在する疾患でもある．

　サルコイドーシスの特徴として，全身性疾患であることから様々な症状をきたすわけであるが，その中心は呼吸器系であり，呼吸器内科医が治療のkey personとして患者さんをトータルに診ていくことが求められる．こういったことから，サルコイドーシス診療のエキスパートを育てるという方向性に鑑み，私が研究代表者を務めさせていただいた厚生労働省「びまん性肺疾患に関する調査研究」班（2008～2014年）で2冊のサルコイドーシスに関する小冊子を刊行させていただいた．今般，これらの小冊子をもとにさらに内容を充実させ，すべてのサルコイドーシス診療者の座右の書としていただくべき書物の刊行を企画し，班研究でも中心的な牽引者であった山口哲生先生とご相談し，本書が誕生することとなった．

　サルコイドーシスは全身にわたり難しい面が多いことから，治療の面ではエキスパートの先生方の経験を特に重視し，第4章として「症例から考えるサルコイドーシスの実践治療」というパートを設定し，様々な例を詳しくご提示いただいた．

　本書を通じて，難病といわれるサルコイドーシスに苦しむ患者さんのQOL改善を図っていただき，一人でも多くの患者さんを救っていただけるよう心からお願いしたい．サルコイドーシスの診療に携わる医療従事者の皆様のお役に立つことを切に願っている．

2016年11月

杉山幸比古

はじめに

　サルコイドーシスが第二次世界大戦後に米国在郷軍人の間で多発して問題になり，米国はさっそく国際的な会議をつくり，多くの国々にサルコイドーシスの疫学調査を依頼した．その依頼は1959年に日本にも送られてきたわけだが，受託した野辺地慶三先生，重松逸造先生も「サルコイドーシス」はまったくはじめて聞く病名であったそうだ．それでも全国から94例のサルコイドーシスと診断された症例が集まり，1960年には第1回国際サルコイドーシス学会でそのまとめが発表された．

　肺線維症，間質性肺炎という疾病もやや遅れて認識されるようになり，1970年には第1回肺線維症研究会（現在の間質性肺疾患研究会）が開催された．JR東京総合病院で第1例目の肺線維症が開胸生検で診断されたのは1968年であった．細田裕先生が当時の国鉄中央保健管理所（現JR東日本健康推進センター）の働きを振り返って，「サルコイドーシスと肺線維症という新しい病気に人々は興味を向け，国鉄中央保健管理所は意見交流のためのサロンとなった」と記されている．ちなみに，日本肺癌学会の前身である肺癌研究会が発足したのが1960年であり，JR東京総合病院で肺癌の第1例目の手術が行われたのが1965年であるから，ほぼ時を同じくしてこれらの疾病に対する取り組みが始まったといえるだろう．

　「サルコイドーシスとは何ぞや」とは，2014年9月1日に他界された三上理一郎先生がいつもいわれていた言葉である．これは以前の国鉄の保健管理所所長をやっておられた岡治道先生の言葉であったとも聞く．「いったいこの疾患はどういう疾患なのだ？」という思いは常にこのサルコイドーシスという疾患に付随しているようだ．

　「サルコイドーシスは原因不明の全身性疾患であり，類上皮細胞肉芽腫がその病変部の所見である」ということになっている．しかし，これでこの疾病の全貌が表現されているとはとてもいえない．1960年から半世紀経って，ようやく病因論的にプロピオニバクテリアがその病因であろうことが明らかになりつつある．遺伝的素因，免疫学的病態にしても少しずつみえてきたものがある．また臨床的病状にしても，単に肉芽腫による臓器特異的な障害を呈するだけではなく，全身的な微小血管病変があり，小径線維神経障害があり，様々な臨床症状を呈することもわかってきた．治療法も少しずつ研究が進んでいる．残された大きな問題は，肉芽腫性炎症の遷延化と線維化への対応である．病態の遷延化については慢性疾患として気長に対応し患者さんに付き合っていただくしかない．しかし，特に肺・心臓病変の線維化は生命予後を左右する重要な問題であり，この進行・難治化を抑止することが最も大きな残された課題となっている．病因論から治療方法を考案して対応できるのか，あるいは線維化というまったく別の機序として対応すべきものなのか，おそらく両者から解決すべき問題なのであろうが，これは今後の残された課題である．

　本書が日常のサルコイドーシス患者さんの診療に役立つものとなり，かつ「サルコイドーシスとは何ぞや」という問いに少しでも答えられるものになってくれることを願っている．

2016年11月

山口哲生
四十坊典晴

目　次

第1章　サルコイドーシスについて理解する

1. サルコイドーシスとはどのような疾患か？ ……………………………………山口哲生 …… 2
2. サルコイドーシスの病態，病因に関するQ&A …………………………………………… 5
   - Q1　サルコイドーシスの多彩性，多様性とは？ ………………………四十坊典晴 …… 5
   - Q2　どのような臓器に影響を与えますか？ ……………………………宮﨑英士 …… 8
   - Q3　どのような経過をたどりますか？ …………………………………長井苑子 …… 12
   - Q4　サルコイドーシスの原因 ………………………………森下宗彦，眞野まみ子 …… 16
   - Q5　体のなかではどのような免疫反応が起こっているのでしょうか？ ……宮崎泰成 …… 22
   - Q6　サルコイドーシスの発病要因 …………………………澤幡美千瑠，杉山幸比古 …… 24
   - Q7　組織像はどうなっていますか？ …………………………………武村民子 …… 28
   - Q8　疫学について教えてください …………………………猪俣　稔，吾妻安良太 …… 33
3. 全身病変としてのサルコイドーシスに関するQ&A ………………………………………… 38
   - Q9　呼吸器病変について …………………………………………………………… 38
     - a. 呼吸器病変の症状・診断・治療法 ……………………乾　直輝，須田隆文 …… 38
     - b. 肺高血圧症について ……………………………………………山田嘉仁 …… 44
   - Q10　眼病変について …………………………………………………………………… 46
     - a. 眼病変の診断 ……………………………………………………石原麻美 …… 46
     - b. 眼病変の検査と治療法 ……………………………………………後藤　浩 …… 51
   - Q11　心臓病変について ……………………………………………………………… 56
     - a. 心臓病変の病態 …………………………………………石橋耕平，草野研吾 …… 56
     - b. 心臓病変の診断 ………………………………………森本紳一郎，加藤靖周 …… 58
     - c. 心臓病変の検査 ……………………………………………………土田哲人 …… 60
   - Q12　皮膚病変について ……………………………………………………………… 66
     - a. 皮膚病変の診断・検査・治療法 …………………………………岡本祐之 …… 66
     - b. 皮膚病変の鑑別診断 ……………………………………………伊崎誠一 …… 70
   - Q13　神経病変について ……………………………………………………西山和利 …… 74
   - Q14　筋病変について ………………………………………………………熊本俊秀 …… 79
   - Q15　骨・関節病変について …………………………………………………玉田　勉 …… 85
     - a. 骨サルコイドーシスについて ……………………………………………… 85
     - b. 関節サルコイドーシスについて ………………………………………… 91
   - Q16　腎・泌尿器病変について ……………………………………伊藤由美，鈴木栄一 …… 94
   - Q17　肝・消化管病変，脾病変について ……………………………………立花暉夫 …… 97
   - Q18　内分泌，高カルシウム血症について ……………………………………濱田邦夫 …… 100
   - Q19　上気道病変について ……………………………………………………山口哲生 …… 104
   - Q20　唾液腺，涙腺について …………………………………………………森　由弘 …… 107
   - Q21　血球異常について ………………………………………………………立花暉夫 …… 111

Q22	Heerfordt 症候群	粟野暢康，生島壯一郎 …113
Q23	Löfgren 症候群	新美　岳 …116
Q24	Blau 症候群	金澤伸雄 …118

第2章　サルコイドーシスの診断法

1. サルコイドーシスの診断基準と重症度分類 ……………四十坊典晴，山口哲生 …124
2. サルコイドーシスの診断に有用とされる各種検査の解析 ……………四十坊典晴 …131
3. サルコイドーシスの診断・検査に関するQ&A …………………………………137
   - Q1　サルコイドーシスの診断と公費助成認定はどのように行われますか？
     …………………………………………………………………………四十坊典晴 …137
   - Q2　サルコイドーシスで行うべき検査とその意味は（循環器以外）？ ……四十坊典晴 …139
   - Q3　サルコイドーシスと鑑別が必要になるのはどのような病気ですか？ …渡辺憲太朗 …144
   - Q4　サルコイドーシスの画像所見 …………………………………………酒井文和 …149
   - Q5　サルコイドーシス診断のための呼吸器内視鏡検査 ……………………石井芳樹 …159
   - Q6　サルコイドーシスの呼吸機能 …………………………………………藤本圭作 …164

第3章　サルコイドーシスの治療法

1. サルコイドーシスの治療総論 …………………………………………………大道光秀 …170
2. 標準的ステロイド治療について ………………………………………………山口哲生 …175
3. 肺サルコイドーシスにおける吸入ステロイドの使用について ………………今野　哲 …181
4. サルコイドーシスにおけるメトトレキサート治療 ……………四十坊典晴，山口哲生 …183
5. 治療に関するQ&A ………………………………………………………………………186
   - Q1　サルコイドーシスの治療薬による副作用について ……………………赤川志のぶ …186
   - Q2　特殊治療法（ペースメーカー，除細動器，CRT，メトトレキサートなど）
     …………………………………………………………………………矢崎善一 …190

第4章　症例から考えるサルコイドーシスの実践治療

1. 無治療—改善例 …………………………………………………………………………194
   - 症例1　両肺に結節影を認め，診断後6ヵ月で自然消失をみた一例 ………四十坊典晴 …194
   - 症例2　肺野に粒状影を認め，診断後15ヵ月で自然消失をみた一例 ………四十坊典晴 …196
   - 症例3　両肺に小結節影をびまん性に認め，診断後23ヵ月で自然軽快をみた一例
     …………………………………………………………………………四十坊典晴 …198
   - 症例4　両肺に綿花状影を認め，診断後9ヵ月で自然消失をみた一例 ………四十坊典晴 …200
   - 症例5　4年の経過で肺野陰影の悪化と改善がみられた一例 ………………山口哲生 …202
   - 症例6　一過性のびまん性粒状影の出現と消失をみた一例 …………………山口哲生 …205

2. 無治療―不変～悪化例 ……208

- 症例 7　肺野に粒状影を認め，その後，気管支血管束周囲の病変を認めたが，無治療で改善をみた一例 ……四十坊典晴 …208
- 症例 8　呼吸困難出現後も 4 年間ステロイド治療が行われず，進展・死亡した一例 ……山口哲生 …211
- 症例 9　著明な両側肺門リンパ節腫脹（BHL），肺野病変を有するも，診断後 12 年間変化を認めない一例 ……今野 哲 …213

3. ステロイド標準治療―改善例 ……215

- 症例 10　診断 10 年後に気管支血管束周囲の病変を認め，治療により改善した一例 ……四十坊典晴 …215
- 症例 11　上葉に囊胞および牽引性気管支拡張像の残存はあるが，治療により改善した一例 ……四十坊典晴 …218
- 症例 12　びまん性陰影が急速に進行し，ステロイド治療により改善し，中止できた一例 ……四十坊典晴 …221
- 症例 13　急速に肺野病変が増悪し，ステロイド内服を開始した一例 ……今野 哲 …223
- 症例 14　3 年間の通院自己中断の間に，急速に閉塞性換気障害が進行した一例 ……今野 哲 …226
- 症例 15　吸入ステロイドが有効であった一例 ……杉山幸比古，澤幡美千瑠 …229

4. ステロイド標準治療―不安定～悪化例 ……232

- 症例 16　1 年間のステロイド標準治療後，非常に緩徐に肺病変が悪化した一例 ……四十坊典晴 …232
- 症例 17　ステロイド標準治療後，漸減し，17 年後に中止，その後，非常に緩徐に肺病変が悪化した一例 ……四十坊典晴 …236
- 症例 18　ステロイド標準治療後，漸減中に自己中断し，肺病変が悪化した一例 ……四十坊典晴 …240
- 症例 19　ステロイドの減量に伴って肺病変の悪化を繰り返した一例 ……山口哲生 …243

5. 少量ステロイド治療例 ……247

- 症例 20　呼吸器感染症のため，少量ステロイドで治療をし，改善をみた一例 ……四十坊典晴 …247
- 症例 21　少量ステロイド治療が有効であった一例 ……山口哲生 …251

6. 代替治療例 ……254

- 症例 22　眼病変の悪化により短期間ステロイド治療後，肺病変の悪化に対して吸入ステロイドを使用して改善した一例 ……四十坊典晴 …254
- 症例 23　漢方治療が奏効した全身症状を伴うサルコイドーシスの一例 ……山口哲生 …257
- 症例 24　メトトレキサート単剤で肺野病変の改善がみられた一例 ……山口哲生 …260
- 症例 25　咳，息切れを伴う肺野病変に対してステロイドとメトトレキサート併用治療で改善をみた一例 ……長井苑子 …263
- 症例 26　咳，息切れを伴う肺線維化病変に対しステロイドとメトトレキサート併用治療を試みた一例 ……長井苑子 …266
- 症例 27　肺野病変と皮膚病変に対しステロイドとメトトレキサート併用治療で改善をみた一例 ……長井苑子 …269

目 次

第5章 患者さん・家族からの質問への対応

- **Q1** サルコイドーシスと遺伝子について……………………………………山口悦郎 …274
- **Q2** サルコイドーシスは感染しますか？……………………………………山口悦郎 …278
- **Q3** サルコイドーシスの合併症と全身症状…………………………………山口哲生 …279
- **Q4** サルコイドーシスは妊娠・出産に影響しますか？……………………四十坊典晴 …282
- **Q5** サルコイドーシスは悪性腫瘍を合併しやすいですか？………………片岡幹男 …284
- **Q6** サルコイドーシスと膠原病は関係がありますか？…………加藤元康, 高橋和久 …288
- **Q7** 喫煙はサルコイドーシスに影響を与えますか？………………………今野　哲 …291
- **Q8** サルコイドーシスの日常生活における注意点は？……………………山田嘉仁 …292

索引……………………………………………………………………………………………295

第 1 章

サルコイドーシスについて理解する

1 サルコイドーシスとはどのような疾患か？

1 サルコイドーシスの歴史

　サルコイドーシスの歴史は，1869 年にロンドンの皮膚科医 J. Hutchinson が皮膚病変を呈したサルコイドーシスの一例を経験したことに始まる．その後，この病変が非乾酪性類上皮細胞肉芽腫の病理像を呈すること(1899 年)，骨にも存在すること(1903 年)，耳下腺や眼や神経にも存在すること(1909 年)が報告され，呼吸器系にも病変が形成されることは 1915 年になって認識されるようになった．ストックホルムの皮膚科医 J. Schaumann はこれを全身性の良性肉芽腫性疾患であるとして"benign lymphogranulomatosis"と提唱した．その後，1936 年には sarcoidosis の概念が確立され，肉芽腫病変がひとつの臓器にみられる段階では sarcoid であるが，2 つ以上の臓器に認められる状態では，全身性疾患であることから sarcoidosis と呼ばれることが明確になった[1]．

2 サルコイドーシスとはどのような疾患か？

　すなわち，サルコイドーシスは全身性肉芽腫性疾患である．類上皮細胞肉芽腫は全身のほぼあらゆる部分から見い出される．HRCT でまったく肺野病変のない眼サルコイドーシス疑い症例においても，16/19（84％）は気管支肺胞洗浄液（bronchoalveolar lavage fluid：BALF）中のリンパ球増多（>15％）がみられ，1/19（5％）は経気管支肺生検（transbronchial lung biopsy：TBLB）で肉芽腫が証明されている[2]．肝臓や筋肉でもまったく所見がなくても，かなりの頻度で肉芽腫が証明されるという．すなわち，いったんサルコイドーシスといえる状態になれば，密度は低くても，肉芽腫は全身に発生しているのである．しかし，肉芽腫の炎症・臓器侵襲性が弱いために，特に肺や肝臓などの大きな臓器ではほとんど無症状で発症するサルコイドーシスが存在する．そして自然に改善する場合もある．全例がそのような状況であれば，それは何らかの異物に対する生体反応であって疾病と呼ぶには値しない．しかしながら，眼病変や顔面の皮膚病変や骨病変が長期化して QOL が著しく損なわれる例がある．肺野病変が線維化して呼吸不全となる例もある．心臓病変では，進行すれば生命危機に及ぶことは周知のことである．良性の肉芽腫であるが，肉芽腫結節の大きさ，そしてできる部位によって臨床像は大きく異なり，遷延化・難治化する場合もあるために難病とされている．

3 臨床的特徴と対応

　それでは実際に臨床像はどのようになるのか．「サルコイドーシスは原因不明の全身性肉芽腫性疾患である」というのが決まり文句だが，その臨床像は極めて「多彩」であり，臨床経過は極めて「多様」である（1 章-2-Q1 参照）．症例によって様々な臓器病変や全身症状があり，その

種類と程度も症例によって異なることを「多彩」と呼んでいる．また，その後の臨床経過が自然に改善するものからステロイド治療によっても遷延化・難治化するものまで幅広くあることを「多様」と呼んでいる．多彩であるために多くの臓器別に病変が形成され，それぞれをその分野の専門家が診療する必要があるという，ほかの疾患にない特殊性がある．それぞれの専門分野とは，主に呼吸器内科，眼科，皮膚科，循環器内科，神経内科である．数は少ないが，消化器内科，整形外科，内分泌代謝内科などもある．

　本症の多くは静かな慢性肉芽腫性炎症を背景にして比較的自覚症状に乏しい特徴がある．治療の有無にかかわらず2年以内におさまるものもあるが，発症後5年程度でようやくおさまるもの，5年以上の経過で慢性化するものもかなりある．

　速やかにステロイドによる治療介入が必要な状態として，サルコイドーシスの心臓病変，急速に肺野や腎機能が悪化してくる例，急速な視力障害や神経障害の進行例，肺炎型サルコイドーシス，消化管や肝臓の病変で自覚症状を伴う例などがある．Löfgren症候群は急性発症型とされるが，対症療法のみで改善する場合もある．

　臨床症状が臓器別に分かれていて各専門科単位で経過をみればよい場合はそれでよいが，軽症ながら様々な慢性の症状を訴える患者を前にすると，あるいは全身倦怠感や痛みなどの全身症状が前面に出ると，病態の把握が難しいことがある．また，無症状で病変が残存している場合に，活動性は残っていて再燃悪化することがある．ときに重篤な不整脈などで再発する場合や腎機能悪化をきたすこともあり，どこまで検査や経過観察を行うべきかが定まっていないが，そのような可能性の説明と注意深い経過観察が必要とされる病態である．

　慢性経過例の臨床的対応としては，無症状で悪化する心臓病変の出現を心電図や心エコーで注意しながら観察し，また，胸部X線像と一般的血液検査を定期的に行い，あとは自覚症状に応じてステロイドなどで適宜対応する疾患と考えている．

4 疾患の定義

　あらためて，ATS/ERS/WASOG合同国際委員会報告(1999)におけるサルコイドーシスの定義(日本サルコイドーシス/肉芽腫性疾患学会訳(許可を得て一部改変))を以下に記しておく．

　　サルコイドーシスは原因不明の多臓器疾患である．若年成人および中年成人に好発し，しばしば両側肺門リンパ節腫脹(BHL)，肺浸潤，眼病変，皮膚病変で発症する．また，肝臓，脾臓，リンパ節，耳下腺，心臓，神経系，筋肉，骨，ほかの臓器がおかされることがある．

　　診断は臨床所見と画像所見に加えて，壊死を伴わない類上皮細胞肉芽腫が組織学的に証明されて確立する．既知の原因による肉芽腫と局所性サルコイド反応は除外されなければならない．

　　しばしばみられる免疫学的特徴は，皮膚の遅延型過敏反応の減弱と，病変部位におけるI型ヘルパーT細胞(Th1)型免疫反応の亢進である．また，B細胞機能の活性化に伴って血中免疫複合体を認めることもある．

　　経過と予後は，発病の様式と病変の広がりに関連している．結節性紅斑を伴う急性発症例や無症状のBHL例は，通常自然に寛解する．一方，潜行性の発病の場合，ことに肺外多臓器の病変を伴うときは，肺やその他の臓器の不可逆性の進行性の線維化へと進展することがある．

---

1. サルコイドーシスについて理解する

5 病態生理と病因論

　このような全身性の類上皮細胞肉芽腫はどのようにして形成されるのだろう．サルコイドーシスの病態は，疾患感受性のある宿主が，環境中の何らかの抗原物質に曝露されて誘導されるTh1の細胞性免疫反応の亢進に起因するとされている．肉芽腫は生体内に進入した異物をマクロファージが速やかに貪食し，排除できないことにより起こるが，これに抗原性がある場合には免疫学的機序が関与する．この抗原物質，病因として常在菌である*Propionibacterium*の不顕性・潜伏感染説が提唱されており，最も注目されている．

6 肉芽腫性血管炎と微小血管病変の合併

　本症は原因不明の全身性肉芽腫性疾患であるが，同時に全身的に肉芽腫性血管炎や微小血管病変(microangiopathy：MAP)を呈することが明らかにされた[3]．本症の臨床像を理解するうえでこのことを認識することは非常に重要である．MAPは肉芽腫近傍のみならず肉芽腫のないところでも観察されるため，本症の機序として，肉芽腫の細胞から分泌される何らかの因子が毛細血管内皮細胞の変性や増殖をきたして全身性の微小血管に障害性に作用し，様々な病態を惹起する可能性が示されている．

　臓器非特異的な全身症状として，痛み，疲れ，息切れ，しびれなどがあるが，これらの症状の原因のひとつとして，小径線維神経障害(small fiber neuropathy)があげられ，その原因としてMAPによる血流障害の可能性もある(5章-Q3参照)．

文献
1) 泉　孝英：サルコイドーシスの臨床像．サルコイドーシスとその他の肉芽腫性疾患，克誠堂出版，東京，2006: p26-34
2) Takahashi T et al: Significance of lymphocytosis in bronchoalveolar lavage in suspected ocular sarcoidosis. Eur Respir J 2001; **18**: 515-521
3) Takemura T et al: Pulmonary vascular involvement in sarcoidosis: granulomatous angiitis and microangiopathy in transbronchial lung biopsies: Virchows Archiv A. Pathol Anat 1991; **418**: 361-368

2 サルコイドーシスの病態，病因に関するQ&A

Q1 サルコイドーシスの多彩性，多様性とは？

　サルコイドーシスは原因不明の全身性肉芽腫性疾患であり，その病変は肺，リンパ節，眼，皮膚，心臓，神経・筋，肝，脾，腎，骨などの全身の諸臓器に及び，非常に多彩な病状を呈し，なおかつ，それぞれの病変に対し寛解，持続，進行があり，その臨床像は極めて多様で幅があります[1〜6]．転帰に関しては，約70％が発症後2年から5年以内に自然に軽快し，一方では，急速に進展し，すぐに治療が必要な場合もあります．また，数年にわたって慢性化していき，このなかから治療が必要な症例も出てきます．治療はステロイドが中心となりますが，治療抵抗性の症例，ステロイドの離脱が困難な症例，または感染症のリスクが高い症例では，免疫抑制薬（欧米の細胞毒性薬）の単独投与またはステロイドとの併用が考慮されます[2〜5]．

　サルコイドーシスは全身性の原因不明の肉芽腫性疾患で，単一臓器から多臓器に病変が及ぶスペクトルであり，多くの症例で複数臓器の病変を有します．さらに，経過中に新たな臓器病変が出現することもあり，注意を要します．

　サルコイドーシスの約70％の症例は発症後2年から5年以内に自然軽快しますが，残りの症例は長期間病変が残存し，5％から10％の症例は進行性の難治例となります．胸郭内病変は無治療の場合でも1年で40％，3年で60％，5年で70％から80％程度の症例で病変が消失します．しかしながら，5年以降の消失率は不変です．このため，発症から5年以上経過し病変がある症例を慢性のサルコイドーシスとする意見もあります[6]．肺サルコイドーシスの場合は，肺は臓器として，症状や機能障害が出現しにくく，臓器障害の程度を加味する場合，その取り扱いが難しくなります．

　JR札幌病院（旧札幌鉄道病院）において3年間以上経過観察されたサルコイドーシス589例（病期0が118例，病期Ⅰが336例，病期Ⅱが111例，病期Ⅲが24例）では，診断時，眼病変が237例（40.2％），皮膚病変が20例（3.4％），心臓病変が4例（0.7％）に認められました（表1）．胸郭内病変に関しては，3年以上の経過では242例（41.1％）で悪化または残存があり（以下，残存群と記載），347例（58.9％）では著しく消褪または消失していました（以下，消失群と記載）．経過中に新たに認められた臓器病変は残存群242例では81臓器（眼24例，心19例，皮膚10例，神経8例）あり，消失群347例では30臓器（眼9例，心4例，皮膚4例，神経6例）でした（表2，表3）[7]．10年以上経過しても新たに心臓病変が認められる場合もありました．また，胸郭内病変残存群では10年以上，消失群でも5〜6年まで新たな臓器病変が認められるので，サルコイドーシス診療においては多彩性，多様性を十分に考慮し，診療する必要があり，気管支血管束病変や囊胞性変化など治療導入を必要とする可能性が高い病変に対して理解と習熟が必要で，そのうえで，ステロイド内服などの治療導入がなされるべきです．

　また，サルコイドーシスにおける多臓器病変では，眼科，循環器内科などとの連携が重要と

1. サルコイドーシスについて理解する

表1　サルコイドーシス新規診断589症例の胸郭外病変

	初診時		3年以上経過観察中	
眼病変	237	40.2%	270	45.8%
皮膚病変	20	3.4%	34	5.8%
脳神経	5	0.8%	19	3.2%
心	4	0.9%	27	4.6%
骨	1	0.2%	7	1.2%
胃	4	0.7%	5	0.8%
耳下腺	20	3.4%	25	4.2%
表在リンパ節	131	22.2%	143	24.3%
扁桃	0	0.0%	1	0.2%
鼻	1	0.2%	2	0.3%
口唇	1	0.2%	1	0.2%
高度肝機能異常	3	0.5%	4	0.7%

表2　胸郭内病変残存群242例における胸郭外病変の出現数と出現時期

罹患臓器	発症時からの期間（年）										総数
	1	2	3	4	5	6	7	8	9	10	
眼	16	1	4	1		1			1		24
皮膚	2	2	3	2	1						10
脳・神経	3	2	1		1				1		8
心	2	3	4	2	3	2	1		1	1	19
骨			1	1		1		1			4
胃											0
耳下腺	1	1	2		1						5
表在リンパ節	3	2	2	1	1						9
扁桃腺			1								1
鼻						1	1				1
総数	27	11	17	8	7	4	2	2	3	1	81

表3　胸郭内病変消失群347例における胸郭外病変の出現数と出現時期

罹患臓器	発症時からの期間（年）										総数
	1	2	3	4	5	6	7	8	9	10	
眼	3	4	1		1						9
皮膚	1		2		1						4
脳・神経	3	2	1								6
心			2	1		1					4
骨			1			1					2
胃					1						1
耳下腺									0		
表在リンパ節	1		1	1							3
肝	1										1
総数	9	6	8	2	3	2	0	0	0	0	30

なります．とりわけ，不整脈，心不全が問題となる心臓サルコイドーシスの合併の有無が生命予後を考えるうえで重要です．

文献
1) 四十坊典晴ほか：臨床所見，自然経過および治療反応性に基づくサルコイドーシスの臨床型．日サ会誌 2007; **27**: 21-28
2) Hunninghake GW et al: ATS/ERS/WASOG statement on sarcoidosis. American Thoracic Society/European Respiratory Society/World Association of Sarcoidosis and other Granulomatous Disorders. Sarcoidosis Vasc Diffuse Lung Dis 1999; **16**: 149-173
3) 日本サルコイドーシス/肉芽腫性疾患学会サルコイドーシス治療ガイドライン策定委員会：サルコイドーシス治療に関する見解―2003．日サ会誌 2003; **23**: 105-114
4) Baughman RP et al: A concise review of pulmonary sarcoidosis. Am J Respir Crit Care Med 2011; **183**: 573-581
5) Lazar CA, Culver DA: Treatment of sarcoidosis. Semin Respir Crit Care Med 2010; **31**: 501-518
6) Nagai S et al: Clinical courses and prognoses of pulmonary sarcoidosis. Curr Opin Pulm Med 1999; **5**: 293-298
7) 平賀洋明：サルコイドーシスの臨床．日サ会誌 2003; **23**: 33-41

1. サルコイドーシスについて理解する

Q2 どのような臓器に影響を与えますか？

　サルコイドーシスは原因不明の全身性（多臓器性）肉芽腫性疾患です．どの臓器にも病変をきたす可能性がありますが，日本における全国疫学調査[1]によると，罹患臓器として最も多いのは，肺（縦隔・肺門リンパ節，肺野）で，次いで，眼，皮膚となっています．さらに心臓，表在リンパ節，神経，筋肉もまれならず罹患臓器となり，おかされたそれぞれの臓器に応じて臓器特異的症状を呈します．発見時の自覚症状のなかでは眼症状の出現頻度が最も多く，以下，皮膚，肺の順です．約3割の患者では自覚症状を欠き，健康診断などで偶然に発見されています．一方，特定の臓器によらない非特異的全身症状，すなわち，痛み，易疲労感，発熱，しびれなどが患者さんの訴えとして聞かれることがしばしばあります．以下に，サルコイドーシスによる各臓器病変，非特異的全身症状について概説します．

1 サルコイドーシスの臓器障害

a) 肺（縦隔・肺門リンパ節，肺野）

　両側肺門リンパ節腫脹（bilateral hilar lymphadenopathy：BHL）は，サルコイドーシスの患者において高頻度に出現する特異性の高い胸部X線所見としてよく知られています．検診でBHLを指摘され，診断に至る患者は今でも少なくありません．しかし，注意すべきはBHLを認めないサルコイドーシスが一定程度存在するということで，日本の疫学調査では，サルコイドーシスと診断された患者の約1/4ではBHLを認めなかったと報告されています[1]．一方，肺野病変を呈する患者は近年増加傾向にあります．肺野病変は胸部X線写真では粒状影・結節影・網状影・斑状影・塊状影など多彩な所見を呈し，上葉優位に陰影を呈する傾向にありますが，BHLを呈さない場合は胸部X線写真だけでの診断は困難です．一方，胸部CTは本症の診断に極めて有用であり，気管支血管束に沿った粒状影，気管支血管束の不規則な肥厚は本症に特徴的な所見とされています．サルコイドーシスでは肺野病変を有する場合でも無症状のことが多く，広範な肺野陰影を示すわりに，症状・ラ音など身体所見に乏しいことが本症診断のきっかけになることがあります．症状を呈する場合には，乾性咳嗽，労作時息切れが多くみられます．ときに肺線維症へと進展し，拘束性換気障害，あるいは閉塞性換気障害を呈し，呼吸不全に至ることがあります．

b) 眼病変

　日本では，サルコイドーシス患者の約半数に眼病変が生じるとされており，欧米と比較して眼病変の頻度が高く，また年々増加しています[1]．眼病変のなかではぶどう膜炎の頻度が最も多く，霧視，羞明，飛蚊症といった症状を主訴に眼科を受診し，本症を疑われて内科を紹介されるケースが多くなっています．最近では，ぶどう膜炎の原因疾患としてサルコイドーシスの占める比率が最も高率です．一方で，自覚症状がほとんどなく，内科など，他科からの紹介で眼病変が発見されることもあります．ぶどう膜炎以外の本症に特徴的な眼病変として知られているのは，隅角結節，周辺部虹彩前癒着，硝子体混濁，網膜周囲血管炎，網脈絡膜滲出斑および結節，網脈絡膜広範囲萎縮病変があります[2]．長期にわたる慢性の眼内炎症は，白内障，緑内

障，囊胞様黄斑浮腫，黄斑上膜などの視力低下につながる重篤な眼合併症を生じてきます．定期的な眼科受診を勧めることが極めて重要です．

c）皮膚病変

皮膚は，肺，眼に次いで発症頻度が高い臓器です．皮膚病変は，①皮膚サルコイド，②瘢痕浸潤に分類されます[2]．結節性紅斑は両側下腿伸側に生じる有痛性の皮下結節ですが，その他の皮疹は自覚症状に乏しく，また見逃されやすい部位に生じるため，好発部位を丹念に診察することが重要です．膝蓋部と肘頭部は瘢痕浸潤の，また鼻周囲，前額部の生え際は皮膚サルコイドの好発部位です．また，皮膚サルコイドのなかで，びまん浸潤型（lupus pernio）は日本ではまれながら，サルコイドーシス皮膚病変として特異性の高い皮疹として知られ，指趾・頬部・耳介・手背・鼻背など凍瘡の好発部位に出現します[3]．また，眼・鼻・口周囲の青紫〜紅色の斑状丘疹もサルコイドーシスに特徴的な皮疹です[3]．

d）心臓

サルコイドーシス心臓病変は重症心不全や致死的不整脈へと進展し，突然死をきたすことがあり，極めて予後不良なため慎重な対応が必要です．日本における320症例の剖検例の検討では，サルコイドーシス関連死の46.9％が心臓サルコイドーシスに起因し，そのうち生前診断されていたのはわずか26.9％と報告されています[4]．房室ブロックが出現すると，易疲労感・徐脈・失神などの症状がみられますが，初期には無症状のことが多く，この時期にいかに診断するかが本症において極めて重要な課題です．他臓器の病変でサルコイドーシスと診断された際には，サルコイドーシスの診断基準[2]と治療指針[3]に従い，心臓超音波検査，Holter心電図，ガリウムシンチグラフィ，心臓MRI検査にて心臓病変の検索を行うことが重要です．さらに経過観察時においても，特に心病変の合併頻度の高い中年以降の女性に対しては定期的に検査を実施すべきと考えられます．

e）表在リンパ節

サルコイドーシス患者で，表在リンパ節腫脹を認める頻度は15％程度です[1]．通常，痛みや発熱を伴うことはありません．頸部を含めた多発性リンパ節腫脹を認め，B症状（発熱，体重減少，大量の寝汗）を伴わない症例では本症を疑うべきであると考えられています．

f）中枢神経，末梢神経

サルコイドーシス病変が中枢神経，末梢神経に生じる頻度は5〜13％程度で，病巣に応じた多彩な症状を呈します[2]．中枢神経病変としては髄膜病変が最も多く，無症候の場合と髄膜炎，肥厚性肉芽腫性硬膜炎を起こし，頭痛・項部硬直などの髄膜刺激症状を呈する場合があります．まれですが，脳内の限局性腫瘤性病変・下垂体病変による尿崩症，脊髄病変による脊髄症を呈することもあります．

末梢神経では，脳神経が最もおかされやすく，なかでも顔面神経麻痺が最も多くみられます．知覚過敏や痛みなどの症状が小径線維神経障害によることが最近知られてきています．

g）運動器（筋肉，骨，関節）

筋病変は，主に筋肉の走行に沿った索状の腫瘤を筋肉内に触れる場合（筋腫瘤型）と，筋力低

1. サルコイドーシスについて理解する

下を示す場合（ミオパチー型）とがあります．筋腫瘤型は下腿にみられることが多く，痛みなどの症状を伴うことはまれです．特徴的なMRI所見（周辺が高信号，中心が低信号）を示します．しばしば，PETやガリウムシンチグラフィで偶然発見されます．

　骨病変の頻度は0.7〜2%程度で，四肢の末梢部に好発します．痛みや腫脹を伴うことが多く，疼痛部位の単純X線写真ではレース状の骨梁像や嚢胞状の溶骨変化を呈することが多く，MRIではT1強調画像で低信号を呈することが多いです．病変の把握には骨シンチグラフィが有用です．

h) 内分泌系

　内分泌系はサルコイドーシスでおかされにくい臓器です．下垂体後葉病変では尿崩症がみられることがあります．甲状腺の病変で甲状腺機能亢進症や低下症の症状をきたすことはまれですが，本症では橋本病を合併することがあり，その際には甲状腺機能異常を呈することがあります．副甲状腺，および副腎病変の報告は極めてまれです．

i) 腎臓，泌尿生殖器

　サルコイドーシスによる腎病変として肉芽腫性間質性腎炎，糸球体病変，およびカルシウム代謝異常による糸球体・尿細管障害，腎石灰沈着症，尿路結石症が知られています．サルコイドーシスにより腎機能障害を呈する頻度はまれで（0.7〜3.7%），多くはカルシウム代謝異常が主な原因とされていますが，そもそも日本人で高カルシウム血症をきたすことはまれです．

　男性では精巣に病変を形成することがあり，その際はセミノーマとの鑑別を要します．

j) 肝臓，脾臓，膵臓，消化管

　肝臓の生検陽性率は50〜80%と高率ですが，臨床的に臓器罹患部位として同定されることは多くありません．肝腫脹，肝臓内占居性病変として発見されることが多く，自覚症状や肝機能異常を示すことは少ないとされています．

　脾腫は軽度のものを含めると画像診断で比較的高頻度に認めますが，通常は無症状で，触診で触れることはまれです．ときとして巨大脾腫による腹部膨満感や腹痛を呈することがあり，脾機能亢進症を呈することもあります．

　膵病変，消化管病変は低頻度で，臨床的に問題になることはほとんどありません．

k) 上気道，耳下腺

　まれではありますが，上気道にも病変がみられ，SURT（sarcoidosis of the upper respiratory tract）と呼ばれ，鼻腔，副鼻腔，咽頭，喉頭などに粘膜病変を形成します．鼻腔，副鼻腔病変では，鼻閉，鼻腔乾燥，鼻出血，嗅覚障害などがみられ，咽頭，喉頭病変では，嗄声，咳嗽，喘鳴などがみられます．

　耳下腺病変としては，対称性耳下腺腫脹，ガリウムシンチグラフィでの"パンダサイン"が特徴とされています．

2 サルコイドーシスの全身症状

　サルコイドーシスの患者は，特定の臓器によらない，いわゆる非特異的全身症状を訴えるこ

とがあります．全身倦怠感，発熱，関節痛，体重減少，痛み，息切れ，しびれなどの症状です．日本人から得られた最近のデータでは，新規サルコイドーシス患者において全身倦怠感，発熱，関節痛，および体重減少を呈する頻度はそれぞれ 6.6％，6.1％，1.5％，0.8％と報告されています[1]．また，高熱，倦怠感，悪心などの全身症状がサルコイドーシスによる高カルシウム血症によることもあります．

以上，サルコイドーシスの臓器病変の頻度と臨床像について概説しました．特徴的な臨床像が本症を想起させることもある一方で，同一疾患と思えないほど多彩な臨床像を示す場合があるため，説明のつかない臓器病変については本症を疑うことが重要となります．

文献

1) Morimoto T et al: Epidemiology of sarcoidosis in Japan. Eur Respir J 2008; **31**: 372-379
2) サルコイドーシスの診断基準と治療指針 http://www.jssog.com/www/top/shindan/shindankijyun.html
3) The WASOG sarcoidosis organ assessment instrument: an update of a previous clinical tool. Sarcoidosis Vasc Diffuse Dis 2014; **31**: 19-27
4) Iwai K et al: Racial difference in cardiac sarcoidosis incidence observed at autopsy. Sarcoidosis 1994; **11**: 26-31

1. サルコイドーシスについて理解する

Q3 どのような経過をたどりますか？

1 急性発症型

　サルコイドーシスのごく一部には，発熱，関節痛，下肢の結節性紅斑という皮膚病変などを伴って，急性経過で発症する場合があります．これらは，治療によく反応し良好な経過を示すことが多いです．

2 自然に治る経過もある

　サルコイドーシスでは，類上皮細胞肉芽腫という病変そのものが，不思議なことに自然に治る力を持っている場合がありますので，この病変が，たとえば，肺門リンパ節を腫らすことになっても，治療なしに，数年で自然消滅することがあります．サルコイドーシスの病変部位は全身あらゆるところにできる可能性がありますが，肺，リンパ節，眼，皮膚が高頻度にみられる場所です．これらのどの場所の病変でも，自然に治る場合があることが知られています．

　症状で発見される場合は，健康診断で発見される場合に比較して，自然に治る場合は少なく，慢性に経過するか，その一部に，難治化がみられることがあります．というのは，症状でみつかる場合には，肺など呼吸器の症状だけではなく，全身の臓器病変のいろいろな症状でみつかることになりますので，病変の臓器が複数個ある，たとえば3つ，4つ以上ある場合には慢性化して難治化しやすい傾向があります．しかし，難治化してしまう頻度は，全体の10％くらいです．比較的，若年から難治化する場合には，それを予想することができる時代になっていますので，多くの場合，サルコイドーシスはとても大変な難病と考えずに対応していただけると思います．

　一方，健康診断でみつかる場合は，基本的には胸部X線像上の異常のみで，症状がない場合にみつかる人が多く，特に，肺（縦隔・肺門リンパ節，肺野）以外に所見がない場合には，日本では，筆者らの経験からみても，10年後の寛解率は80〜90％以上です（表1, 図1）．したがって，ステロイド治療を導入したりすることは控えるべきでしょう．ごくまれに，リンパ節の腫れによって気管支や血管が圧迫されて，喘息症状や，肺高血圧による症状（息切れ，心不全）が

表1　無症状の肺門リンパ節腫脹にみる自然寛解

	26歳<，BHL，肺外なし：112	38歳>，肺，肺外あり：9
男性／女性	66/4	2/7
年齢	21.4歳	50.0歳
ステロイド治療	24％	78％
10年後 　改善 　減少 　不変 　悪化	96％ 2％ 1％ 1％	11％ 33％ 22％ 33％

BHL：両側肺門部リンパ節腫脹
（文献1より）

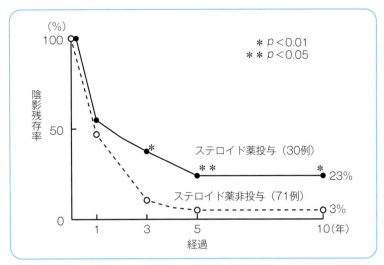

図1　健診発見BHL若年例の経過
　発症発見5年目で慢性化し，10年目には治療を加えない場合，ほぼ胸部X線像上の陰は改善．
　（文献1より）

出ることもありますので，一例一例の対応が必要です．

　米国の10施設共同検討では，サルコイドーシス患者さんの2年目の経過を調べたところ，80％の場合に改善安定化しています．貧しい患者，特に黒人では，息切れが持続していることと，新たに病変が出てくるという状況があるようです[2]．

3 慢性化

　筆者らの成績では，ステロイドを使った場合には，使わない場合に比べて，陰影の改善率が悪いことが示されています．陰影は，発見から5年目までは，年毎に改善されていきますが，5年目を過ぎると，10年目まで，改善は停滞してしまいます（図1）[1]．これらの成績から，発見5年目をもって，病変が慢性化したと考えればよいのではないかと評価されました．すなわち，5年間は慎重に経過を観察し，5年目にほぼ改善した場合には，治癒といってもよいのではないかと考えられます．

　もちろん，肺の病変以外の種々の部位での病変についても，同じように慢性化するのかどうかは，正確にわかっているわけではありません．しかし，サルコイドーシスの患者さんの90％以上でみられるという肺門リンパ節腫脹や肺病変に絞った検討では，サルコイドーシスの慢性化は5年以上の経過例としてよいのではないかと考えられています．

4 臨床経過の幅：自然寛解から難治化まで

　米国，欧州，日本で共同して，5年以上経過をみた患者400例について，どのような臨床像を示した場合に，どのような経過をたどるかが評価されました．この結果から，臨床型という

1. サルコイドーシスについて理解する

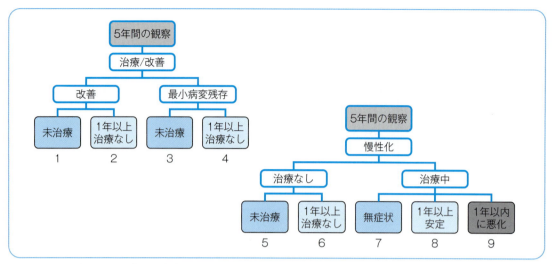

図2 サルコイドーシス症例の臨床型（1〜9）
最小の病変とは，最大の病変の25%以下のサイズまたは勢いを示す場合．
（文献3より）

表2 少なくとも5年間経過を追跡された症例の臨床型の頻度

臨床型と状態	治療	頻度
1. 寛解	未治療	32（8.0%）
2. 寛解	1年以上未治療	36（9.0%）
3. 軽度残存	未治療	35（8.8%）
4. 軽度残存	1年以上未治療	33（8.3%）
5. 慢性化，現在未治療	未治療	33（8.3%）
6. 慢性化，現在未治療	1年以上未治療	42（10.5%）
7. 治療中，無症状		54（13.5%）
8. 治療中，悪化傾向なし		103（25.8%）
9. 治療中，悪化傾向あり		32（8.0%）

（文献3より）

9つの経過と関連した分類がなされました（図2，表2）．この検討によると，自然に治る場合は，20%以内，一部に病変があっても治療も不要で安定に経過している場合が20%，慢性化しているが治療不要が20%，治療をしているが安定化している場合が30%，治療にかかわらず悪化していく場合が10%という経過の幅が認識されました[3]．自験例150例にこれを適用したところ，悪化していく場合も，自然に治っていく場合も，若い年代に多いようです．

　まとめていいますと，サルコイドーシスの経過は，自然に治る，慢性化する，慢性化しても安定に経過する，慢性化して治療が継続して必要である，治療にもかかわらず悪化していくという幅があるのではないかということです[1,3]．

5 死亡率と死亡原因

　サルコイドーシスによる死亡は，難治化症例から出てきます．一部の難治化する患者さんの死亡率についてはきちんとした数値はありませんが，米国ではアフリカ系米国人のほうが白人よりも死亡率が高く，1.9〜2.3％と報告されています．日本人では，10％程度の難治化例から死亡例が出てくるわけです．しかし，死亡に至るまでには，5〜10年という時間経過がある場合もありますので，サルコイドーシス全体からみると，死亡率は極めて低い病気であるといえます．

　死亡例についてみれば，肺の場合，長い慢性経過のなかで，肺の線維化のため肺の機能（働き）が悪くなり，心臓に負担が加わって肺性心になり死亡する．また，病気のために肺，気管支の正常構造が壊され，また，治療に免疫抑制作用があるステロイドなどが使われるために肺の感染抵抗力が低下し，真菌感染など感染症の合併をきたして死亡することがあります．また，心臓病変ができて突然死をきたすこともありますが，きちんと専門外来で心電図などで経過を評価されていれば，突然死は現在では，まれなことです．

　すなわち，サルコイドーシスによる死亡は，ほかの病気に比べても，圧倒的に低いものです．「癌」などとはまったく違います．以前は心臓病変による突然死がサルコイドーシスでは，一番こわいものであるとされていました．しかし，うまい治療の仕方（効果を一定に継続し，副作用を少なくする）[4]，在宅酸素療法やペースメーカー治療の進歩などで，突然死は頻度としては大幅に減っています．

6 経過に関係する因子

　サルコイドーシスの経過に関連する因子として，人種，年齢，性別，病変臓器の種類と数，ステロイド治療をされてきたかどうかなどが，報告されています[5]．すなわち，①黒人やインド人では難治化する頻度が高く，臨床像も重症である，②中年以上のほうが慢性化しやすい，③女性で眼病変があり中年以上，④3つ以上の病変臓器がある，などの場合に慢性化しやすく，一部は難治化することが知られています．

　このように，サルコイドーシスの臨床経過に関連する因子をよく評価し，経過の幅を見定めることは，無駄な治療はせずに，タイミングよく適正な治療を行っていくためには重要なことです．サルコイドーシスは自然に治ろうとする力を最大限有効に活用していくような臨床的判断力が強く求められる病気です．サルコイドーシスの重症度認定も，このような観点，成績を踏まえて作成されております．

文献

1) Nagai S et al: Outcome of sarcoidosis. Clin Chest Med 2008; **29**: 565-574
2) Judson MA et al: Two year prognosis of sarcoidosis: the ACCESS experience. Sarcoidosis Vasc Diffuse Lung Dis 2003; **20**: 204-211
3) Baughman RP et al: Defining the clinical outcome status (COS) in sarcoidosis: results of WASOG Task Force. Sarcoidosis Vasc Diffuse Lung Dis 2011; **28**: 56-64
4) Nagai S et al: Treatment with methotrexate and low-dose corticosteroids in sarcoidosis patients with cardiac lesions. Intern Med 2014; **53**: 427-433
5) Baughman RP et al: Clinical characteristics of patients in a case control study of sarcoidosis. Am J Respir Crit Care Med 2001; **164** (10 Pt 1): 1885-1889

1. サルコイドーシスについて理解する

Q4　サルコイドーシスの原因

　サルコイドーシスはTh1型免疫反応が活性化した状態にあり，感染性病因の関与が考えられています．疫学的には，①北半球でも南半球でも春に発症が多いこと，②世界的にサルコイドーシス多発地区（英国のMann島，北海道の富良野地区，スウェーデンの一地方など）が存在することなどから環境要因，特に感染性要因が示唆されています[1]．

　現在ではサルコイドーシスの病因として，基本的な考え方が国際的に広く受け入れられています．すなわち，「疾患感受性を有する患者が何らかの環境要因を契機に特定の原因物質に曝露されて発症する」との考えです．サルコイドーシス病因論においては，①病因（原因物質），②疾患感受性としての宿主要因，③発症を促進する何らかの環境要因，の3つの要因を想定する必要があります．仮に微生物が関与していたとしても単純な感染症ではないと考えられています．ここでは病因を中心に述べます．

1 類上皮細胞肉芽腫の意味するもの

　類上皮細胞肉芽腫はサルコイドーシスの特徴です．免疫学の教えるところでは，肉芽腫は水に不溶性か難溶性の抗原により惹起されます．類上皮細胞は活性化したマクロファージであり，排除が困難な抗原を貪食し，これを細胞が何重にも取り囲み，肉芽腫内に封じ込めて，生体に悪影響を及ぼさないように処理する装置と考えられています．したがって，肉芽腫のなかに原因物質があると理解され，この考えに従って，研究が進められてきました[2〜5]．

　実際，35年ほど前まではKveim反応が診断に利用されてきました．Kveim抗原はサルコイド肉芽腫を破砕懸濁した液体です．

2 臓器移植の経験から示唆されること

　サルコイドーシス患者の骨髄や臓器を非サルコイドーシス患者に移植したあとにレシピエントに肉芽腫性炎症がみられた事例が複数報告されています[6]．逆に，非サルコイドーシスの臓器をサルコイドーシス患者に移植し，移植臓器に肉芽腫ができたとの報告もあります[7]．これらのことは病因物質が伝達されうることを示唆しています．

3 サルコイドーシスの病因

　病因としての必要な条件は，①類上皮細胞肉芽腫を誘導すること，②Th1優位の細胞性免疫を活性化し，B細胞機能を高めること，③多臓器に病変をつくる（サルコイドーシスの臨床像に合致する肺，眼，皮膚などに病変をつくる）こと，および④長く病変が維持されうることです．

　サルコイドーシスの病因としては，表1に示すものが提唱されてきましたが，多くは他研究者による確認ができずに否定的とされています．

表1 サルコイドーシスの病因として提唱されたもの

```
非感染性病因
  松の花粉説
感染性病因
  ヒストプラスマ説
  らい菌説
  Yersinia（エルシニア）菌説（伊藤ら）
  transmissible agent 説（Mitchell）
  ヒトヘルペスウイルス（HHV6, HHV8）説
  非結核性抗酸菌説○
  BCG説
  結核菌説
    結核菌説（Scadding）
    「菌の毒力の差」説（Kyrie）
    「結核菌に対する異なる反応」説（Muller，高松）
    溶原性抗酸菌説（結核菌＋ファージ）（Mankiewicz）
    結核菌のL型菌説（Burnet, Almenoff）
    結核菌体遺残物説
      菌体遺残物説（Moscovic）
      tuberculostearic acid 説（Hanngren）
      結核菌 catalase-peroxidase（mKatG）説（Moller）○
      ESAT-6 説（Drake）○
      結核菌トリガー（mKatG）＋血清アミロイドA 説（Chen & Moller）◎
  Propionibacterium acnes 菌説（江石）◎
```

◎は現在，有力と思われるもの，○はまだ十分に確認されていないもの，その他は現在では否定的．
（文献2～5, 10, 11より）

a）非感染性病因

歴史的に有名な松の花粉説（Cummings）は米国でサルコイドーシスと松の分布とが一致し，松の花粉が動物に類上皮細胞肉芽腫をつくることから提唱されましたが，スイスや日本では分布は一致せず，Richertは自身を被験者として毎日松の花粉を2ヵ月間内服したものの，サルコイドーシスは発症しなかったと報告しました．のちに提唱者自身が誤りを認めて取り下げました．

特記すべきは慢性ベリリウム症で，その臨床像はサルコイドーシスと区別ができないほど酷似することがあります．ベリリウムに対する免疫反応でのみ鑑別できます．これは病因を考えるうえで示唆に富むことです．

b）感染性病因

①結核菌説

サルコイドーシスが最初に認識された19世紀は結核が蔓延しており，病理学的にも臨床的にも結核に類似することから，結核との関連が考えられました．その後の分析技術の進歩により，遺伝子あるいは特異分子レベルで結核菌成分の存在が報告され，結核病因説は現在も補強されています．しかし，これらに否定的な報告もあります．

最も詳細なMollerらによる研究では，結核菌のcatalase-peroxidase（mKatG）が病因抗原であると結論しました．これはKveim抗原中にも認められ，mKatG刺激によりinterferon-γ（IFN-γ）を産生する細胞はサルコイドーシスの約50％で陽性であり，IFN-γ産生細胞数は，末梢血よりもBALF（＝病変局所）で増加しており，コンパートメンタリゼーション（compartmentalization）がみられました．サルコイドーシス発病前は陽性であったツベルクリン反応が発病により陰性化する現象は，千葉らによって発見されましたが，これは感作リンパ球が末梢血から病巣へ集

1. サルコイドーシスについて理解する

積することにより起こると説明され，コンパートメンタリゼーションとして理解されています．Mollerらは IFN-γ産生細胞数の増加は治療により減少し，経過年数とともに減少すること，および米国とスウェーデンの両国で同様の状況であるとし，普遍性を報告しました．彼らは mKatG が宿主の蛋白と結合し，不溶性の凝集物をつくり，肉芽腫反応を引き起こす結果，サルコイドーシスが発病するとの仮説を提唱しました[8～10]．

ここで説明が困難なことは，サルコイドーシスの約半数にしか mKatG が肉芽腫中に証明されないことで，サルコイドーシス全体の病因としては説明が不十分なことです．また，発病時の結核菌抗原のみで，追加の結核菌抗原の供給がなくて病変の拡大や増悪の説明ができるのか，という抗原量の問題もあります．

●クォンティフェロン（QuantiFERON-TB：QFT）

QFTは結核感染を特異的に検出する検査法です．結核菌説では，結核感染が前提であり，QFTが陽性になるはずです．Inuiら[12]はQFTの陽性率はサルコイドーシスで3.3%であり，一般人口の陽性率と差がないと報告しました．筆者らの経験でもサルコイドーシスのQFT陽性率は高々10%であり，結核感染が高率であるという結果は得られませんでした（表2）．しかし，末梢血でQFTが陰性であることはコンパートメンタリゼーションの結果であると考えれば，サルコイドーシスの結核菌病因説と矛盾しないかもしれません．

●抗結核菌抗体

コンパートメンタリゼーションがあっても，液性免疫にかかわる抗体はサルコイドーシス病巣から血流に乗って全身に分布するはずです．筆者らは結核の血清診断である抗TBGL抗体を検討しました．その陽性率はQFTの約2倍であり，コンパートメンタリゼーションが起こっていることを示唆しているかもしれませんが，結核菌をサルコイドーシスの病因とするには十分に高い陽性率とは言い難いと考えられました（表2）．

②結核菌トリガー＋血清アミロイドA病因説

Mollerらは，その後，Kveim抗原の肉芽腫誘導成分はアミロイド（プリオン蛋白）に物理化学的性質が類似することに着目し，サルコイド肉芽腫に血清アミロイドA（serum amyloid A：SAA）の強い発現を見い出しました．サルコイドーシスでは他疾患の肉芽腫に比べてSAAは対数比で4倍も量が多く，SAAはサルコイドーシスに特異的な役割をしていると考えました．SAAはCRPと同じ急性相反応蛋白で interleukin-1（IL-1），IL-6，tumor necrosis factor（TNF）などの炎症性サイトカインに応答して主に肝臓で産生されますが，マクロファージ，リンパ球などによっても産生されます．SAAはアミロイド前駆蛋白で，自然免疫にかかわる toll like receptor 2（TLR2）などのパターン認識受容体のリガンドであり，Th1型免疫反応を促進し，肉芽腫内の病原体の排除を促進しますが，同時にSAAは肉芽腫内に蓄積し，凝集します．SAAが

表2 サルコイドーシスの結核菌抗原に対する反応

	Inuiら	自験例
サルコイドーシス	90例	95例
QFT陽性	3例（3.3%）	4例（4.2%）
QFT疑陽性	0例	3例
QFT陽性＋疑陽性	3例（3.3%）	7例（7.4%）
TBGL抗体陽性	－	12例（12.6%）

（文献2, 12より）

立体構造を形成するときに折りたたみ異常（ミスフォールド）が起こると，分解処理が困難となり，これが鋳型となり，ミスフォールドSAAが増殖します．これはAAアミロイドーシスのプリオンと同様の増殖様式です．肉芽腫から放出されるSAAやその断片はさらにTh1型免疫反応を増幅させる結果，生きた増殖する結核菌がなくてもサルコイドーシスの慢性肉芽腫性炎症が進行します．こうしてトリガーとしての結核菌が処理されたあとも肉芽腫が長く維持されると考えられました．すなわち，サルコイドーシスのすべてに結核菌成分が認められなくても，SAAにより肉芽腫が維持され，サルコイドーシス病変が慢性的に進行することを説明できることになります[4,13,14]．

③*Propionibacterium acnes*説（アクネ菌説）

Propionibacterium acnes（アクネ菌）は約35年前に日本全国の施設から生検リンパ節を集めた網羅的細菌学的研究（文部省研究班）[15]の結果，本症で高率に培養されました．その後，東京医科歯科大学の江石を中心に長年にわたる研究[3]が進められてきた結果，今では図1のように考えられています．この菌は結核菌と同様に細胞内寄生菌ですが，高頻度に健常者の皮膚，腸管，気道に常在し，外部環境から経気道的に侵入し不顕性に細胞内感染しています．Th1型アレルギー素因のある人では何らかの環境要因（疲労，ストレスなど）を契機にアクネ菌は内因性に活性化し細胞内増殖し，肺や肺門リンパ節に遅延型過敏反応としての類上皮細胞肉芽腫を形成します．ストレスなどの環境要因が帯状疱疹の発症を促進するのに似ています．細胞内増殖の折に肉芽腫による封じ込めを逃れたいわゆる感染型アクネ菌は，病変局所において新たな潜伏感染を引き起こし，さらにリンパ行性あるいは血行性に広がり，肺外の全身諸臓器に新たな潜伏感染を起こす可能性もあります．全身に拡散した潜伏感染を背景として，同様な環境要因を契機に再び内因性活性化が起こり得ます．その場合，新たな潜伏感染局所でも同時多発的にアクネ菌の細胞内増殖が起こり，その結果として全身性肉芽腫形成を特徴とするサルコイドーシス

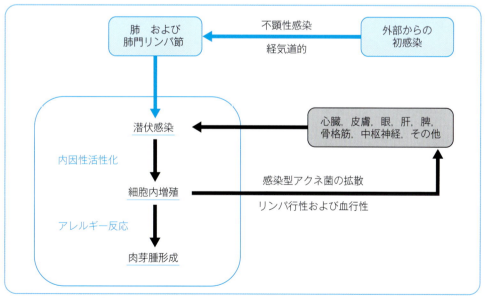

図1　サルコイドーシスのアクネ菌病原説
（文献3より）

の病態が形成されます．病巣内のアクネ菌は菌の成分であるリポテイコ酸の抗原を認識するPAB抗体により高率に確認されます．サルコイド肉芽腫に認められるアクネ菌はそのほとんどが細胞壁を欠失したL型菌であり，PAB抗体はこのようなL型菌で特に強い免疫反応性を呈するといわれます．これはアクネ菌がサルコイドーシスの原因であることを示唆する最も有力な証拠です．

4 抗菌治療の効果

　結核菌やアクネ菌が病因とすれば，有効な抗菌薬の投与で治療できるはずです．Drakeら[16]はリファンピシン＋エタンブトール＋アジスロマイシン＋レボフロキサシンとプラセボとの無作為比較試験を行い，肺病変には無効であったと報告しました．ただし，潰瘍性の皮膚病変には有効で，これは重複した細菌感染に有効であったものと考えられました．

　アクネ菌に関しては，30数年前に厚生省の班研究によるセフェム系抗菌薬の治験が行われましたが，無効でした．しかし，アクネ菌は結核菌と同様に細胞内寄生菌であり，セフェム系抗菌薬は細胞内に入らないために無効だったのではないかという問題点も指摘されました．

　最近は，細胞内寄生菌にも有効なテトラサイクリン系抗菌薬などが有効であるとの報告が散見されます．作用機序として，抗菌作用のほかに，薬剤の免疫調節作用の関与も考えられています．しかし，テトラサイクリン系抗菌薬の効果は限定的と考えられていて[17]，高々20〜30％の症例で何らかの効果をもたらす可能性が報告されています．サルコイドーシスは自然寛解が認められる疾患なので，抗菌薬治療が有効であると判定するには無作為化比較試験が必要となります．現在，江石らによりテトラサイクリン系抗菌薬の治験が企画されています．

　抗菌薬の効果が不十分なことや，一般に感染症には増悪的に働くステロイドや免疫抑制薬の長期投与が有効であることから，サルコイドーシスが単純な感染症ではないことを示唆しています．

5 おわりに

　最近提唱された結核菌トリガー＋SAA説は，これまでの結核菌説では説明困難であった慢性に病態が進行することを説明できる点で優れています．しかし，Moller自身が認めるようにトリガーは結核菌以外の可能性もあります．アクネ菌の可能性もあるかもしれません．サルコイドーシスで増加するアンジオテンシン変換酵素（ACE）はアミノ酸の結合を切る酵素であることから，SAAやその断片ペプチド処理のためにACEが増加している可能性も考えられる，など今後の研究が期待されます．

文献
1) Newman LS et al; ACCESS Research Group: A case control etiologic study of sarcoidosis: environmental and occupational risk factors. Am J Respir Crit Care Med 2004; **170**: 1234-1330
2) 森下宗彦：サルコイドーシスの病因論―感染症との関連―結核菌について．日サ会誌 2011; **31**: 84-87
3) 江石義信：サルコイドーシスの病因論―感染症との関連―P. acnesについて．日サ会誌 2011; **31**: 81-83
4) Chen ES, Moller DR: Etiologic role of infectious agent. Semin Respir Crit Care Med 2014; **35**: 285-295
5) 泉　孝英：サルコイドーシスの臨床，金芳堂，京都，1975
6) Morita R et al: Donor cell-derived sarcoidosis after allogeneic BMT. Bone Marrow Transplant 2009; **43**: 507-508

7) Ramakers K et al: Recurrent sarcoidosis after lung transplantation. JBR-BTR 2012; **95**: 368
8) Chen ES, Moller DR: Etiology of sarcoidosis. Clin Chest Med 2008; **29**: 365-377
9) Moller DR: Potential etiologic agents in sarcoidosis. Proc Am Thorac Soc 2007; **4**: 465-468
10) Brown ST et al: Recovery of cell wall-deficient organisms from blood does not distinguish between patients with sarcoidosis and control subjects. Chest 2003; **123**; 413-417
11) Chen ES et al: T cell responses to mycobacterial catalase-peroxidase profile a pathogenic antigen in systemic sarcoidosis. J Immunol 2008; **181**: 8784-8796
12) Inui N et al: Use of the QuantiFERRON-TB Gold test in Japanese patients with sarcoidosis. Respir Med 2008; **102**: 313-315
13) Chen ES et al: Serum amyloid A regulates granulomatous inflammation in sarcoidosis through Toll-like receptor-2. Am J Respir Crit Care Med 2010; **181**: 360-373
14) Chen ES, Moller DR: Sarcoidosis-scientific progress and clinical challenges. Nat Rev Rheumatol 2011; **7**: 457-467
15) Homma JY et al: Bacteriological investigation on biopsy specimens from patients with sarcoidosis. Jpn J Exp Med 1978; **48**: 251-255
16) Drake WP et al: Oral antimycobacterial therapy in chronic cutaneous sardoidosis: a randomized, single-masked, placebo-controlled study. JAMA Dermatol 2013; **149**: 1040-1049
17) 山口哲生ほか：テトラサイクリンによるサルコイドーシスの治療．日サ会誌 2008; **28**: 41-47

1. サルコイドーシスについて理解する

Q5 体のなかではどのような免疫反応が起こっているのでしょうか？

　サルコイドーシスは，肺，リンパ節，皮膚，眼，肝，脾，心，骨格筋，腎，脳神経など全身諸臓器に乾酪壊死のない類上皮肉芽腫が形成される病気です．原因は今のところ不明です．病気の原因に関して肉芽腫の形成を中心に解析されています．その形成過程で何らかの原因物質に対してTh1が関与するIV型アレルギー（細胞性免疫）が起こり，さらにこれらの免疫反応は，遺伝的要因と環境要因に修飾されていると考えられています．近年，これらの体のなかで起こっている免疫反応についての研究が進んでおり，サルコイドーシスの原因解明につながると期待されています．

1 体のなかで起こっている免疫反応

　サルコイドーシスで起こっている免疫反応は現時点では図1のように考えられています．まず，未知の抗原が抗原提示細胞（マクロファージ）に取り込まれ細胞内で消化されたあとに細胞表面上に提示されます．肺内のCD4（ヘルパーTリンパ球のマーカー）陽性細胞がこれを認識します（図1①）．次に，CD4陽性T細胞とマクロファージは活性化されて増殖し，活性化CD4陽性細胞からはIL-2，IFN-γ，TNF-α，活性化マクロファージからはIL-12，IL-18といったサイトカインが放出されます[1]．活性化された肺内のCD4陽性細胞はサルコイドーシスの炎症の過程で非常に重要であり，IFN-γとマクロファージは肉芽腫形成に重要です（図1②）．IFN-γによっ

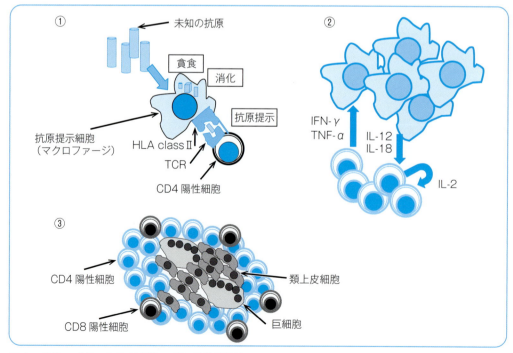

図1　サルコイドーシスで起こっている免疫反応

てマクロファージが成長分化した類上皮細胞および巨細胞とその周囲のリンパ球（ほとんどがCD4陽性細胞）で肉芽腫が構成されます．この肉芽腫が全身の様々な臓器にできて臓器障害が起きるのがこの病気です（図1③）[2]．

　この考え方は，以下の1980年代に始まったHunninghakeやCrystalらの研究に基づくものです．BALFの解析の結果，肺にはCD4陽性T細胞が集まり，これらのT細胞は活性化マーカーであるHLA-DRが陽性で，IL-2を自発的に放出し，さらに単核球からTh1サイトカインのIFN-γも放出されていることがわかりました．さらにその後の研究者によりIFN-γやCD4陽性T細胞が肉芽腫の形成に重要であることが解明されました．肉芽腫を形成する過敏性肺炎モデルの研究では，IFN-γを遺伝学的にノックアウトすると肉芽腫ができないことや，CD4陽性T細胞がウイルスにより破壊される病気であるHIV感染の研究では，HIV患者にサルコイドーシスを合併した場合，CD4陽性T細胞数が200/μL以下になると肉芽腫が消えてサルコイドーシスの臨床症状が改善し，HIVの治療が奏効しT細胞数が増えるとサルコイドーシスが再発することを明らかにしました[2]．

2 免疫反応から考えられるサルコイドーシスの病因

　図1②と図1③に関しては，前述どおりの研究結果による裏づけがあります．しかし，図1①に書かれている未知の抗原は，現在研究が進んでいる段階です．サルコイドーシスの肉芽腫形成は細胞性免疫などの単一細胞では排除できないような外来物質（病原体）を局所に封じ込めることで危険を回避しようとする生体防御システムのひとつです[3]．また，サルコイドーシス患者の脾臓懸濁液を皮下に接種した場合，サルコイドーシス患者では数週間後に接種部位に肉芽腫ができます（クベイム（Kveim）反応）[4]．さらに，米国のサルコイドーシスの大規模疫学研究ACCESS（A Case Control Etiologic Study of Sarcoidosis）では農作業や泥・ほこりなどを吸い込む仕事で発症の危険度が高く，環境要因の関与が指摘されています．以上の結果から，サルコイドーシスは何らかの外来物質が原因である可能性が高いと考えられています[5]．これまで想定されてきた抗原は様々です．松の花粉が原因とされていた時期もありますが，その後，無機物（アルミニウム，ジルコニウム，タルク），ライム病ボレリア，ウイルス（ヘルペス，EB，サイトメガロ）などが想定されましたが，最近では感染性の抗原である結核菌やアクネ菌が有力です．感染性とはいっても，サルコイドーシスは感染症ではなく，死菌あるいは部分的に分解された抗酸菌やアクネ菌の病原体関連分子パターンに対する過剰な反応であると考えられています[6]．日本ではアクネ菌説が有力で，江石らが多くの研究結果を報告しています[3]．

文献

1) Baughman RP et al: A concise review of pulmonary sarcoidosis. Am J Respir Crit Care Med 2011; **183**: 573-581
2) Grunewald J, Eklund A: Role of CD4+ T cells in sarcoidosis. Proc Am Thorac Soc 2007; **4**: 461-464
3) 江石義信：アレルギー性内因性感染症としてのサルコイドーシスの病因論．適応医学 2013; **17**: 2-9
4) Statement on sarcoidosis. Joint Statement of the American Thoracic Society (ATS), the European Respiratory Society (ERS) and the World Association of Sarcoidosis and Other Granulomatous Disorders (WASOG) adopted by the ATS Board of Directors and by the ERS Executive Committee, February 1999. Am J Respir Crit Care Med 1999; **160**: 736-755
5) Newman LS et al: A case control etiologic study of sarcoidosis: environmental and occupational risk factors. Am J Respir Crit Care Med 2004; **170**: 1324-1330
6) Valeyre D et al: Sarcoidosis. Lancet 2014; **383**: 1155-1167

Q6 サルコイドーシスの発病要因

　サルコイドーシスは，呼吸器系を中心とした全身臓器に異時性に多彩な病変を生じる，原因不明の肉芽腫性疾患です．本症は遺伝的素因を持つ個体において何らかの環境要因の変化を契機に発病すると考えられているものの，その詳細は明らかになっていません．遺伝的素因として，抗原提示細胞（antigen presenting cell：APC）表面に発現し抗原提示にかかわる分子をコードする遺伝子群が含まれている第6染色体短腕上の6p21.3領域が注目されています．本症発病との関連が指摘されているHLA（human leukocyte antigen）classⅡ領域の遺伝子変異は増殖した抗原特異的Th1細胞の抗原処理能に影響するのに対し，BTNL2（butyrophilin-like protein 2）遺伝子の変異は制御性T細胞（Treg）の免疫制御能に影響することが推定されています[1,2]．すなわち，原因抗原は本来は肺に潜在するとされていますが[3]，遺伝的素因のある個体では，抗原に対し過剰なTh1型免疫反応や免疫制御不全をきたし，肉芽腫反応が増幅され持続することで発病に至る可能性があります[1,2,4~6]．一方で，環境要因は個体を取り囲む外的なものと個体に内在する内的なものに分類できるものの，内的なものとして精神的ストレスがあげられているほか[7]，確定的なものは得られていません．

　サルコイドーシスと同様に遺伝的素因として第6染色体短腕上の6p21.3領域が注目されている疾患群としてimmune-mediated inflammatory diseases（IMIDs）があり，Th1型免疫反応と免疫制御反応のバランス異常が指摘されています．そのなかで特に多発性硬化症（multiple sclerosis：MS）では，閉経後女性で発病の第2ピークを持ち高緯度地域で発病頻度が高まるといったサルコイドーシスと酷似する疫学像を呈します．MSは「自己の中枢神経抗原に対する免疫寛容機構の破綻」を本態とし，卵巣機能不全や紫外線曝露不足による活性型ビタミンD欠乏がTregの免疫制御能低下をもたらし，発病に寄与することが明らかになってきています．サルコイドーシス病態も「経気道的に侵入した外来抗原に対する免疫寛容機構の破綻」と捉えられる一面があり，卵巣機能不全や活性型ビタミンD欠乏が発病のリスク要因となっている可能性が指摘されています．以下にこの2つについて詳述します．

1 卵巣機能不全

　日本人サルコイドーシスの診断時年齢分布は，欧州諸国と同様，男性では若年成人期にピークを持つ一峰性であるのに対し，女性では45歳以降に第2ピークを持つ二峰性を呈することが知られてきました．筆者らは，1974~2012年に自治医科大学呼吸器内科で新規診断された連続症例588例（組織診断群431例，臨床診断群157例）を診断時期により10年ごとの4群に分類し，診断時年齢分布の時代的変遷を検討しました（図1）[8]．人口集団における高齢者割合増加の影響を除去してもなお，診断時年齢は男女とも高齢化し続けており，若年成人の発病を示す第1ピークの低下傾向が認められました．診断時年齢の高齢化は米国とデンマークでも観察され[9,10]，外的環境要因が変化し若年者の疾患感受性が変化してきている可能性も考えられました．その一方で，女性のみでみられる45歳以降の第2ピークは一貫して保たれており，高齢女性の発病に寄与する内的環境要因の存在が示唆されます．

　2012年に，女性特有の内的環境リスク要因に注目したはじめての疫学研究が報告されていま

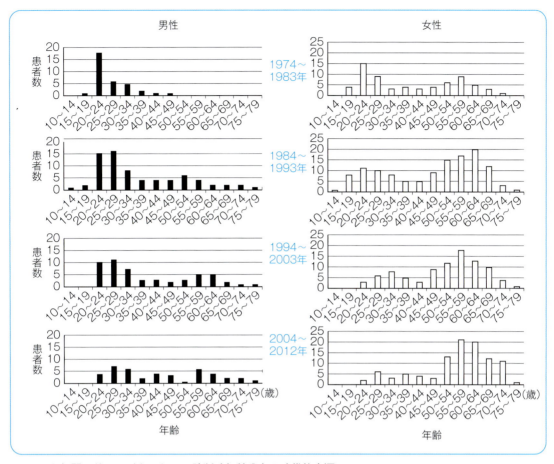

図1　40年間のサルコイドーシスの診断時年齢分布の時代的変遷
（文献8より）

す[11]．米国黒人女性を対象とした検討であり，妊娠年齢や閉経年齢が高齢になり女性ホルモンへの曝露期間が長くなるほど発生頻度が低下する傾向から，女性ホルモンが本症の発病に対し防御的に働く可能性を指摘しています[11]．これまで日常臨床において本症の妊娠女性における病状の軽快とともに出産後の増悪や発病が経験され，また肝サルコイドーシスで卵巣ホルモン補充の効果が報告されています[12]．閉経に伴う卵巣ホルモンの欠乏状態が，本症の発病のリスク要因となっている可能性があります．

一般に肉芽腫性疾患では，血中卵巣ホルモン濃度が低下した際に局所でTh1サイトカイン環境を形成する傾向があり，これがT細胞の遊走を促し肉芽腫反応を増幅すると理解されています．BCG（Bacille Calmette-Guérin）死菌ワクチンやアジュバントを用いて肺に肉芽腫形成したマウスでは，両側卵巣を摘出した直後に，全身の免疫系に影響することなく肺局所のTh1サイトカイン濃度が上昇し，肉芽腫形成が促進されることが示されています[13,14]．局所のTh1サイトカイン環境をもたらす要因のひとつとして，卵巣ホルモンの免疫調節作用が失われることによる転写因子T-betの発現亢進が指摘されています[14]．閉経後女性で発病頻度が高い非結核性抗酸菌症とサルコイドーシス[15]の両者でT-bet発現亢進はTh1型肉芽腫反応の感受性を高めますが，

特に非結核性抗酸菌症では，ナイーブT細胞におけるT-bet発現がTh1への分化を方向づけ，IFN-γとともにTNF-αの産生を促進することが示されています．また，エストロゲンによる誘導型NO合成酵素（iNOS）の活性化作用が失われれば，マクロファージの殺菌力が低下し，肺局所で菌体の制御が困難となり，肉芽腫反応が増幅される可能性が指摘されています．

さらに卵巣ホルモン欠乏状態が持続すれば，全身性にTh1型免疫反応と免疫制御反応のバランス異常をきたし，肉芽腫反応の増幅に寄与する可能性も否定できません．閉経後女性ではTh1への分化が促進され，閉経10〜30年後をピークとしてIFN-γ，IL-2などのTh1サイトカインの血中濃度が上昇します．また，マクロファージにおいてもTNF-α，IL-1，IL-6などのプロ炎症性サイトカインの分泌が高まり，血中濃度が上昇しますが，これによりTh1はTregへの抵抗性を増します．さらに閉経後女性では著明なTreg分画の減少をきたしますが，エストロゲン欠乏下にTregの量的かつ質的な低下をきたすことが示されています．このようなTreg作用の低下によって，Th1型免疫反応の増強をきたし，サルコイドーシスの発病に寄与する可能性があります．

2 活性型ビタミンD欠乏

サルコイドーシスではしばしば高カルシウム血症がみられますが，これは主として肉芽腫反応が増幅された結果，活性型ビタミンDである$1,25(OH)_2D_3$が過剰産生されることによって生じます．すなわち肉芽腫形成部位では，T細胞が分泌するIFN-γによりマクロファージで$1α$-hydroxylase発現が促され，これにより経口摂取や紫外線曝露で体内に蓄積した25-hydroxyvitamin D_3が活性型の$1,25(OH)_2D_3$に変化します．この$1,25(OH)_2D_3$は，マクロファージの分化増殖を促すのみならず，表面の受容体に作用することで融合を促し，さらに肉芽腫反応を増幅させます．このようにして過剰産生された$1,25(OH)_2D_3$は腸からのカルシウム吸収を高め，尿中への排泄を抑制し，また骨からのカルシウム放出を高めることで血中カルシウム濃度を高めます．したがって，本症における$1,25(OH)_2D_3$濃度の上昇は疾患活動性の高さを反映します．

一方で一見矛盾するようですが，$1,25(OH)_2D_3$が十分に存在していることは，サルコイドーシスの発病に予防的に働く可能性が指摘されています．その根拠としては，本症は紫外線曝露しにくい高緯度地域で冬季に発病しやすく，皮膚の色素沈着のため7-dehydrocholesterolからprevitamin D_3への変換が抑制される黒色人種で発病頻度が高いという疫学的特徴があげられます[16,17]．実際，サルコイドーシス患者の高カルシウム血症は病巣局所で活性化されたビタミンDを反映し，血清中の活性型ビタミンD濃度はむしろ低値であったとの症例報告があります[18]．

$1,25(OH)_2D_3$の十分な存在は，マクロファージの抗菌活性を高めることで抗原となる細菌の除去を促し，サルコイドーシスの発病を抑制する可能性があります[16,17]．一般に肉芽腫形成をきたす抗原の性質としては，マクロファージ内で分解されにくく存続しやすいことがあげられ，本症では抗酸菌や*Propionibacterium acnes*といった細胞内寄生菌を原因抗原とみなす病因論が展開されています．古くから紫外線曝露や栄養補給が推奨されている結核では，$1,25(OH)_2D_3$欠乏がマクロファージにおけるcathelicidin，すなわち抗菌ペプチドの産生を低下させ，発病に寄与することが指摘されています[16]．そのほかの感染性肉芽腫性疾患でも，黒色人種で発病頻度が高い傾向があり，$1,25(OH)_2D_3$欠乏が発病に寄与する間接的根拠と捉えられています[16]．実際，サルコイドーシス患者の気管支洗浄液分析では，cathelicidin産生が健常者に比べ低いことが示されており[19]，$1,25(OH)_2D_3$欠乏からマクロファージの抗菌活性が低下し発病のリスク要

因となる可能性を示唆しています.

さらに,1,25(OH)$_2$D$_3$の十分な存在は,Th1型免疫反応を抑えるとともにTregの免疫制御能を高め,サルコイドーシスの発病を抑制する可能性があります.1,25(OH)$_2$D$_3$はAPCの抗原提示を抑制してTh1の増殖とサイトカイン産生を抑制するとともに,Tregを増加させ[20],MSをはじめとしたIMIDsの発病を予防することが指摘されています.これらの1,25(OH)$_2$D$_3$の作用は,初期段階で肉芽腫形成を抑制し,サルコイドーシスの発病に対し予防的に働く可能性があります[5,20].しかし現段階では,活性型ビタミンD欠乏が本症のリスク要因であることを直接的に裏づける報告は十分得られておらず,発病後の疾患活動性を反映し活性型ビタミンD高値となることとの関連も含めて,今後更なる検討が必要です.

文献

1) Broos CE et al: Granuloma formation in pulmonary sarcoidosis. Front Immunol 2013; **4**: 437
2) Spagnolo P, Grunewald J: Recent advances in the genetics of sarcoidosis. J Med Genet 2013; **50**: 290-297
3) Nishiwaki T et al: Indigenous pulmonary Propionibacterium acnes primes the host in the development of sarcoid-like pulmonary granulomatosis in mice. Am J Pathol 2004; **165**: 631-639
4) Oswald-Richter KA et al: Reversal of global CD4+ subset dysfunction is associated with spontaneous clinical resoluslion of pulmonary sarcoidosis. J Immunol 2013; **190**: 5446-5453
5) Taflin C et al: FoxP3+ regulatory T cells suppress early stages of granuloma formation but have little impact on sarcoidosis lesions. Am J Pathol 2009; **174**: 497-508
6) Wikén M et al: Multiparameter phenotyping of T-cell subsets in distinct subgroups of patients with pulmonary sarcoidosis. J Intern Med 2012; **271**: 90-103
7) Yamada Y et al: Influence of stressful life events on the onset of sarcoidosis. Respirology 2003; **8**: 186-191
8) Sawahata M et al: Age-related and historical changes in the clinical characteristics of sarcoidosis in Japan. Resp Med 2015; **109**: 272-278
9) Baughman RP et al: Clinical characteristics of patients in a case control study of sarcoidosis. Am J Respir Crit Care Med 2001; **164**: 1885-1889
10) Byg KE et al: Sarcoidosis in Denmark 1980-1994: a registry-based incidence study comprising 5536 patients. Sarcoidosis Vasc Diffuse Lung Dis 2003; **20**: 46-52
11) Cozier YC et al: Reproductive and hormonal factors in relation to incidence of sarcoidosis in US Black woman: The Black Women's Health Study. Am J Epidemiol 2012; **176**: 635-641
12) Chida K et al: Successful treatment of hepatic sarcoidosis with hormone replacement in a postmenopausal woman. Respirology 1999; **4**: 259-261
13) Shirai M et al: The influence of ovarian hormones on the granulomatous inflammatory process in the rat lung. Eur Respir J 1995; **8**: 272-277
14) Tajima K et al: Sex hormones alter Th1 responses and enhance granuloma formation in the lung. Respiration 2011; **81**: 491-498
15) Kriegova E et al: T-helper cell type-1 transcription factor T-bet is upregulated in pulmonary sarcoidosis. Eur Respir J 2011; **38**: 1136-1144
16) Bradley W et al: Vitamin D, innate immunity, and sarcoidosis granulomatous inflammation: insights from mycobacterial research. Curr Opin Pulm Med 2010; **16**: 461-464
17) Vucinic v et al: How to diagnose and manage difficult problems of calcium metabolism in sarcoidosis: an evidence-based review. Curr Opin Pulm Med 2011; **17**: 297-302
18) Berlin JL et al: Serum vitamin D levels may not reflect tissue-level vitamin D in sarcoidosis. BMJ Case Rep 2014; **2014**. pii: bcr2014203759
19) Kanchwala AA et al: Deficiencies of cathelicidin and vitamin D accompany disease severity in sarcoidosis. Am J Respir Crit Care Med **179**: A3997
20) Hewison M. Vitamin D and the immune system: new perspectives on an old theme. Endocrinol Metab Clin North Am 2010; **39**: 365-379

1. サルコイドーシスについて理解する

Q7 組織像はどうなっていますか？

1 サルコイドーシスの肉芽腫の特徴は？

　サルコイドーシスの肉芽腫は類上皮細胞からなる200～300μm大の非乾酪性肉芽腫であり，孤立性あるいは融合して数珠状に連なったかたちで認められます（図1）．

　周囲との境界は明瞭で，鍍銀染色でみると好銀線維が籠状に類上皮細胞を取り囲んでいます．肉芽腫には類上皮細胞のほかにリンパ球やLanghans型巨細胞，異物型巨細胞が含まれ，巨細胞内にはしばしばカルシウムを含む層状構造のSchaumann小体やアステロイド小体が認められます．ときに融合性肉芽腫では好酸性の凝固壊死を認めることがあります[1]．

　非乾酪性類上皮細胞肉芽腫は様々な疾患で認められるため（表1）[2]，サルコイドーシスの確定は臨床症状を含めて総合的に判断しなければなりません．サルコイドーシスのリンパ節には約60％にhematoxylin-eosin染色で黄褐色，Giemsa染色で青緑色のHamazaki-Wesenberg（H-W）体といわれる小体が認められます（図2）．HW体はアクネ菌（*Propionibacterium acnes*）壁のリポテイコ酸に対するモノクローナル抗体で陽性になることから，アクネ菌の菌体成分が含まれ

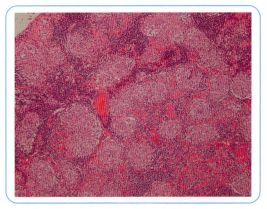

図1　リンパ節の非乾酪性類上皮細胞肉芽腫
　孤立性あるいは融合性に認められる（hematoxylin-eosin，×10）．

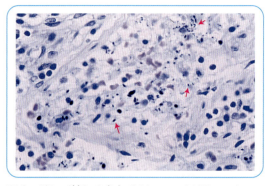

図2　リンパ節にみられるHamazaki-Wesenberg体（矢印）
　Giemsa染色では深緑色の円形から楕円形の小体（Giemsa，×40）．

表1　サルコイドーシスと鑑別すべき肉芽腫性疾患

感染性	細菌	結核，非結核性抗酸菌症，ハンセン病，梅毒ゴム腫
	真菌	ヒストプラズマ症，クリプトコックス症，コクシジオイデス症など
	寄生虫	住血吸虫症，イヌ糸状虫症
非感染性	無機粒子	珪肺症，ベリリウム症，ジルコニウム症
	異物	タルク，シリコン，縫合糸
	免疫学的機序	サルコイドーシス，過敏性肺炎，Crohn病，原発性胆汁性肝硬変，壊死性サルコイドーシス肉芽腫症，多発血管炎性肉芽腫症，巨細胞性血管炎，Langerhans細胞組織球症，好酸球性肉芽腫性多発血管炎，悪性腫瘍

（文献2より改変）

ていると考えられます[3].

2 サルコイドーシス肺の肉芽腫の分布の特徴は？

　肺において肉芽腫は主にリンパ管に沿って認められ，気管支・血管束，胸膜，小葉間隔壁などの広義間質に分布する大きな特徴があります（図3）．肉芽腫はしばしば数珠状に認められ，上葉に分布が多いといわれます．一方，結節状サルコイドーシスでは肺胞腔内を占める肉芽腫が融合して形成され，同時に様々な程度の線維化を伴います．壊死性サルコイド肉芽腫症（necrotizing sarcoid granulomatosis：NSG）は，結節型と同じく肺胞領域の肉芽腫とともに凝固壊死があり，かつ高度の肉芽腫性血管炎を伴います．

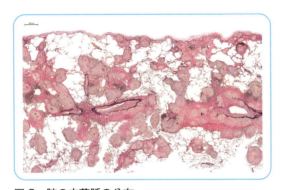

図3　肺の肉芽腫の分布
　小葉間隔壁，胸膜，気管支・血管束に沿って分布する
（Elastica van Gieson，×2）.

3 サルコイドーシス肺の線維化はどのようなものでしょうか？

　サルコイドーシス肺にみられる線維化は肉芽腫に由来するものが主体です．肉芽腫の多くは自然消褪しますが，硝子化結節や限局性巣状線維化，帯状線維化のかたちで気管支・血管束や小葉間間質に沿って認められます[4]（図4）．慢性肺サルコイドーシスでは気管支・細気管支周囲の肺胞の線維化や虚脱硬化によって上葉収縮が高頻度にみられます（図5）．同時に上葉では虚脱とともに嚢胞や空洞形成が生じ，アスペルギローマを合併することもまれではありません．さらに慢性肺サルコイドーシスでは蜂巣肺に進展する例もときに認められます．

4 サルコイドーシスにみられる肉芽腫性血管炎とは？

　類上皮細胞肉芽腫による血管侵襲は肉芽腫によって血管壁の弾性線維や平滑筋の破壊を伴う病変ですが，フィブリノイド壊死や好中球浸潤はありません．肺は特に肉芽腫性血管炎が高頻度にみられ，どのレベルの血管もおかされますが，特に小葉間静脈，小葉内細静脈，筋性肺動脈の侵襲が目立ちます[5]（図6a, b）．治癒瘢痕化すると血管壁成分は再生せず，血管壁やその周囲に膠原線維の沈着が生じ，内腔の狭窄も認められます（図6c）．近年，肺サルコイドーシスに

1. サルコイドーシスについて理解する

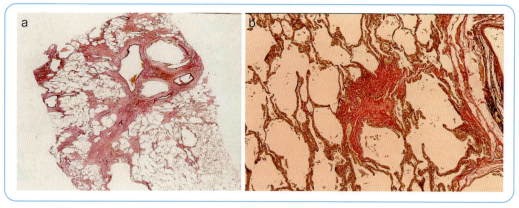

図4 肺サルコイドーシスの線維化
　a：細気管支・血管周囲の帯状の線維化（Elastica van Gieson，×1.5）．
　b：呼吸細気管支周囲の限局性巣状線維化（Elastica van Gieson，×10）．

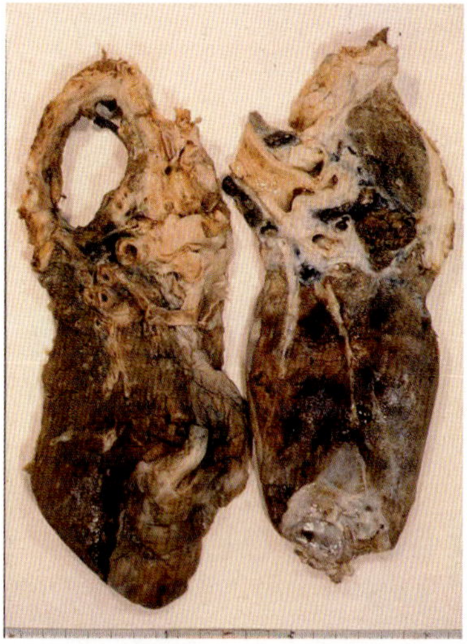

図5 慢性肺サルコイドーシスの上葉収縮と空洞変化
　肺門部気管支周囲の線維化が目立つ．

おける肺高血圧症が注目されています．肺以外では中枢神経においても肉芽腫性静脈炎はしばしば認められます．

5 ミクロアンギオパチーとはどのような病変ですか？

　ミクロアンギオパチー（microangiopathy）は眼底所見上，細動脈の狭小化，細静脈周囲炎などの微小血管病変，気管支粘膜血管の亀甲状拡張所見，あるいは手指のRaynaud現象として現れます．電子顕微鏡による観察では毛細血管を中心とする微小血管の内皮細胞の変性や基底膜の疎開や多層化が認められます[6]．これまでミクロアンギオパチーは心筋，気管支粘膜，皮膚，骨格筋などで観察されています（図7）．

2．サルコイドーシスの病態，病因に関するQ&A

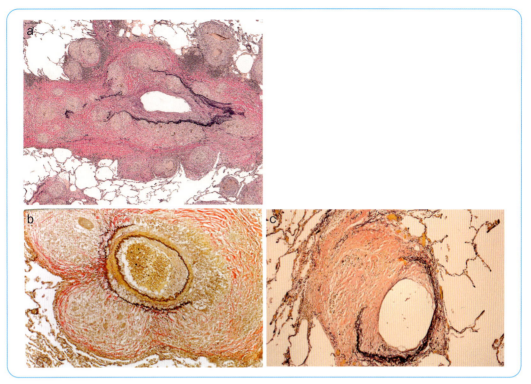

図6　肉芽腫性血管炎
a：小葉間静脈に肉芽腫侵襲があり，弾性板の破綻と周囲の著明な線維化がみられる（Elastica van Gieson, ×7）．
b：筋性肺動脈の肉芽腫侵襲．中膜の消失と外弾性板の破綻がみられる（Elastica van Gieson, ×10）．
c：細静脈の肉芽腫侵襲の瘢痕病変（Elastica van Gieson, ×10）．

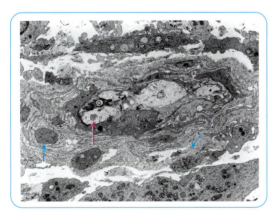

図7　サルコイドーシスの気管支粘膜毛細血管にみられたミクロアンギオパチー
　内皮細胞の腫脹と変性（赤矢印），基底膜の多層化（青矢印）がみられる（×10,000）．

文献
1) 武村民子：サルコイドーシスの病理像．サルコイドーシスとその他の肉芽腫性疾患，安藤正幸，四元秀毅（監修），日本サルコイドーシス／肉芽腫性疾患学会（編），克誠堂出版，東京，2006: p52-62
2) James DG: Definition and classification. Sarcoidosis and Other Granulomatous Disorders, James DG (ed), Marcel Dekker, New York, 1998: p19-43
3) Negi M et al: Localization of *Propionibacterium acnes* in granulomas supports a possible etiologic link

between sarcoidosis and bacterium. Mod Pathol 2012; **25**: 1284-1297
4) 武村民子ほか：サルコイドーシス肺における構築改変—66 剖検肺の病理学的検討．日サ会誌 2003; **23**: 43-52
5) Takemura T et al: Pulmonary vascular involvement in sarcoidosis: a report of 40 autopsy cases. Hum Pathol 1992; **23**: 1216-1223
6) Mikami R et al: Changes in peripheral vasculature of various organs in patients with sarcoidosis: possible role of microangiopathy. Heart Vessels 1986; **2**: 129-139

Q8 疫学について教えてください

　サルコイドーシスは世界中でみられ，両性，全人種，全年齢層で起こりうる病気ですが，地域差があり，これは遺伝的な要因や環境因子の違いによるものと考えられています．日本においてサルコイドーシスは有病率，罹患率ともに低く，欧米と比較し重症になりにくいという特徴があります．

1 年齢の特徴

　年齢は40歳以下の成人に好発し，20〜29歳にピークがあります[1]．日本でのピークは，男性では20〜34歳であり，女性では25〜39歳と50〜60歳代の二峰性を示し，これはスカンジナビア諸国でもみられます（図1）[2]．米国でのピークは35〜44歳，英国では30〜44歳と報告されています．20歳以下または80歳以上のサルコイドーシス患者はまれであり，それぞれ0.9％，0.4％と報告されています[3]．小児のサルコイドーシスの頻度は低いですが，これまでいくつかの報告があります．デンマークでは，15歳以下のサルコイドーシス患者の罹患率は10万人対0.22〜0.29で，4歳以下が0.06に対し，14〜15歳では1.02と年齢とともに徐々に増加します．また，5歳未満では皮膚，眼，関節病変の合併が多く，年齢が上がるに従い肺，リンパ節病変が増加していきます[4,5]．

2 家族内集積

　サルコイドーシスの家族内集積については多数の報告があります．米国では，家族内集積は一般に白人（罹患家族の5％）より黒人に（19％）多く起こります[6]．アイルランドでは，サルコイドーシスは全国的に罹患率が高く，そして同胞間でも同じく罹患率も高い（2.4％）です[7]．北海道の富良野地区でのサルコイドーシスの高罹患率が，いくつかの家族内集積の証拠とともに報告されており，日本ではサルコイドーシスの家族歴のある割合は1.8％と報告されています[3]．

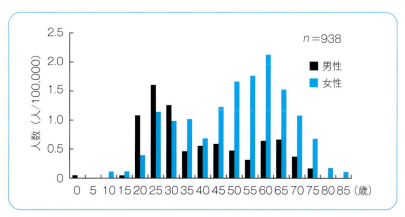

図1　年齢別性別患者分布
　　（文献2より）

3 性差

　これまでの日本では，1960年以降女性/男性の割合が徐々に増加し，2004年には女性/男性の割合が1.82と，女性のほうが男性よりもサルコイドーシスをやや発症しやすいと報告されています[3]．米国でも女性/男性の割合が1.74と高く，これまでの多数の研究でも女性の発症頻度のほうがやや高いとされています．また，女性では眼，神経サルコイドーシス，結節性紅斑が多く，男性では高カルシウム血症の合併が多いとの報告もあります[8]．

4 地理学的差異，疫学，罹患率

　日本での1972～1984年の罹患率報告では，男性は10万人対1.2，女性は1.4であり，有病率は10万人対3.0～5.6とされています[9]．2004年の報告では，罹患率は10万人対1.01であり，男性で0.73，女性で1.28とやや女性に多く報告されています[3]．日本の全国調査では，北部，特に北海道に多く，南部の四国，九州に少ない傾向にあるとされてきましたが，ほかの報告では人口あたりの罹患率は必ずしもそれを裏づける結果ではありませんでした（図2）[2]．米国での罹患率は10万人対で1以下から40であり，男性で5.9，女性で6.3と報告されています[10]．英国の罹患率は10万人対5.0で，男性で4.84，女性で5.24と報告されており[11]，日本の罹患率は欧米に比較し高いものではありません．黒人の罹患率は10万人対36.5～81.8[12,13]．スウェーデンは10万人対19であり[14]，デンマークも含め世界で最も罹患率が高いといわれていますが，デンマークは1980年代から罹患率は徐々に減少しております．また，韓国の罹患率は10万人対0.125であり，サルコイドーシスは日本よりもまれな疾患です[15]．中国，台湾，香港も罹患率は低く[16,17]，ほかにもスペイン，ポルトガル，インド，サウジアラビア，南アメリカからのサルコイドーシスの報告はまれでありますが，これは本症が自然寛解もある極めて発症前診断と発病との区別をつけがたい疾患であることや，集団検診制度の有無など，発見動機の相違が疫学情報へ大きく影響しているためと考えられます．

5 人種差

　呼吸器病変はサルコイドーシスの最も頻度の高い病変であり，日本人の86％，白人・黒人の95％の患者が合併します[3,19]．日本人では，BHLは，1960年代から2004年にかけて頻度は減少しており，環境や社会的要因の変化，診断方法の変化に伴う診断率向上などが原因と考えられます．日本人では，眼病変54.8％[3]，心病変23％[3,18]と海外の報告よりも多いのに対し，日本人の結節性紅斑の合併は6.2％と低く[18]，皮膚病変は日本人や黒人には少ないとされています．一方で，結節性紅斑は欧州人に多く，慢性ぶどう膜炎は米国の黒人に多くみられます．

6 予後

　サルコイドーシス患者の予後は病変の広がりや程度によって異なりますが，人種的，地理的，経済的差異にも影響を受けることがわかっています[19,20]．サルコイドーシス患者の約2/3は自然寛解しますが，残りの約1/3は慢性，進行性の経過をたどるといわれています[22～24]．特定のHLA型と関係している病態もあり，Löfgren症候群は予後良好で[25]，HLA-DRB1*0301との関

2. サルコイドーシスの病態，病因に関するQ&A

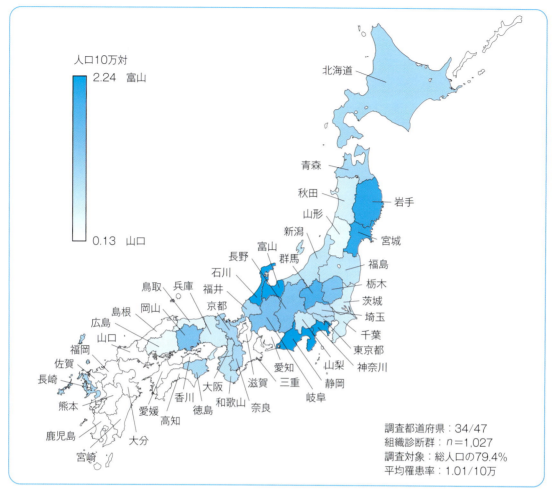

図2　都道府県別登録患者分布
白色の県は調査情報を入手できなかった県です．
（文献2より）

係が指摘されています[26]．HLA-A1 や HLA-B8，DQB1*0201，Arg74 in DRB1 pocket 4 も予後良好とされ[27,28]，一方，HLA-A3 や HLA-B7，DRB1*1401，DRB1*1501，DQB1*0602，DRAla71，DQTyr30 などは進行する病態と関係しています[29,30]．黒人では発症年齢が若く，急激な経過をたどり重症なことがありますが，白人では無症状が多いと報告されています[31]．

日本では，サルコイドーシスの死因の77％は心病変によるものと報告されていますが[32]，欧米では呼吸不全によるものが最も頻度が高く[33]，サルコイドーシスによる総死亡率は1～5％と報告されています[1]．胸部X線所見は臨床経過と関連しており，病期Ⅰ，Ⅱでは80～90％で自然寛解するのに対し，病期Ⅲ，Ⅳは予後不良といわれています[34]．胸部HRCTですりガラス影や浸潤影が主体の場合予後不良であり，HRCTは予後予測に有用であるとの報告もあります[35]．lupus pernio や皮膚プラークは慢性経過と関連する病態であり，結節性紅斑は，白人に限れば皮膚病変のなかで最も予後良好な経過と関連する病変です．サルコイドーシスに合併する肺高血圧は5％以下と頻度は低いですが[36,37]，極めて予後不良といわれています[38]．予後不良な病態は

1. サルコイドーシスについて理解する

ほかにも，胸郭外病変，ステロイド治療歴，肺機能の重篤な障害，BALF 中の好中球増加などが報告されています[39～42]．

文献

1) American Thoracic Society (ATS), the European Respiratory Society (ERS) and the World Association of Sarcoidosis and Other Granulomatous Disorders (WASOG): Statement on sarcoidosis. Am J Respir Crit Care Med 1999; **160**: 736-755
2) 吾妻安良太：びまん性肺疾患，特にサルコイドーシスの病院・病態ならびに疫学研究．日サ会誌 2008; **28**: 3-7
3) Morimoto T et al: Epidemiology of sarcoidosis in Japan. Eur Respir J 2008; **31**: 372-379
4) Hoffmann AL et al: Childhood sarcoidosis in Denmark 1979-1994: incidence, clinical features and laboratory results at presentation in 48 children. Acta Paediatr 2004; **93**: 30-36
5) Milman N et al: Sarcoidosis in children: epidemiology in Danes, clinical features, diagnosis, treatment and prognosis. Acta Paediatr 1998; **87**: 871-878
6) Harrington DW et al: Familial sarcoidosis: analysis of 91 families. Sarcoidosis 1994; **11** (Suppl 1): 240-243
7) Brennan NJ et al: High prevalence of familial sarcoidosis in an Irish population Thorax 1984; **39**: 14-18
8) Thomeer M et al: Epidemiology of sarcoidosis. Eur Respir Mon 2005; **32**: 13-22
9) Yamaguchi M et al: Epidemiological study on sarcoidosis in Japan: recent trends in incidence and prevalence rates and changes in epidemiological features. Sarcoidosis 1989; **6**: 138-146
10) Henke CE et al: The epidemiology of sarcoidosis in Rochester, Minnesota: a population-based study of incidence and survival. Am J Epidemiol 1986; **123**: 840-845
11) Gribbin J et al: Incidence and mortality of idiopathic pulmonary fibrosis and sarcoidosis in the UK. Thorax 2006; **61**: 980-985
12) Sartwell PE, Edwars LB: Epidemiology of sarcoidosis in the U.S. Navy. Am J Epidemiol 1974; **99**: 250-257
13) Rybicki BA et al: Racial differences in sarcoidosis incidence: a 5-year study in a health maintenance organization. Am J Epidemiol 1997; **145**: 234-241
14) Hillerdal G et al: Sarcoidosis: epidemiology and prognosis: a 15-year European study. Am Rev Respir Dis 1984; **130**: 29-32
15) Kim DS: Sarcoidosis in Korea: report of the Second Nationwide Survey. Sarcoidosis Vasc Diffuse Lung Dis 2001; **18**: 176-180
16) James DG: Epidemiology of sarcoidosis. Sarcoidosis 1992; **9**: 79-87
17) Leung WK et al: Sarcoidosis in a Hong Kong Chinese woman. Hong Kong Med J 1998; **4**: 333-336
18) Baughman RP et al; Case Control Etiologic Study of Sarcoidosis (ACCESS) research group: Clinical characteristics of patients in a case control study of sarcoidosis. Am J Respir Crit Care Med 2001; **164**: 1885-1889
19) Veien NK et al: Cutaneous sarcoidosis in Caucasians. J Am Acad Dermatol 1987; **16**: 534-540
20) Hanno R, Callen JP: Sarcoidosis: a disorder with prominent cutaneous features and their interrelationship with systemic disease. Med Clin North Am 1980; **64**: 847-866
21) Scadding JG: Prognosis of intrathoracic sarcoidosis in England: a review of 136 cases after five years' observation. Br Med J 1961; **2**: 1165-1172
22) Siltzbach LE et al: Course and prognosis of sarcoidosis around the world. Am J Med 1974; **57**: 847-852
23) Neville E et al: Prognostic factors predicting the outcome of sarcoidosis: an analysis of 818 patients. Q J Med 1983; **52**: 525-533
24) Hillerdal G et al: Sarcoidosis: epidemiology and prognosis: a 15-year European study. Am Rev Respir Dis 1984; **130**: 29-32
25) Mañá J et al: Löfgren's syndrome revisited: a study of 186 cases. Am J Med 1999; **107**: 240-245
26) Grunewald J, Eklund A: Sex-specific manifestations of Löfgren's syndrome. Am J Respir Crit Care Med 2007; **175**: 40-44
27) Grubić Z et al: HLA class I and class II frequencies in patients with sarcoidosis from Croatia: role of HLA-B8, -DRB1*0301, and -DQB1*0201 haplotype in clinical variations of the disease. Tissue Antigens 2007; **70**: 301-306
28) Voorter CE et al: HLA class II amino acid epitopes as susceptibility markers of sarcoidosis. Tissue Antigens 2007; **70**: 18-27
29) Berlin M et al: HLA-DR predicts the prognosis in Scandinavian patients with pulmonary sarcoidosis. Am J

Respir Crit Care Med 1997; **156**: 1601-1605
30) Grunewald J et al: Human leukocyte antigen class I alleles and the disease course in sarcoidosis patients. Am J Respir Crit Care Med 2004; **169**: 696-702
31) Hunninghake GW et al: ATS/ERS/WASOG statement on sarcoidosis. American Thoracic Society/European Respiratory Society/World Association of Sarcoidosis and other Granulomatous Disorders. Sarcoidosis Vasc Diffuse Lung Dis 1999; **16**: 149-173
32) Valeyre D et al: Sarcoidosis. Lancet 2014; **383**: 1155-1167
33) Statement on sarcoidosis. Joint Statement of the American Thoracic Society (ATS), the European Respiratory Society (ERS) and the World Association of Sarcoidosis and Other Granulomatous Disorders (WASOG) adopted by the ATS Board of Directors and by the ERS Executive Committee, February 1999. Am J Respir Crit Care Med 1999; **160**: 736-755
34) Sugie T et al: [Clinical and autopsy studies on prognosis of sarcoidosis]. Nihon Rinsho 1994; **52**: 1567-1570
35) Akira M et al: Long-term follow-up CT scan evaluation in patients with pulmonary sarcoidosis. Chest 2005; **127**: 185-191
36) Battesti JP et al: Chronic cor pulmonale in pulmonary sarcoidosis. Thorax 1978; **33**: 76-84
37) Rizzato G et al: Right heart impairment in sarcoidosis: haemodynamic and echocardiographic study. Eur J Respir Dis 1983; **64**: 121-128
38) Shorr AF et al: Predicting mortality in patients with sarcoidosis awaiting lung transplantation. Chest. 2003; **124**: 922-928
39) Asada K, Chida K: [Prognosis and prognostic factors of sarcoidosis in Japan]. Nihon Rinsho 2002; **60**: 1839-1844
40) Baughman RP et al: Predicting respiratory failure in sarcoidosis patients. Sarcoidosis Vasc Diffuse Lung Dis 1997; **14**: 154-158
41) Drent M et al: Does the cellular bronchoalveolar lavage fluid profile reflect the severity of sarcoidosis? Eur Respir J 1999; **13**: 1338-1344
42) Ziegenhagen MW et al: Bronchoalveolar and serological parameters reflecting the severity of sarcoidosis. Eur Respir J 2003; **21**: 407-413

1. サルコイドーシスについて理解する

3 全身病変としてのサルコイドーシスに関するQ&A

Q9 呼吸器病変について
a. 呼吸器病変の症状・診断・治療法

1 呼吸器病変の症状について教えてください

　呼吸器病変はサルコイドーシスの臓器病変として最も頻度が高く，日本の報告で86%[1]，米国の調査（A Case Control Etiologic Study of Sarcoidosis：ACCESS）[2]では95％と報告されています．解剖学的な部位によって，①縦隔や肺門リンパ節，②肺実質（肺野），③気道，④胸膜に病変が生じます．

　サルコイドーシスの呼吸器病変は胸部X線所見によって5つの病期に分けられています（表1）．それぞれの病期は，BHLと肺野病変の有無によって分類されます．BHLがある場合，肺野病変がなければⅠ期，あればⅡ期となります．日本では2004年の集計で0期14.3％，Ⅰ期40.5％，Ⅱ期29.3％，Ⅲ期7.9％，Ⅳ期8.1％と報告されています[1]．1994年には0期4％，Ⅰ期66％，Ⅱ期25％，Ⅲ期＋Ⅳ期5％と報告されていますので[3]，Ⅰ期のBHLで発見される症例が減少傾向にあることがわかります．各病変を概説します．

a）リンパ節病変
　胸部X線像で認められるBHLがよく知られていますが，肺門以外にも縦隔リンパ節などが腫脹します（図1）．サルコイドーシスの呼吸器病変のなかで最も多く，頻度は75.8％と報告されています[1]．検診発見例の大部分を占め，比較的若年者に多く，BHLによる自覚症状はほとんどありません．国のサルコイドーシス難病申請において，特徴的検査所見のひとつにあげられ，サルコイドーシスの診断に際してとても重要な病変です．腫脹したリンパ節には本症の特徴的な病理所見である非乾酪性類上皮細胞肉芽腫が認められます．

表1　胸部X線所見からみたサルコイドーシスの病期

病期	胸部X線所見
0	正常
Ⅰ	BHL
Ⅱ	BHL ＋ 肺野病変
Ⅲ	肺野病変（BHLなし）
Ⅳ	肺の線維化

BHL：両側肺門部リンパ節腫脹

3. 全身病変としてのサルコイドーシスに関するQ&A

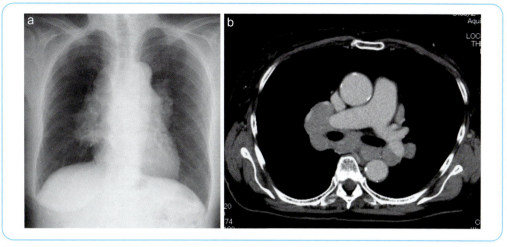

図1　I期のサルコイドーシス
　a：胸部X線像．両側肺門部および縦隔のリンパ節の腫脹を認める．
　b：胸部CT像（縦隔条件）．胸部X線像と同様に両側肺門部および縦隔のリンパ節の腫脹を認める．

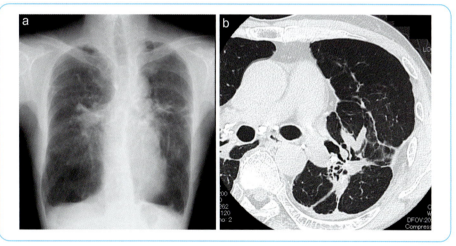

図2　IV期のサルコイドーシス
　a：胸部X線像．両側中肺野主体に塊状影，索状影および線状影などを認める．また，一部に粒状影もみられる．両下肺は代償性に過膨張となっている．
　b：胸部CT像（縦隔条件）．内部に拡張した気管支および周囲の索状影を伴う濃厚影を認める．

b）肺野病変

　肺野病変はリンパ路に沿って広がることが特徴で，上肺優位とされていますが，粒状影や斑状影，網状影，不規則な濃厚影など多彩な画像所見を呈します．しかし，まれに下肺優位の病変を認め，特発性間質性肺炎との鑑別が難しい症例もあります．進行例では，上肺の収縮を伴う索状影，塊状影などを呈し，囊胞形成がみられることもあります（図2）．一般的には，画像所見に比し，呼吸器症状が乏しいことが特徴です．しかし，病変が進行し線維化などに至るIII期，IV期では，咳嗽，労作時呼吸困難が，また，進行例でアスペルギルスなどの感染症を合併した症例では血痰，喀血がみられることもあります．

c）気道病変

　気管支鏡にて粘膜の発赤，網目状の血管増生，黄白色の小結節などの気道内腔の変化がしばしば認められます．気管支鏡所見が正常でも生検を行うと約30％の症例で類上皮細胞肉芽腫が検出されたという報告もあります[4]．また，気流制限や気道過敏性の亢進を認めることがあります．気流制限の原因としては，気管支壁の肉芽腫性病変やその瘢痕性変化，線維化による気管の変形・偏位，腫脹したリンパ節による気道の圧排などが考えられています．また，気道過敏性の亢進は気管支内腔に存在する肉芽腫性病変との関連が指摘されており，慢性の気道炎症との関連も推定されています．気道病変はⅠ期からⅣ期のいずれの症例でもみられます．多くの場合は無症状ですが，気流制限があったり，気道過敏性が亢進している症例では，咳，喘鳴，呼吸困難などがみられます．

d）胸膜病変

　胸膜に肉芽腫性病変を伴うことがあり，胸部CTなどで胸膜の不正な腫脹や結節性変化が認められます．しかし，胸水貯留や胸膜腫瘤などで臨床的に胸膜サルコイドーシスと診断される症例はまれです．胸膜サルコイドーシスは胸水が貯留する症例と胸膜腫瘤を形成する症例に大別されますが，大部分は胸水貯留で発見されます．肺サルコイドーシスと診断されたあとに胸膜病変が出現することが多いですが，最初に胸膜病変が発見され，経過中に肺などのほかの臓器病変が出現してくる症例もあります．胸水貯留は右側に多いことが知られています．多くは無症状ですが，胸痛などがみられる場合もあります．

2　呼吸器病変の診断方法について教えてください

　肺サルコイドーシスの確定診断は，基本的には生検で類上皮細胞肉芽腫などの本症に特徴的な組織所見を証明する必要がありますが（図3），そのほかにも本症を示唆する補助的な検査があります．

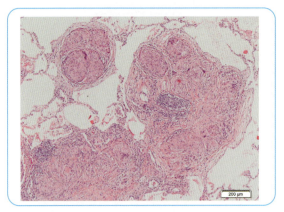

図3　肺サルコイドーシスの生検標本
　　内部に巨細胞を伴う非乾酪性類上皮細胞肉芽腫を認める．

a) 画像検査

呼吸器病変を強く疑う所見として BHL とリンパ路に沿った肺野病変があげられます．肺野病変のある症例では，胸部 CT にて本症の病変分布を反映して，主として気管支血管束，胸膜周囲に所見が認められます．気管支血管束，細気管支，胸膜周囲に微細〜小粒状影がみられることが多く，血管・気管周囲に病変が存在するため，気管支血管陰影の不整な腫脹や気管支壁の肥厚として捉えられます．小葉間隔壁の肥厚もしばしば認められ，周囲に微細粒状影の散布を伴う粗大な結節影を呈することもあります．

b) 核医学検査

ガリウムシンチグラフィではリンパ節や肺野病変への異常集積が認められ，サルコイドーシスの疾患活動性を反映するといわれています．近年では，ポジトロン核種の F-18・fluorodeoxiglucose（FDP）を使った positron emission tomography（PET）が本症の画像検査として行われていますが，主として心臓サルコイドーシスなどの肺以外の臓器病変の検索に用いられます．

c) 気管支肺胞洗浄液（BALF）検査

総細胞数およびリンパ球分画が上昇し，リンパ球の CD4/CD8 比が高値となることが特徴で，難病申請の特徴的検査所見のひとつにあげられています．しかし，同じような BALF 所見は一部の過敏性肺炎や慢性ベリリウム肺でもみられるため，あくまで補助的診断法です．リンパ球比率や CD4/CD8 比はサルコイドーシスの疾患活動性を反映します．

d) 肺およびリンパ節生検

前述したように肺サルコイドーシスの診断には，基本的には経気管支肺生検（transbronchial lung biopsy：TBLB）などを用いた組織学的診断が必要です．本症における TBLB の診断率は 90％前後と高いことがわかっています[5]．また，胸部 X 線像上，肺野病変を認めない 0 期や I 期でも TBLB の診断率はそれぞれ 43％，84％と報告されています[6]．リンパ節病変だけの場合は，経気管支針生検（transbronchial needle aspiration：TBNA）あるいは超音波気管支鏡ガイド下経気管支針生検（endobronchial ultrasound guided-TBNA：EBUS-TBNA）などで診断します．EBUS-TBNA はリアルタイムに気管支内腔から超音波プローブを用いてリンパ節を描出し，大血管を避けてリンパ節を穿刺する方法で，低侵襲ながら TBLB よりも高い診断率が報告されています[7]．また，これらの検査にて診断がつかず，他臓器にも生検可能な病変がなく，さらに肺サルコイドーシス以外の肺疾患も疑われる場合は外科的肺生検を行うこともあります．

3 呼吸器病変の治療法について教えてください

肺サルコイドーシス，特に BHL は自然寛解することが多く，また，治療に用いられるステロイドや免疫抑制薬には副作用もあるため，治療の適応は慎重に決定する必要があります．現在ではリンパ節腫脹の持続や悪化のみでは治療は行いません．一般的には，日常生活に支障をきたすような呼吸苦や咳などの呼吸器症状がある症例や，無症状でも肺野病変が進行し，呼吸機能障害を示す症例は治療の適応があると考えられています．治療開始の判断は，自覚症状，呼吸機能や画像所見の経過を把握することが重要で，悪化傾向になる場合に治療を考慮します．血清 ACE 値，BALF 中リンパ球比率や CD4/CD8 比はステロイド投与開始の直接の指標になり

ません．治療薬としては内服ステロイドが第一選択ですが，ステロイド無効例などでは免疫抑制薬などが併用されます．以下にそれぞれの薬剤について概説します．

a）内服ステロイド

本症の第一選択薬です．日本の治療指針では，プレドニゾロン換算で連日 30 mg/日または隔日 60 mg/日で内服開始し，初期量を 1 ヵ月間継続し，以後 4〜8 週ごとに連日 5〜10 mg/日または隔日 10〜20 mg/日ずつ減量し，連日 2.5〜5 mg/日または隔日 5〜10 mg/日で維持することを推奨しています．治療期間が 1〜2 年となった時点での終了も選択肢となります．

b）免疫抑制薬

ステロイド抵抗性，あるいは副作用のためステロイドが十分量投与できない症例に対して，メトトレキサート，アザチオプリン，シクロホスファミド，シクロスポリンなどの免疫抑制薬が併用されます．日本ではメトトレキサートやアザチオプリンが投与されることが多くなっています．

c）その他

吸入のステロイドや TNF-α に対するモノクローナル抗体製剤インフリキシマブ[8]，抗菌薬のミノサイクリンの有効性[9]も報告されています．しかし，これらは少数例の報告であり，まだ確立した治療法にはなっていません．線維化が進行し呼吸機能が低下した場合は，在宅酸素療法を行います．

4 予後について教えてください

肺サルコイドーシスは約 2/3 の症例で自然寛解がみられますが，10〜20％は慢性または進行性の経過をたどります．呼吸器病変の増悪の多くは診断後 10 年以内に認められています．予後が不良になる因子としては以下のようなものがあります．

①発見動機および臨床像
　症状発見例．発症年齢が 40 歳以上の女性．肺外病変の合併や臓器病変が 4 臓器以上あること．
②画像所見
　病期の進行例（各病期の自然寛解率は，Ⅰ期 66.6％，Ⅱ期 46.3％，Ⅲ期＋Ⅳ期 10.0％と報告されています[10]）．網状影を呈する症例．
③血液検査
　γグロブリンや血清リゾチーム，KL-6 の高値例．経過中の ACE の最高値が高い例．
④遺伝的素因
　TNF-β や ACE などの一部の遺伝子多型．

5 他に注意すべきことはありますか？

肺サルコイドーシスの経過中，以下のような合併症を併発し，ときに重症化あるいは致死的になる場合があるので注意が必要です．

a）感染症

　肺病変が進行し線維化が生じた症例では，気管支拡張や嚢胞を形成するようになり，アスペルギルス症や非結核性抗酸菌症を合併することがあります．ステロイドや免疫抑制薬の投与はこれらの感染症の発症を助長しますので注意が必要です．

b）気胸

　嚢胞形成や胸膜病変が強い症例，線維化が高度な症例は，気胸を合併することがあります．

c）肺高血圧・右心不全

　線維化が進行した重症例では，肺高血圧や右心不全を認めることがあります．肺高血圧は呼吸不全に続発した二次性肺高血圧と考えられていますが，本症の血管病変の関与を指摘する報告もあります．

文献

1) Morimoto T et al: Epidemiology of sarcoidosis in Japan. Eur Respir J 2008; **31**: 372-379
2) Baughman RP et al: Clinical characteristics of patients in a case control study of sarcoidosis. Am J Respir Crit Care Med 2001; **164**: 1885-1889
3) 立花暉夫：サルコイドーシスの全国臨床統計．日臨 1994; **52**: 1508-1515
4) Shorr AF et al: Endobronchial biopsy for sarcoidosis: a prospective study. Chest 2001; **120**: 109-114
5) Gilman MJ, Wang KP: Transbronchial lung biopsy in sarcoidosis. Am Rev Respir Dis 1980; **122**: 721-724
6) 大道秀光：サルコイドーシスの生検による診断．日臨 2002; **60**: 1759-1765
7) Kitamura A et al: Feasibility of cytological diagnosis of sarcoidosis with endobronchial US-guided transbronchial aspiration. Sarcoidosis Vasc Diffuse Lung Dis 2012; **29**: 82-89
8) Baugman RP, Lower EE: Infliximab for refractory sarcoidosis. Sarcoidosis Vasc Diffuse Lung Dis 2001; **18**: 70-74
9) 山口哲生ほか：テトラサイクリンによるサルコイドーシスの治療．日サ会誌 2008; **28**: 41-48
10) 山本正彦：サルコイドーシスの臨床．日内会誌 1987; **76**: 1497-1514

1. サルコイドーシスについて理解する

Q9 呼吸器病変について
b. 肺高血圧症について

1 最近，坂道をのぼると苦しいのですが，サルコイドーシスでも苦しくなるのですか？

　サルコイドーシスは自然寛解することが多い疾患ですが，なかには慢性に進行することもあります．肺野病変の遷延例では肺の線維化が生じ，病変が広範になるとほかの肺線維症と同様に呼吸困難感を感じるようになります．心臓サルコイドーシス症例においても心筋病変が広範な場合，遷延化とともに心筋機能が低下してくるため，労作時に息切れを感じるようになります．また，まれなケースですが，筋肉病変を合併している場合に筋力低下症状を呈することがあり，骨格筋疲労または呼吸筋疲労から息切れを感じることがあります．

2 肺高血圧症と診断されました．肺高血圧とは何ですか？

　血液の循環は，肺循環（右心室→肺動脈→肺→肺静脈→左心房）と，体循環（左心室→大動脈→全身の器官・組織→大静脈→右心房）から成ります．肺循環では体のすべての血液が循環しており，何らかの原因により肺の血流が悪くなった場合には全身への血流も悪くなってしまうため，心臓は高い圧力をかけて肺へ血液を送り出そうとします．肺高血圧症とは，心臓から肺へ血液を送る肺動脈圧が高くなっている状態で，肺の小動脈で血液が流れにくくなっている（肺血管抵抗が高い）ことが疾患の本体であり，平均肺動脈圧 25 mmHg 以上と定義されています．肺高血圧症の初期段階では心臓に負担がかかりつつも心拍出量が保たれており，自覚症状もありません．進行して心臓機能が低下して心拍出量が低下するようになると自覚症状が現れてきます．肺高血圧症の代表的な症状は，全身への血流が悪くなり酸素が行き届かなくなることによる「労作時の息切れ，呼吸困難」であり，さらには「易疲労感，浮腫，動悸，胸痛，失神，肺出血，喀血」などが現れてきます．

3 サルコイドーシスに肺高血圧が合併する機序を教えてください

　肺高血圧が起きる機序として，①先天性疾患など，②肺血流量の増加，低酸素から肺血管が攣縮して起きる肺血管床機能的減少，③高度な慢性閉塞性肺疾患や肺線維症など血管そのものが減少する肺血管器質的減少，④心臓弁膜症や左心不全または肺静脈病変などによる肺静脈圧上昇などが考えられています（図1）．個々の肺高血圧は①〜④の要素が種々の程度に混在していることが多いため，臨床的に病因・病態が類似し，治療法も共通性を持たせて，(1) 肺動脈性肺高血圧，(2) 左心疾患に伴う肺高血圧，(3) 肺疾患や低酸素血症に伴う肺高血圧，(4) 慢性血栓塞栓性肺高血圧，(5) ほかの因子による肺高血圧の5つに分類されています．サルコイドーシスでは肺内の弾性肺動脈や肺静脈にも肉芽腫性病変を有した場合に血管障害が原因として肺高血圧を呈し得ます[1]．また，縦隔肺門リンパ節が極めて高度に腫脹した場合，中枢側の肺静脈がリンパ節により閉塞され，血流還流の障害から肺静脈圧が上昇し肺高血圧を呈することもあ

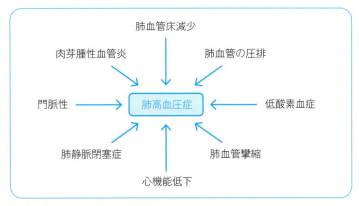

図1 肺高血圧が起きる機序

ります．この特異性からサルコイドーシスの肺高血圧は（5）に含まれる群とされています．また，高度に進行した肺サルコイドーシス例では肺の血管床減少など（3）の要因で肺高血圧を起こします．さらに心臓サルコイドーシス進行例で心機能が低下した際は（2）の要因で肺高血圧症を合併してきます．肺高血圧合併のサルコイドーシスの予後は不良と報告されています[2]ので，呼吸困難感など肺高血圧症に合致する症状がある場合には早急に原因精査を施行して，適切な治療の介入が必要になります．

4 肺高血圧の治療法を教えてください

　低酸素血症がある場合には酸素療法を施行し，必要に応じて心不全の管理や抗凝固療法を行います．サルコイドーシスに合併した肺高血圧症に対する有効性が確立された薬物治療法はありません．ステロイドに対する有効性も一致した見解はありませんが，肺線維症を認めない症例では有効性が高いと報告されています[3]．それでも血行動態に対する有効率は20〜30%程度[4,5]でしたが，近年肺高血圧に対する薬物療法が飛躍的に進歩したため今後の検討が始まったところ[6]です．

文献

1) Takemura T et al: Pulmonary vascular involvement in sarcoidosis: a report of 40 autopsy cases. Hum Pathol 1992; **23**: 1216-1223
2) Baughman RP et al: Survival in sarcoidosis-associated pulmonary hypertension: the importance of hemodynamic evaluation. Chest 2010; **138**: 1078-1085
3) Nunes H et al: Pulmonary hypertension associated with sarcoidosis: mechanisms, haemodynamics and prognosis. Thorax 2006; **61**: 68-74
4) Diaz-Guzman E et al: Pulmonary hypertension caused by sarcoidosis. Clin Chest Med 2008; **29**: 549-563
5) Shlobin OA, Nathan SD: Management of endstage sarcoidosis: pulmonary hypertension and lung transplantation. Eur Respir J 2012; **39**: 1520-1533
6) Barnett CF et al: Treatment of sarcoidosis-associated pulmonary hypertension: a two-center experience. Chest 2009; **135**: 1455-1461

1. サルコイドーシスについて理解する

Q10 眼病変について
a. 眼病変の診断

1 サルコイドーシスの眼病変とはどんなものですか？

　眼病変でよくみられるのは，眼内に炎症を生じる"ぶどう膜炎"という病態です．ぶどう膜とは，虹彩（茶目）および虹彩から目の後方にかけて連続する組織（毛様体および脈絡膜）を指します（図1）．しかし，サルコイドーシスでは前眼部（虹彩，毛様体，前房），中間透光体（硝子体），後眼部（網膜，脈絡膜，網膜血管，視神経）など眼球のすべてに病変を起こす可能性があります．ぶどう膜炎の原因疾患は約50種類ほどありますが，そのなかでサルコイドーシスは最も多い疾患です[1]．また，中高年女性の罹患が最も多いのが特徴です[2]．

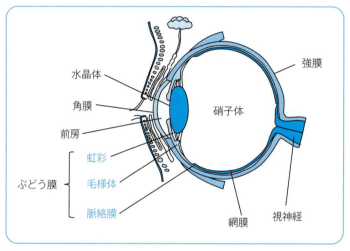

図1　眼の断面図
虹彩，毛様体，脈絡膜を"ぶどう膜"と呼ぶ．

2 サルコイドーシスになると，どのくらいの人が眼病変を発症しますか？

　サルコイドーシスの眼病変は，肺病変に次いで多く[3]，55〜75％程度の人にみられます．最近では眼科受診がきっかけで，サルコイドーシスの診断がつくことが最も多いようです[3]．

3 どんな眼症状（自覚症状）がみられますか？

　充血や眼痛，羞明は，虹彩，毛様体，前房など前眼部に炎症がある場合にみられることがあります．硝子体や，網膜・脈絡膜など後眼部の炎症が主体ではこれらの症状はみられず，飛蚊症，霧視，視力低下などがみられます．ときに，何の自覚症状もないまま，眼内炎症や眼圧上

3. 全身病変としてのサルコイドーシスに関するQ&A

昇をきたしている場合もあります．発症時には片眼だけのこともありますが，のちに反対眼にも発症し，両眼性のぶどう膜炎を呈します．

4 前眼部病変について教えてください

　前眼部の炎症を虹彩毛様体炎（または前部ぶどう膜炎）といい，前房に炎症細胞がみられ，角膜裏面には豚脂様（mutton fat）と表現される大きく不正なかたちの角膜後面沈着物（keratic precipitates：KPs）がみられます．前眼部炎症が強いと，虹彩と水晶体前面が癒着（虹彩後癒着）（図2a）し，癒着の範囲が広いと眼圧上昇の原因となります．虹彩や隅角には，肉芽腫（虹彩結節（図2a），隅角結節（図2b））がみられます．隅角は角膜と虹彩根部が交わる部分で，房水の出口（房水は毛様体でつくられ，虹彩の裏を通過して前房に至り，線維柱帯を経てSchlemm管から排出されます）があるため，隅角結節が多数できると房水の排泄障害を起こし，眼圧上昇の原因となります．隅角結節が吸収される過程で，隅角にテント状の癒着（周辺虹彩前癒着：peripheral anterior synechiae：PAS）を生じますが，範囲が広いとのちに眼圧上昇の原因となることがあります．

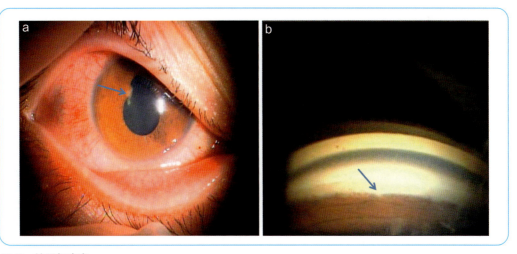

図2　前眼部病変
　a：虹彩後癒着と虹彩結節．虹彩後癒着のため，瞳孔の形が不正であり，虹彩結節（→）がみられる．
　b：隅角結節（→）

5 硝子体・後眼部病変について教えてください

　硝子体は眼球のなかを占めている透明なゼリー状の組織ですが，硝子体混濁がみられます．雪玉状（snow ball）や，それらがつながった真珠の首飾り状（string of pearls）といわれる塊状硝子体混濁（図3a）が特徴的です．
　びまん性の硝子体混濁もよくみられ，混濁が強いと飛蚊症，霧視，ときには視力低下の原因となります．
　網膜には，網脈絡膜滲出斑と呼ばれる網膜内肉芽腫がみられ，時間とともに萎縮して，網膜

1. サルコイドーシスについて理解する

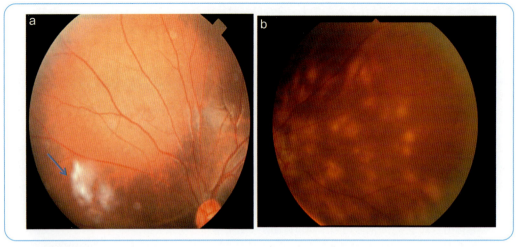

図3　後眼部病変
a：塊状硝子体混濁（→）
b：網脈絡膜滲出斑と網脈膜萎縮病巣が混在している．

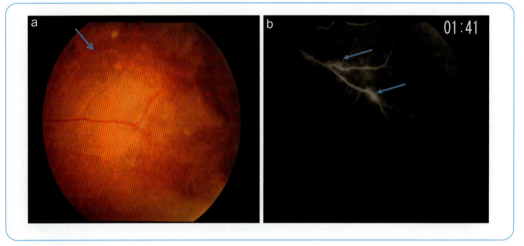

図4　後眼部病変
a：網膜静脈周囲炎（→）
b：網膜静脈からの蛍光色素の漏出がみられる（蛍光眼底造影写真）．

光凝固斑に似た網脈絡膜萎縮病巣となります（図3b）．
　網膜血管炎が静脈主体にみられ（網膜静脈周囲炎）（図4a），血管の周囲には血管周囲結節がみられます．血管炎は眼底周辺部にみられることが多く，蛍光眼底撮影（次項「眼病変の検査と治療法」参照）ではじめて検出される軽度なものもあります（図4b）．
　視神経乳頭発赤はしばしばみられます．視神経肉芽腫や孤立性の脈絡膜肉芽腫は非常にまれですが，特異性の高い眼所見です．

3. 全身病変としてのサルコイドーシスに関するQ&A

6 ぶどう膜炎以外にみられる眼合併症にはどんなものがありますか？

　炎症のために，黄斑に浮腫（嚢胞様黄斑浮腫：cystoid macular edema：CME）を生じたり，炎症の遷延でセロファン状の膜（網膜前膜：epiretinal membrane：ERM）ができると，歪視や中心の見にくさ，視力低下を起こします（写真は次項「眼病変の検査と治療法」参照）．

　併発白内障（図5a）は，炎症が慢性に続くことで，また長期に使用するステロイド点眼薬の副作用として起こり，視力低下を起こします．

　続発緑内障とは，「4 前眼部病変について教えてください」に書いてあるような機序で起こった眼圧上昇が長期に続くことで，視神経が障害されて暗点が出現したり，視野が狭くなる病態です．ステロイドレスポンダーといわれる人では，ステロイド点眼薬により眼圧上昇を起こす（ステロイド緑内障）ことがあります．高眼圧でも自覚症状がないことも多く，また，両眼でみているために視野障害がかなり進行するまで気づかないことがほとんどです．

　炎症の遷延や，網膜血管炎による網膜循環障害により，網膜に新生血管が生じ，それが破れると血液が硝子体のなかまで入り込み（網膜硝子体出血）（図5b），高度な視力低下を生じます．

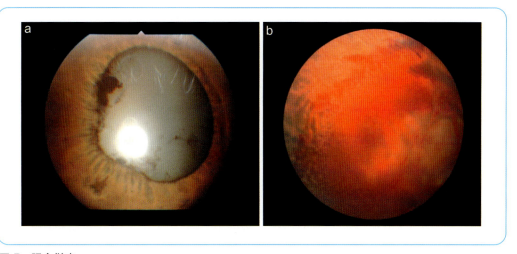

図5 眼合併症
　a：併発白内障
　b：網膜硝子体出血

7 眼科ではサルコイドーシスの診断はどうやってつけるのですか？

　眼科検査（次項「眼病変の検査と治療法」参照）以外に全身検査をして，他臓器のサルコイドーシス病変の有無を調べることが必要です．

　まず，眼内の炎症，すなわちぶどう膜炎が認められた場合には，「サルコイドーシス眼病変の診断の手引き」[4]（表1）にあげられている眼所見があるか調べます．6つの眼所見（4, 5 参照）のうち，2つ以上の所見がみられればサルコイドーシス眼病変を疑います．しかし，これらの眼所見は，サルコイドーシスに特徴的な所見ではありますが，ほかの原因によるぶどう膜炎でもみられることがあります．そこで，サルコイドーシス以外のぶどう膜炎との鑑別（8 参照）のた

1. サルコイドーシスについて理解する

表1 サルコイドーシス眼病変の診断の手引き

眼病変を強く示唆する臨床所見
1) 肉芽腫性前部ぶどう膜炎（豚脂様角膜後面沈着物，虹彩結節）
2) 隅角結節またはテント状周辺虹彩前癒着
3) 塊状硝子体混濁（雪玉状，数珠状）
4) 網膜血管周囲炎（主に静脈）および血管周囲結節
5) 多発する蝋様網脈絡膜滲出斑または光凝固斑様の網脈絡膜萎縮病巣
6) 視神経乳頭肉芽腫または脈絡膜肉芽腫
上記の眼所見6項目中2項目以上有する場合にサルコイドーシス眼病変を疑い，診断基準に準じて診断する．

めにも，眼科初診時に血液検査，尿検査，胸部X線，心電図といったルーチン検査を行います[5]．次に，サルコイドーシス診断基準（「第2章 サルコイドーシスの診断法」参照）の全身検査にあげられている検査を追加し，眼病変と合わせて臨床診断をつけます．他科（呼吸器内科，循環器内科，皮膚科など）での診察も必要となります．

組織診断をつけるためには，肺，リンパ節，皮膚などの生検をして，組織学的検査により非乾酪性類上皮細胞肉芽腫を証明することが必要です．

8 サルコイドーシスと鑑別しなければならない疾患は何でしょうか？

結核性ぶどう膜炎，ヘルペス性ぶどう膜炎，HTLV-Ⅰ関連ぶどう膜炎，Posner-Schlossman症候群，Behçet病のほか，眼内悪性リンパ腫（腫瘍細胞の浸潤が炎症のようにみえることから仮面症候群と呼ばれます）などはサルコイドーシスと類似の眼所見を呈することがあり，しばしば鑑別を要します[6,7]．

文献
1) Ohguro N et al: The 2009 prospective multi-center epidemiologic survey of uvitis in Japan. Jpn J Ophthalmol 2012; **56**: 432-435
2) 藤原みづ季ほか：横浜市大附属病院眼科における高齢者のぶどう膜炎の臨床統計．臨床眼科 2013; **67**: 783-787
3) 吾妻安良太：びまん性肺疾患．特にサルコイドーシスの病因・病態ならびに疫学研究．日サ会誌 2008; **28**: 3-7
4) 日本眼炎症学会・日本サルコイドーシス/肉芽腫性疾患学会：サルコイドーシスの診断基準と診断の手引き—2006．日眼会誌 2007; **111**: 117-121
5) 石原麻美：ぶどう膜炎の全身検査所見．ぶどう膜炎外来診療，竹内 大（編），全日本病院出版会，東京，2013: p17-23
6) 石原麻美：サルコイドーシスの鑑別疾患—肉芽腫性ぶどう膜炎．日サ会誌 2011; **31**: 73-75
7) 南場研一：サルコイドーシスと鑑別を要するぶどう膜炎—非肉芽腫性ぶどう膜炎．日サ会誌 2011; **31**: 76-78

Q10 眼病変について
b．眼病変の検査と治療法

　サルコイドーシスは様々な臓器に肉芽腫性炎症を生じる全身性疾患ですが，眼内のぶどう膜組織も標的のひとつであり，臨床的には"ぶどう膜炎"と呼ばれる病態を呈します．ぶどう膜炎を生じる原因疾患は多岐にわたり，その背景が不明なことも少なくないですが，サルコイドーシスはぶどう膜炎の原因疾患として日本では最も頻度が高い疾患として知られています[1]．

　眼サルコイドーシスの診断は，その特徴的な所見の把握，評価とともに，診断基準に照らし合わせて進めていくことになります．治療は眼外病変と同様，副腎皮質ステロイドが中心となりますが，内服を中心とした全身療法のほか，眼部における効率的，かつ副作用の軽減を考慮した様々な局所療法が行われています．

1 眼病変の検査方法

a）眼病変の観察に必要な検査

　ぶどう膜炎の診断には細隙灯顕微鏡による診察（図1a, b）と，眼底鏡を用いた眼底の観察（図2a）が必須となります．前者は主に角膜や虹彩などの眼球前方の病変や隅角と呼ばれる部分の観察を，後者は網膜や視神経乳頭など眼球後方を観察するための検査です（図2a）．眼底を観察するには散瞳薬の点眼によって瞳孔を開く必要があります．これらの検査によってサルコイドーシスに特徴的な眼所見を把握し，診断を確立していくとともに治療方法を検討していきます．

b）視機能やぶどう膜炎の活動性評価のための検査

　ぶどう膜炎は一般に霧視や視力低下などの症状をきたすため，視力測定は基本的な検査となります．また，サルコイドーシスによるぶどう膜炎ではしばしば眼圧上昇による視神経障害，すなわち緑内障をきたすことがあるため，定期的な眼圧測定と，必要に応じて視野検査が行わ

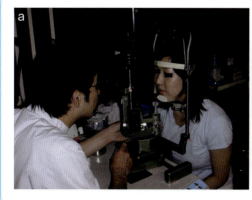 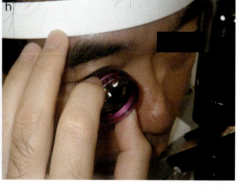

図1　細隙灯顕微鏡による前眼部の観察（a）と，特殊なミラーの付いたレンズを用いた隅角の観察（b）

1. サルコイドーシスについて理解する

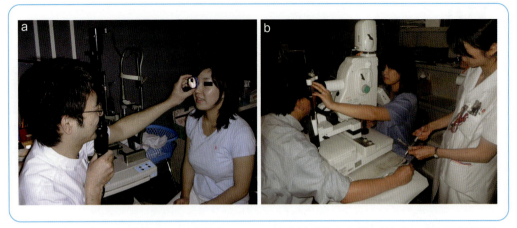

図2 倒像鏡と拡大レンズを用いた眼底検査(a)と，造影剤を静注しながら行われる蛍光眼底造影検査(b)

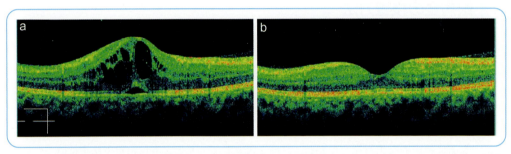

図3 光干渉断層計(OCT)検査で検出される網膜(黄斑)の浮腫(a)とステロイドによる治療後の所見(b)
治療により黄斑浮腫が消失している．

れます．眼圧はぶどう膜炎の治療薬であるステロイドの局所投与の副作用として上昇することもあるため，治療中は常にチェックを要します．

　眼底，すなわち網膜や脈絡膜における炎症の程度や範囲を評価するには，通常の眼底検査に加え，フルオレセイン蛍光色素を用いた蛍光眼底造影が行われます（図2b）．本検査は網膜血管炎や黄斑浮腫の検出に有用で，ぶどう膜炎の活動性を評価するうえで重要な検査です．

　光干渉断層計検査（OCT）は，網膜を中心とした眼底の断面の詳細をミクロレベルで侵襲なく瞬時に撮像できる検査で，ぶどう膜炎に伴って生じる網膜浮腫の有無や，この浮腫に対する治療の効果判定などに用いられます（図3a, b）．

c）眼付属器の病理組織学的検査

　サルコイドーシスでは涙腺などの眼窩内組織に肉芽腫を形成することがあります（図4a）．診断は生検によって確定されます（図4b）．また，結膜に小さな肉芽腫の形成がみられることがあり，この場合は結膜生検によって診断されます[2]．

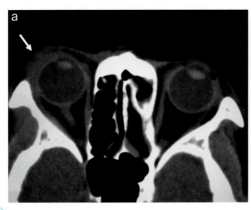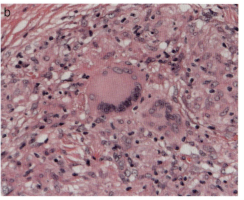

図4　CTで確認される涙腺の腫脹（矢印）(a)と，生検組織（hematoxylin-eosin染色）(b)
多核巨細胞を含む類上皮細胞肉芽腫がみられる．

2 眼病変に対する治療法

a）薬物療法

　サルコイドーシスにみられるぶどう膜炎の治療は，2003年に示された治療指針[3]に従い，副腎皮質ステロイドの点眼や眼周囲への注射（局所投与），あるいは内服（全身投与）を行います．

　前眼部の炎症に対してはリン酸ベタメタゾン（リンデロン®）の点眼や結膜下注射（図5a）などの局所投与が行われ，後眼部の激しい炎症にはプレドニゾロンの全身投与が行われます．ステロイドの懸濁液であるトリアムシノロンアセトニド（ケナコルト-A®）の眼周囲への注射は，内服治療にみられるような全身的な副作用の心配がなく，かつ数週間にわたる薬理作用の持続が期待できるため，しばしば行われる局所療法です（図5b, 図6a, b）．ただし，眼圧上昇や白内障の進行などの副作用発現の可能性は点眼よりも高くなります．

　ステロイドの内服を必要とする症例は，主に表1に示したような眼病変によって視機能障害のおそれがある場合です[3]．重症度に応じ，プレドニゾロン0.5〜1.0 mg/kg/日から開始し，眼所見の改善の確認と副作用をモニターしながら数ヵ月，場合によっては半年以上かけて漸減，中止していきます．

　嚢胞様黄斑浮腫と呼ばれる眼底中心部の網膜浮腫の出現は視力低下に直結するため，炎症の有無にかかわらずステロイドの眼周囲注射や内服による治療が行われます．

　サルコイドーシスに対するステロイド以外の治療法，すなわち免疫抑制薬や代謝拮抗薬などの全身投与については，何らかの理由でステロイド治療が行うことができない場合などに用いられることがありますが，その効果に対する評価については一定の見解が得られていません．

b）合併症に対する手術療法

　ぶどう膜炎の遷延，慢性化に伴って現れる眼合併症に対しては，外科的治療を要することがありますが，最近は手術機器の改良や手技の進化によって，以前にも増して安全，確実に治療が行われるようになってきています．特に併発白内障に対する手術は一定の効果が期待でき，

1. サルコイドーシスについて理解する

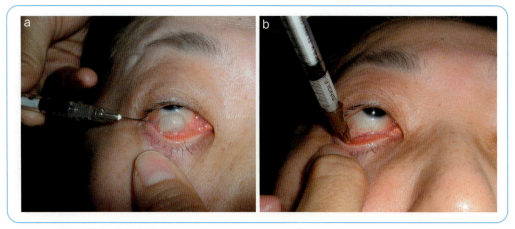

図5　リン酸ベタメタゾン（リンデロン®）の結膜下注射（a）とトリアムシノロンアセトニド（ケナコルト-A®）のテノン嚢下注射（b）
いずれも十分な点眼麻酔のあとに行われる．

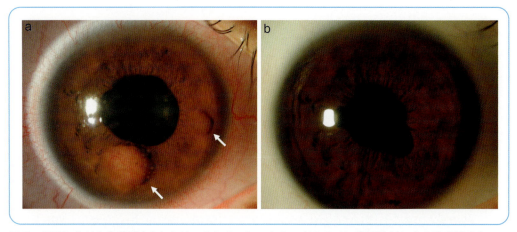

図6　虹彩に生じた肉芽腫（a）とトリアムシノロンアセトニドのテノン嚢下注射による治療後（b）
虹彩後癒着による瞳孔の変形は残存しているが，肉芽腫は消失している．

表1　サルコイドーシス眼病変に対する副腎皮質ステロイド全身投与の適応

1. 局所投与に抵抗する重篤な前眼部炎症：重症の虹彩毛様体炎，隅角または虹彩結節が大きく多数，あるいは虹彩上に新生血管を伴う場合
2. 高度の硝子体混濁
3. 広範な網脈絡膜炎および網膜血管炎
4. 網膜無血管領域を伴わない網膜あるいは視神経乳頭新生血管
5. 黄斑浮腫
6. 視神経乳頭の浮腫，肉芽腫
7. 脈絡膜肉芽腫

3. 全身病変としてのサルコイドーシスに関するQ&A

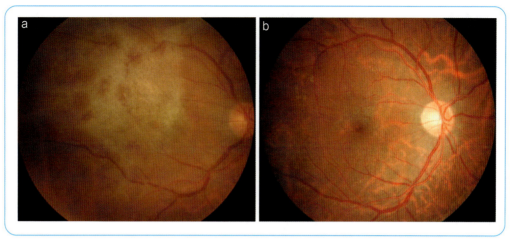

図7 炎症の再燃を繰返した眼サルコイドーシスにみられる網膜前膜（a）と硝子体手術による治療後（b）
網膜前膜の除去により，歪視（変視）症状が改善される．

　加齢による白内障手術と同様，眼内レンズの挿入術も積極的に行われています．緑内障に対しても薬物療法ではコントロールできない眼圧上昇に対して手術療法が行われます．
　ステロイド治療に反応しない硝子体混濁や囊胞様黄斑浮腫などに対しては硝子体手術が行われ，症例によっては劇的な視機能の改善が期待できます．また，慢性の経過に伴って生じてくる網膜前膜についても，これを硝子体手術によって治療することがあります（図7a, b）．

文献

1) Ohguro N et al: The 2009 prospective multi-center epidemiologic survey of uveitis in Japan. Jpn J Ophthalmol 2012; **56**: 432-435
2) Spaide RF, Ward DL: Conjunctival biopsy in the diagnosis of sarcoidosis. Br J Ophthalmol 1990; **74**: 469-471
3) 日本サルコイドーシス/肉芽腫性疾患学会ほか：サルコイドーシス治療に関する見解．日眼会誌 2003; **107**: 113-121

1. サルコイドーシスについて理解する

Q11 心臓病変について
a．心臓病変の病態

　サルコイドーシスは，非乾酪性壊死性の類上皮細胞肉芽腫が形成される，全身性の肉芽腫性疾患です．本症は，遺伝的感受性のある宿主が特定の抗原物質（アクネ菌など）に曝露されて誘導される Th1 型の過敏性免疫反応が関連していることが提唱されていますが，詳細な原因はいまだ判明していません．各臓器の肉芽腫形成の進展は多彩であり，その自然経過や予後は多様です．また，15 歳以下の小児でも罹患臓器の分布は成人症例と類似していますが，一般的に成人より予後良好とされています[1]．サルコイドーシス患者の 70％程度が自然寛解するといわれていますが，慢性ないし進行性の経過とることも多いです[1]．日本では心臓病変の合併率が多く，最多死因は心臓病変とされています．早期の心臓病変には一般的にステロイド治療が有効であるため，早期発見できるかどうかが患者の予後を左右します．早期診断を実現するには心臓サルコイドーシスおよび各病態を把握することは極めて重要であり，本項で以下に述べます．

1 心臓サルコイドーシスの特徴

　心臓サルコイドーシスは心臓にサルコイド結節を形成した状態を指しますが，完全房室ブロックに代表される房室ブロック，心室頻拍をはじめとする心室不整脈，あるいは左室収縮能低下に伴う心不全の 3 つの異なる病態を呈します．これらの病態が単独もしくは混在したかたちで発症し，その経過も良性から致死性まで極めて多彩です[2]．そのため，従来のステロイド治療に加えて，各種病態に応じた一般的治療も併行して行う必要があります．一般的に心臓病変はサルコイドーシスの 5％に認めるとされていますが[1]，日本では諸外国と比して頻度が圧倒的に高いです[3,4]．さらに死亡原因の 85％が心臓病変によると報告されていて，心臓病変の管理が予後を左右します[5]．また，初発時に心臓病変を認める確率は疾患の進展とともに高くなるとされていて，心臓病変を認めた際にはある程度病期が進行している可能性に留意する必要があります[1]．

2 房室ブロックの特徴

　2015 年に改訂された診断基準にて心臓病変を強く疑う主徴候として，①高度房室ブロックまたは致死的心室性不整脈，②心室中隔基部の菲薄化または心室壁の形態異常，③左室収縮不全または局所的心室壁運動異常，④ガリウムシンチグラフィでの心臓への異常集積，⑤ガドリニウム造影 MRI における心筋の遅延造影所見，の 5 項目があげられています．なかでも，房室伝導障害は早期より出現することから，心臓病変の初発症状として最も頻度が高いと報告されていて，心臓病変の診断のきっかけになることが多いです[6]．房室ブロックはガリウムシンチグラフィ陽性の炎症急性期によく認められ，ステロイド治療にて改善し正常化することもあります[7]．

3 心室性不整脈の特徴

　重症度は様々ですが，突然死をきたす心室頻拍などの致死性不整脈が重要です．報告により

その合併頻度は様々ですが，頻度が高いとする報告では心臓病変の23％に認められています[6]．肉芽腫や炎症による異常自動能や，治癒過程の線維化が関与したリエントリーなど，様々な機序が考えられていますが，詳細は不明です．心機能低下例や左室拡大例など，病期がある程度進行した症例に多く認める特徴を有します．同程度の心機能低下を認めた拡張型心筋症と心臓サルコイドーシスの検討によると，圧倒的に心臓サルコイドーシスのほうが予後不良です．その解析結果から持続性心室頻拍の存在自体が独立した予後規定因子と解釈されていて，不整脈に対する治療は積極的に行うことが望ましいです．ステロイド治療時にまれに新規出現あるいは悪化する例があることにも留意します[7]．

4 左室収縮能低下および心不全の特徴

左室収縮不全は主徴候のひとつですが，左室収縮能低下を示す心臓病変は心臓内の様々な部位に起こります．そのため，不整脈原性右室心筋症や拡張型心筋症，特発性心室瘤と誤って診断されることも多く，積極的に疑っていく必要があります．特に心室中隔の収縮能低下は重要で，同部位に伴う菲薄化所見は本症に特徴的な所見とされ，主徴候に含まれています．日本では心臓病変を有する患者の43.3％に認めるといわれています[8]．ただし，心室中隔の菲薄化は前述の房室ブロックを伴うこともありますが，過去の報告によると両者に相関は認めないとされていて，心室中隔の菲薄化のない房室ブロック例を「サルコイドーシスではない」と決めつけてはいけません[9]．一定以上病期が進行すると左室収縮能不全となりますが，同徴候は最も重要な予後規定因子といえます．過去の報告によると，正常心機能症例の10年生存率は89％ですが，心機能低下例では27％と低く，特に左室駆出率＜30％の高度心機能低下症例に至っては19％と極めて低いです[5]．一定以上心機能が低下するとステロイド治療は無効との報告もあり，早期診断治療が重要です．

5 おわりに

サルコイドーシスの心臓病変における各病態は，同疾患の診断や治療あるいは予後と密接にかかわっていて，また混在して発症しその管理を困難にすることが多いです．サルコイドーシス患者の診療を行う際は，常に予後を左右する心臓病変の出現を意識した検査および治療を行うことが望まれます．

文献
1) Hunninghake GW et al: Statement on sarcoidosis. Am J Respir Crit Care Med 1999; **160**: 736-755
2) 土田哲人：心臓サルコイドーシス診療の新しい展開―心臓サルコイドーシスの臨床像．呼吸と循環 2006; **54**: 925-931
3) Iwai K et al: Racial difference in cardiac sarcoidosis incidence observed at autopsy. Sarcoidosis 1994; **11**: 26-31
4) Iwai K et al: Pathological studies on sarcoidosis on sarcoidosis autopsy. Acta Pahtol Jpn 1993; **43**: 372-376
5) Birnie DH et al: HRS Expert Consensus Statement on the Diagnosis and Management of Arrhythmias Associated With Cardiac Sarcoidosis. Heart Rhythm 2014; **11**: 1304-1323
6) 草野研吾：心臓サルコイドーシスの非薬物治療．医のあゆみ 2013; **247**: 177-181
7) 日本サルコイドーシス/肉芽腫性疾患学会サルコイドーシス治療ガイドライン策定委員会：サルコイドーシス治療に関する見解―2003．日サ会誌 2003; **23**: 105-114
8) 加藤靖周ほか：心臓サルコイドーシスの臨床像に関する検討―データシートを用いた多施設共同研究：中間報告．日サ会誌 2010; **30**: 73-76
9) Uemura A et al: Relationship between basal thinning of the interventricular septum and atrioventricular block in patients with cardiac sarcoidosis. Sarcoidosis Vasc Diffuse Lung Dis 2005; **22**: 63-65

1. サルコイドーシスについて理解する

Q11 心臓病変について
b．心臓病変の診断

1 心病変と臨床症状

　心臓サルコイドーシスの臨床症状は，病変の存在する部位や範囲により様々です（図1）．無症状でST異常などの心電図異常をきっかけに診断される例や，完全房室ブロック・心室頻拍など不整脈による動悸・失神発作を契機とする例，あるいは潜行性に進展し拡張型心筋症様となって心不全で発症するものまで非常に幅広いといえます．

　本症の病変部位としては，心室中隔，特に心室中隔基部，左室後側壁，左室自由壁に好発します．なかでも心室中隔基部に生じた肉芽腫性病変による完全房室ブロックの発症や限局性の菲薄化は本症に特徴的な所見です．心室中隔基部にはヒス束や脚が存在するために，房室ブロックや脚ブロックが生じるのはこのためです．

　本症が疑われる症例においては心内膜心筋生検が行われますが，特に病初期であるほどサルコイド病変が心筋内に散在性に分布するため，サンプリングエラーが生じやすく，本症の心筋生検による組織診断率は19％と極めて低いことが明らかにされています．

　本症の診断は「心臓サルコイドーシス診断の指針」に基づいて行われますが，「診断の指針」は，平賀らによって1992年に作成され，その後2006年に大きく改訂され，2015年に再び改訂されたので，それを呈示します．

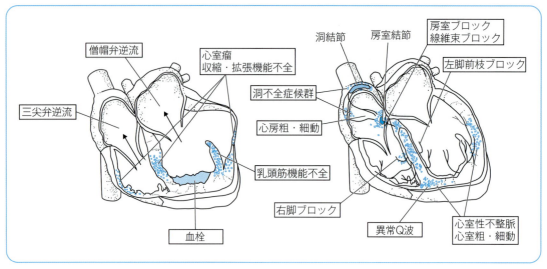

図1　心臓サルコイドーシスの病変部位と徴候

2 心臓サルコイドーシスの診断

本症の診断は，組織診断と臨床診断に分け，心臓サルコイドーシスの診断指針（表1）に従って診断します．

表1 心臓サルコイドーシスの診断指針

1. 組織診断（心筋生検陽性）
   心内膜心筋生検あるいは手術などによって心筋内に乾酪壊死を伴わない類上皮細胞肉芽腫が認められる場合，心臓サルコイドーシス（組織診断）とする．
2. 臨床診断（心筋生検陰性または未施行）
   （1）心臓以外の臓器で類上皮細胞肉芽腫が陽性の場合で下記の心臓病変を強く示唆する臨床所見を満たす場合，または，（2）呼吸器系あるいは眼でサルコイドーシスを強く示唆する臨床所見があり，かつ特徴的検査所見5項目中2項目以上が陽性の場合で（第2章-2参照），下記の心臓病変を強く示唆する臨床所見を満たす場合に，心臓サルコイドーシス（臨床診断）とする．

「心臓病変の臨床所見」
　表に示す心臓所見（徴候）は主徴候と副徴候に分けられる．
　1）または2）のいずれかを満たす場合，心臓病変を強く示唆する臨床所見とする．
　　1）主徴候（a）～（e）5項目中2項目以上が陽性の場合．
　　2）主徴候（a）～（e）5項目中1項目が陽性で，副徴候（f）～（h）3項目中2項目以上が陽性の場合．
表　心臓所見

> （1）主徴候
> 　（a）高度房室ブロック（完全房室ブロックを含む）または致死的心室性不整脈（持続性心室頻拍，心室細動など）
> 　（b）心室中隔基部の菲薄化または心室壁の形態異常（心室瘤，心室中隔基部以外の菲薄化，心室壁の局所的肥厚）
> 　（c）左室収縮不全（左室駆出率50％未満）または局所的心室壁運動異常
> 　（d）Gallium-67（^{67}Ga）citrate シンチグラフィまたは fluorine-18（^{18}F）fluorodeoxygluose（FDG）PET*での心臓への異常集積
> 　（e）Gadolinium 造影 MRI における心筋の遅延造影所見
> （2）副徴候
> 　（f）心電図で心室性不整脈（非持続性心室頻拍，多源性あるいは頻発する心室期外収縮），脚ブロック，軸偏位，異常Q波のいずれかの所見
> 　（g）心筋血流シンチグラフィ（SPECT）における局所欠損
> 　（h）心内膜心筋生検：単核細胞浸潤および中等度以上の心筋間質の線維化

付記
1) 虚血性心疾患と鑑別が必要な場合は，冠動脈検査（冠動脈造影，冠動脈CTあるいは心臓MRI）を施行する．
2) 心臓以外の臓器でサルコイドーシスと診断後，数年を経て心病変が明らかになる場合がある．そのため定期的に心電図，心エコー検査を行い，経過を観察する必要がある．
3) 心臓限局性サルコイドーシスが存在する．
4) ^{18}F-FDGPET は，非特異的（生理的）に心筋に集積することがあるので撮像条件に注意が必要である．撮像方法は，日本心臓核医学会の「心サルコイドーシスのPET診断のガイドライン」に準拠する．
5) 乾酪壊死を伴わない類上皮細胞肉芽腫が，心筋生検で観察される症例は必ずしも多くない．従って，複数のサンプルを採取することが望ましい．
6) 心内膜心筋生検あるいは手術などによって心筋内に乾酪壊死を伴わない類上皮細胞肉芽腫が認められ，かつ，既知の原因の肉芽腫および局所サルコイド反応を除外できている場合，サルコイドーシスの組織診断群として扱う．
7) ＊保険適用：現在の保険適用の許容範囲は，「心臓サルコイドーシスにおける炎症部位の診断が必要とされる患者」と規定されていることに注意が必要である．

1. サルコイドーシスについて理解する

Q11　心臓病変について
c．心臓病変の検査

　サルコイドーシスの心病変（心臓サルコイドーシス）では，心筋の局所に炎症が起こることにより多彩な障害が起こります[1]．心臓サルコイドーシスでは特にほかの心筋疾患（心筋症，心筋炎）と比較して心室中隔に高頻度に炎症が起こることが知られています[2]．このためこの中隔を走行している刺激伝導系が炎症で障害されやすく，結果として脚ブロックや高度および完全房室ブロックが起こります．また，炎症の起こっている心筋から心室性不整脈が誘発され，さらに，左心室の心臓の筋肉全体に炎症が起こると，心臓の収縮機能が低下し心不全に陥ります．より早期の治療介入により病気の進行を食い止め，また改善することができるため，心臓の検査はこれらの病気をより早期にみつけることを目的としています．

1 心電図

　多くの心臓サルコイドーシスは，心電図異常を伴うことが多く，症状の有無にかかわらず診断の端緒として必須の検査です．

　心電図所見として，まず伝導障害による完全右脚ブロック・高度房室ブロックがよく知られています．さらに心筋障害の進行を反映した軸変位，異常Q波およびST変化もたびたび認めます[3]．心室頻拍・心室細動といった不整脈により突然に発症することもまれではありません[3]．特にこの心室性不整脈はサルコイドーシスの突然死の主因になっていると推測されています．

　Holter心電図は不整脈および房室ブロックの有無を判断することができます．特に無症候性の不整脈の有無を検出するのに有効です．

2 心エコー図（心臓超音波検査）

　心臓の形態とポンプ機能をみるための大切な検査です．心電図で異常を認める患者はもちろん，心電図に異常を認めない例でもまれに心病変を伴うことがあるため，初回にはぜひ全員が受けることが望ましい検査と考えます．

　左室局所の心筋壁の菲薄化と壁運動異常が本症の特徴的所見です．中隔基部の病変を伴う例が80～90％と多く，特にこの部位の菲薄化（図1）は30～40％に認められる程度ですが，ほかの心臓疾患には認められない極めて特異性の高い所見です[2]．心尖部に仮性心室瘤を形成する例（図2）では，初期には局所の心筋の炎症・浮腫のため逆に肥厚を認め，経過とともに次第に菲薄化することもあります．重症例では左室内腔拡大と全周性の壁運動低下を認め，拡張型心筋症との鑑別が困難な例もあります．心不全例では僧帽弁輪拡大，乳頭筋機能障害（tethering）による僧帽弁閉鎖不全症を伴う例を多く認めます．また，まれな例として心膜炎による心嚢液貯留をきたす例が知られています．

3．全身病変としてのサルコイドーシスに関する Q&A

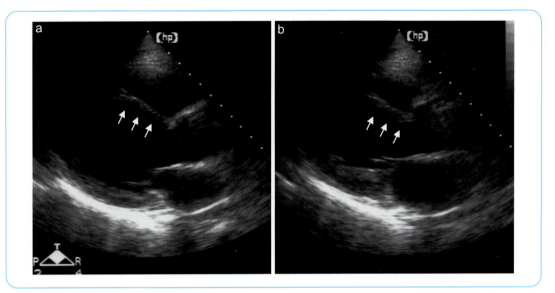

図1　58歳，男性．中隔基部菲薄例．心エコー図（長軸像）
　a：拡張末期
　b：収縮末期
　矢印は左室中隔基部の菲薄化を示す．

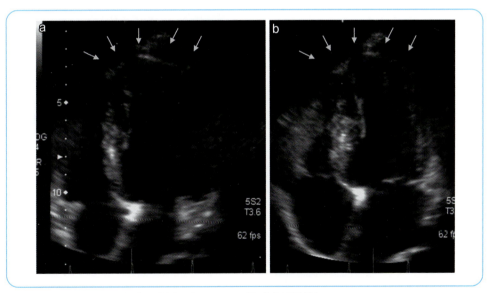

図2　54歳，女性．心室瘤形成例．心エコー図（心尖部四腔像）
　a：拡張末期
　b：収縮末期
　矢印は心尖部の心室瘤を示す．

1. サルコイドーシスについて理解する

3 心筋シンチグラフィ

　ガリウムシンチグラフィは全身のサルコイドーシス病変の炎症部位の検出に有用な検査ですが，心筋病変の検出にも用いられます．心臓サルコイドーシス検出の感度は高くはありませんが，特異度は高く，重症度・活動度を反映しており，治療効果の判定にも有用です．ただし，心臓近傍にある縦隔・肺門リンパ節病変の存在により心病変の判断が難しいことがあり，SPECT像による解析が必須です（図3）．

　心筋血流製剤（^{99m}Tc および ^{201}Tl）あるいは心筋脂肪酸代謝を反映する ^{131}I-BMIPP シンチグラフィが，心臓の障害の程度・部位の同定に有用です（図4）．正常心筋に対し心臓サルコイドーシスの障害部位は灌流低下・欠損像として描出されます．また，運動あるいは薬物負荷（アデノシン，ドブタミンなど）を加えることで狭心症・心筋梗塞との鑑別にも有用です（図3）．

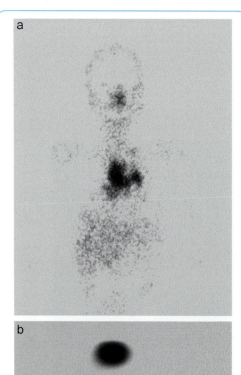
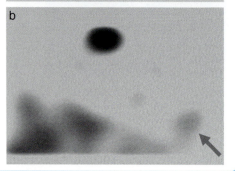

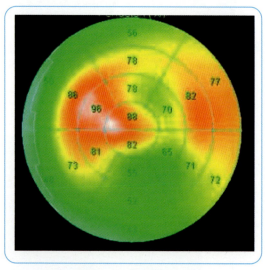

図4　55歳，男性．^{131}I-BMIPP シンチグラフィ（bull's eye 像）
　左室中隔～心尖部および下壁の障害を認める．冠動脈灌流域に一致せず，モザイク状に集積低下するのが特徴である．

図3　54歳，女性（図2と同一症例）
　a：planer 像．肺門・縦隔リンパ節の集積と一塊になり心臓の取り込みが判然としない．
　b：SPECT 像（coronal view）．心尖部（矢印）の集積が明らかになっている．

4 心臓 MRI

最近注目されている新しい検査法です．簡便なうえに，心筋の障害・炎症を起こしている程度・部位をみつけるうえで非常に感度の高い検査です．ガドリニウムによる遅延造影所見（late gadorinium enhancement：LGE）は，心臓サルコイドーシスに特異度の高い所見といわれています[4]（図5）．心臓の収縮力についても定量的に評価することができます．さらに T1 mapping および T2 STIR 画像処理により活動性のある炎症・浮腫の程度を評価する試みが進められ（図5），治療による有効性をみる方法としても利用されつつあります[4]．

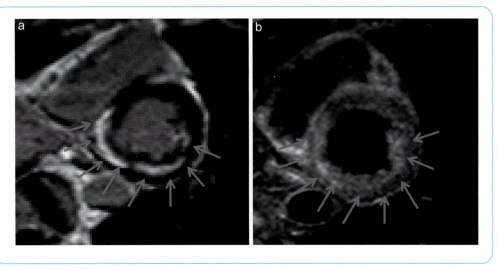

図5　55歳，男性（図4と同一症例）．心臓 MRI
　a：遅延造影像．前壁中隔から後下壁に及ぶ遅延造影所見はサルコイドーシスの線維化を反映している（矢印）．
　b：T2 強調 STIR 像．前壁中隔から後下壁の濃染部は心筋組織の炎症・浮腫を反映したものと推測される．

5 PET（ポジトロン断層法）

最近の研究により心筋の代謝をみる FDG（フルオロデオキシグルコース）-PET によりより早期に心病変をみつけることができるようになりました．まだ，普及度が十分な検査ではありませんが，2012年より本疾患にも保険適用となりました．より早期から心臓の障害・炎症部位を focal uptake としてみつけることができ，治療効果の判定にも極めて有効です[5]（図6）．ただし，通常の撮影条件では心筋全体に diffuse に取り込まれる偽陽性例が認められることから，撮影においては前処置（低炭水化物食＋12時間以上絶食）などの注意が必要です[5]．

6 心臓カテーテル検査・心筋生検（図7）

上記の検査で心臓サルコイドーシスが疑われる場合，心臓の機能障害の程度を評価する目的と，また冠動脈疾患・心筋症などのほかに鑑別しなければならない心臓病がある場合に必要と

1. サルコイドーシスについて理解する

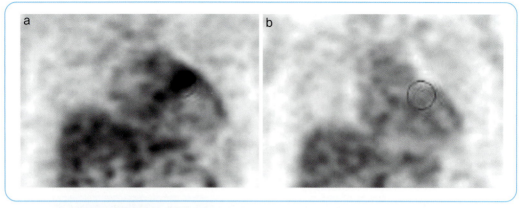

図6　44歳，女性．FDG-PET（coronal view）
　a：治療前．左室中隔部に集積を認める（丸印）．
　b：プレドニゾロン 30mg/日 4 週間治療後．集積部の改善を認める．

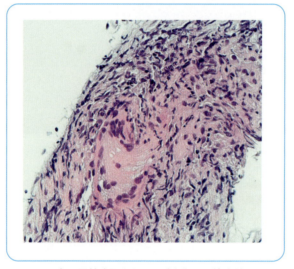

図7　55歳，男性（図4と同一症例）．心筋生検による組織所見
　　　非乾酪性類上皮細胞肉芽腫を認める．

される検査です．心筋生検は，全例に必須な検査ではありませんが，これによってはじめて心臓サルコイドーシスと診断され，病気の程度も明らかになる場合があります．組織的確定診断となる非乾酪性類上皮細胞肉芽腫の検出能は10〜40％と決して高くはありませんが，その他の所見として単核球細胞を中心とした炎症像を認める場合はほかの心筋炎と比較してより特異性の高い所見と考えられています．

7 おわりに

　ほかの臓器でサルコイドーシスと診断されたあと，何年も経てから心臓サルコイドーシスが起こることはまれではありません．各種検査を定期的に行い，経時的に比較していくことが大切です．

文献
1) 土田哲人：心臓サルコイドーシスの臨床像．呼吸と循環 2006; **54**: 925-931
2) 森本紳一郎ほか：心臓サルコイドーシス診断の手引き．呼吸と循環 2006; **54**: 955-961
3) 折津　愈：サルコイドーシスとその他の肉芽腫性疾患．日本サルコイドーシス/肉芽腫性疾患学会（編），克誠堂出版，東京，2006: p136-143
4) 中島崇智，高橋夕芙子：心臓サルコイドーシスの心臓MRI検査．医のあゆみ 2013; **247**: 163-170
5) 石田良雄ほか：心臓サルコイドーシスに対する18F FDG PET検査の手引き．日心臓核医 2013; **15**: 35-47

1. サルコイドーシスについて理解する

Q12 皮膚病変について
a. 皮膚病変の診断・検査・治療法

　サルコイドーシスの皮膚病変は，胸郭内病変，リンパ節病変，眼病変に次いで頻度が高く，発見動機となる自覚症状のなかでは眼病変に次いで多いです[1]．組織検査を行いやすい皮膚病変は本症の診断にとって非常に重要な病変です．そのため，サルコイドーシスの皮膚病変を早期に発見し，組織学的所見を得ることがサルコイドーシス患者の診療に肝要です．皮膚という目にみえる症状はサルコイドーシスという難病に罹患しているという認識に直結します．また，顔面などの露出部に好発するため，皮膚病変の積極的な治療を必要とする症例は多いです．

1 診断

　サルコイドーシスの皮膚病変は多彩ですが，いくつかの特徴的な症状があり，それぞれの病変に好発部位があることが知られています．日本では福代の分類[2]が広く用いられており，それに従って診察することにより，典型的なサルコイドーシスの皮膚病変を臨床的に理解することができます．しかし，類似の皮膚病変を呈する疾患は数多くあり，サルコイドーシスと確定診断するためには典型的な皮膚病変であっても，組織検査が必須です．
　福代の分類[2]は，①肉芽腫を認めない非特異的病変である結節性紅斑．②非乾酪壊死性類上皮細胞肉芽腫とともに異物が存在する瘢痕浸潤．③同肉芽腫を認める，サルコイドーシスに特異的な病変である皮膚サルコイド，からなります．皮膚サルコイドは，さらに肉眼的所見により，隆起性病変の結節型，非隆起性病変の局面型，凍瘡様病変のびまん浸潤型，皮下脂肪組織に生じる皮下型の四大病型と，その他のまれな病型に細分されています．瘢痕浸潤と皮膚サルコイドとが組織学的に肉芽腫を認めるため，サルコイドーシスの診断に重要な皮膚病変です．

a) 結節性紅斑
　発赤を伴う皮下の結節が両側の下腿伸側に多発します．皮下脂肪組織を反応の場とする反応炎症で，上気道感染症やBehçet病，Crohn病などでも出現します．欧米ではサルコイドーシスが原因であることが多いですが，日本では結節性紅斑の基礎疾患におけるサルコイドーシスの頻度はそれほど高くありません．結節性紅斑は組織学的に肉芽腫の所見がないため，サルコイドーシスの確定診断には有用ではありませんが，関節炎とBHLを認めるLöfgren症候群では重要な皮膚所見となります．

b) 瘢痕浸潤
　サルコイドーシスに罹患すると，異物が存在する過去の傷跡に肉芽腫反応が生じ赤く腫れることがあります．この皮疹を瘢痕浸潤と呼んでいます．症状は瘢痕に応じて種々の像を呈しますが，概して線状の紅褐色斑や丘疹，結節が融合した病変であることが多いです．もとの傷跡が大きなものであれば患者が自覚するほどの病変として認められますが，数ミリ程度の傷跡であれば，気づかれないことが多いです．日本の統計では皮膚病変の10〜20％の頻度と報告されていますが，詳細に診察すると約半数の症例にみられる頻度の高い皮膚病変です[3]．傷を受け瘢

痕形成しやすい部位は露出部位であり，そのため，膝蓋（図1）や肘頭，顔面が瘢痕浸潤の好発部位となります．顔面は小さな病変でも気づかれますが，膝・肘は元来目にとめない部位なので，診察されないことも多いです．組織学的に類上皮細胞性肉芽腫に加えて，偏光顕微鏡で重屈折性を示す異物が病変部に認められます．通常の顕微鏡でもガラス状の光沢を有する不整形の物質を確認できることがあります．

c）皮膚サルコイド

類上皮細胞肉芽腫が認められるサルコイドーシスの特異的皮膚病変です．皮膚サルコイドをさらに細分した各病型の特徴を記すと以下のようになります．

①結節型：皮膚サルコイドのなかで最も頻度の高い皮疹（図2）で，紅色に隆起し帽針頭大から爪甲大まで様々な大きさを呈します．単発のこともありますが，概して多発することが多いです．鼻の周囲を中心に顔面に好発します．

②局面型：隆起しない環状病変で（図3），ときに斑状を呈します．環状病変の周囲には軽度浸潤があり中央部は萎縮します．前額部や鼻の周囲を中心に顔面に好発し，多発する傾向があります．頭皮にも出現し脱毛することがあります．

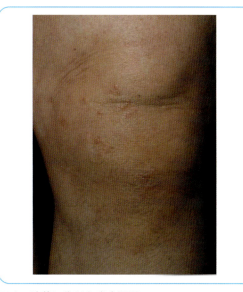

図1　膝蓋に生じた瘢痕浸潤

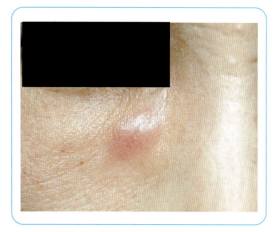

図2　鼻周囲の結節型

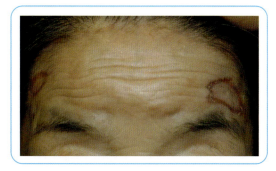

図3　前額部の環状病変を呈する局面型

1. サルコイドーシスについて理解する

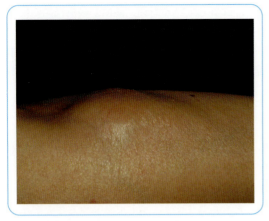

図4　前腕の皮下型

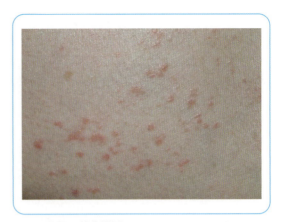

図5　腰部の苔癬様型

　③びまん浸潤型：しもやけに似ており，しもやけと同じように指趾や頬，耳介などに現れます．

　④皮下型：皮下の結節，硬結で，通常，表面皮膚は正常皮膚色です（図4）．通常自覚症状はありませんが，ときに圧痛，自発痛を伴うことがあります．多発する傾向があり，四肢に好発します．大きさは大豆大から鳩卵大が多いですが，かなり大きな病変もまれではなく，四肢や臀部に板状硬結として生じることがあります．日本でこのような広範囲に板状硬結を呈する症例は，高齢女性に多く，糖尿病の合併頻度が高いと報告されています[4]．

　⑤その他：苔癬様型[5]は粟粒大程度の扁平な丘疹が集簇，多発するもので（図5），魚の鱗のようにみえる魚鱗癬型や，網目状の紅斑，潰瘍，いぼ状の皮疹なども報告されています．

　各病型とも通常自覚症状はありませんが，まれにかゆみを伴うことや，下肢の病変では疼痛を伴うことがあります．

　皮膚病変の診察は，上記の臨床症状と好発部位を十分に理解して行います．ただし，サルコイドーシスには数多くの非典型疹があることと，典型疹でも小さな皮疹や気づきにくい部位に皮疹が生じることがあることを認識しておくことが大切です．たとえば，瘢痕浸潤は，多くの皮膚科の施設からの報告では20％前後の頻度ですが，福代の統計では60％以上の症例で認めると記載されています[4]．

　さらに，サルコイドーシスの特徴のひとつとして，各臓器病変が異なる時期に発症することがあるため，明らかな皮膚病変がなくとも，新たな発症がないか定期的に診察することが肝要です．

2 検査

　次項にも記載されているように，非感染性・感染性肉芽腫，リンパ腫，膠原病，虫刺症など，サルコイドーシスに類似した様々な皮膚疾患があり，診断のためには皮膚生検を行います．乾酪壊死を伴わない類上皮細胞肉芽腫が認められれば，サルコイドーシスの皮膚病変が疑われます．感染性肉芽腫を鑑別するためには，生検組織標本の菌染色と組織培養を行います．

3 治療

　皮膚病変に対する治療に関しては，ときに自然治癒することがあり，自覚症状も乏しいと考えられているため，経過観察するか副腎皮質ステロイド外用薬が第一選択治療として使用されています．しかし，very strong 以上の強さの外用薬でも効果に乏しいことが多いです．

　皮膚病変は顔面や四肢などの露出部に好発することや，ときにかゆみや痛みを訴える例があり，患者の QOL を調べると，皮膚病変があるために周囲の人の目が気になったり，服装に影響することが多いことがわかります．また，目にみえる皮膚の症状が持続していると，サルコイドーシスという難病に罹患している認識に直結することもあり，皮膚病変の存在は QOL を低下させるものと想像されます．そのため，積極的に皮膚病変の治療を行うことが望ましいです．

　副腎皮質ステロイド外用薬の単純塗布で効果がなければ，同薬の密閉療法（外用したあとにサランラップなどで覆うか，同薬が配合された貼り薬を貼付する）や局所注射を行います．また，保険適用外ですが，有用性が報告されているタクロリムス軟膏[6]を外用します．内服薬も保険適用外ですが，ミノサイクリン/ドキシサイクリン[7,8]などの抗菌薬やトラニラスト[9]などが副作用の少ない治療として用いられています．特にミノサイクリンはサルコイドーシスの他臓器病変に比較して皮膚病変に対して奏効する症例が多いことが報告されています[7]．

　副腎皮質ステロイドの内服は，副作用や予後への影響などを勘案して，自覚症状の強い肺病変，高カルシウム血症・尿症，機能障害を残す神経症状，心病変を有する例などに適用が限られています．しかし，有効性の高い治療であるため，皮膚病変に対しては，美容的に問題のある病変，瘢痕を残す一部の局面型，骨病変を併発する指趾のびまん浸潤型，皮下型の難治例，患者の QOL を低下させる皮膚病変などで，上記の外用あるいは内服治療に効果がなければ投与します．

文献

1) 平賀洋明：第8回全国サルコイドーシス実態調査成績．日サ会誌 1994; **13**: 3-8
2) 福代良一：現代皮膚科学大系 18　サルコイドーシス，山村雄一他（編），中山書店，東京，1984: p277-357
3) 岡本祐之：サルコイドーシス―診断における瘢痕浸潤の重要性．Visual Dermatol 2003; **2**: 327-331
4) 相崎知子ほか：M 蛋白血症を合併し，四肢の板状硬結を呈した皮下型サルコイドーシスの1例．皮膚臨床 1998; **40**: 1953-1956
5) Fujii K et al: Recurrent follicular and lichenoid papules Eur J Dermatol 2000; **10**: 303-305
6) De Francesco V et al: Successful topical treatment of cutaneous sarcoidosis with macrolide immunomodulators. Eur J Dermatol 2007; **17**: 454-455
7) Bachelez H et al: The use of tetracyclines for the treatment of sarcoidosis. Arch Dermatol 2001; **131**: 69-73
8) 井上和加子ほか：塩酸ミノサイクリンの投与に連動して血清 ACE 値，リゾチーム値の低下と臨床症状の軽快を認めたサルコイドーシス．皮膚臨床 2010; **52**: 1081-1084
9) Yamada H et al: Treatment of cutaneous sarcoidosis with tranilast. J Dermatol 1995; **22**: 149-152

Q12 皮膚病変について
b．皮膚病変の鑑別診断

1 総論

　サルコイドーシスの皮膚病変は臨床的に多様[1,2]で，皮膚病変の臨床所見のみで最終的診断に達することは不可能です．また類似の皮膚変化が他の疾患でも生じます．2000年から2011年前半まで当科で最終的にサルコイドーシスと診断した症例は37例ありましたが[3]，初診時にサルコイドーシスを強く疑った例は20例（54％），他疾患を疑った例が17例（46％）ありました．約半数で他疾患を疑っているということは，問診・視診・触診による臨床診断がいかに困難であるかを示しています．ここから皮膚生検による病理組織学的診断が不可欠であることがわかります．初診時サルコイドーシス以外の疾患を疑ったその内容は，皮膚腫瘍，脂肪腫，石灰化上皮腫，黄色肉芽腫，環状紅斑，乾癬，扁平苔癬，慢性円盤状エリテマトーデス，リベド-血管症，脂肪織炎など，腫瘍性疾患から炎症性疾患まで様々で，これらの疾患がそのまま主な鑑別するべき疾患となります．

　加えて，生検後，病理組織学的に肉芽腫性炎症が確認されると，当然のことながら肉芽腫性炎症をきたす種々の感染性肉芽腫性疾患および非感染性肉芽腫性疾患[4]が鑑別すべき疾患としてあがってきます．

2 各論

a）臨床所見から考えられる鑑別診断

　皮膚サルコイドーシスの各臨床分類型によって想起すべき鑑別診断が異なると思われるので，以下病型分類別にまとめます．

　①結節型（図1）：皮膚腫瘍，特に顔面の紅色結節から良性皮膚リンパ球腫が鑑別診断としてあがります．その他，皮膚付属器腫瘍，石灰化上皮腫，悪性リンパ腫なども重要です．

　②皮下型（図2）：皮膚腫瘍，特に脂肪腫，石灰化上皮腫，脂肪織炎などがあげられます．近年皮下型が増加しているといわれますが，生検をまめに行うことによって皮下型の病変が発見されるためと思われます．

　③局面型（図3）：慢性円板状エリテマトーデス，環状肉芽腫，環状弾性線維融解性巨細胞肉芽腫，環状紅斑，乾癬，扁平苔癬など，表皮直下から真皮浅層の病変であるため，表皮側にも多様な変化を与えます．そのため，様々な皮膚の炎症性疾患に類似する外観を呈する可能性があります．

　④びまん浸潤型：凍瘡，凍瘡様慢性エリテマトーデスなど，手指，足趾，耳介，鼻などに生じると一見しもやけのような外観を呈します．そのため古くはlupus pernioと呼ばれました．

　⑤その他：瘢痕ケロイド，肥厚性瘢痕，リベド様血管症，慢性色素性紫斑，魚鱗癬，毛孔性苔癬，毛孔性扁平苔癬，慢性皮膚潰瘍など，多種多様な皮膚疾患に類似した所見を示す可能性があります．したがって，サルコイドーシスの診断には生検が必須です．

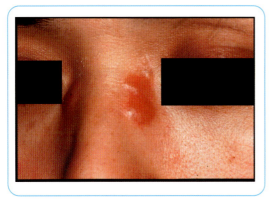

図1　39歳，女性．結節型皮膚サルコイドーシス
　好発部位であるが，良性皮膚リンパ球腫と類似する所見を示す．

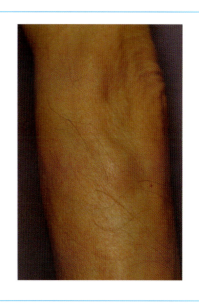

図2　77歳，男性．上肢に生じた皮下型サルコイドーシス
　臨床所見からでは診断できない．

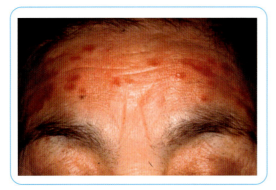

図3　70歳，女性
　前額に生じた円盤状エリテマトーデス様皮疹からサルコイドーシスの診断に至った例．

b）病理組織所見からの鑑別診断

　サルコイドーシスを疑って，あるいは他の皮膚疾患を疑って生検し，その結果病理組織学的に肉芽腫性炎症が認められたときには，種々の感染性肉芽腫性疾患，非感染性肉芽腫性疾患を鑑別しなければなりません．リンパ球浸潤の少ない，乾酪壊死のない，類上皮細胞肉芽腫であれば，サルコイドーシスの可能性が高いといえますが，それだけで断定することはできません．慎重な鑑別診断が重要と思われます．

c）感染性肉芽腫[4]

　生検前に以下に列記するような感染性肉芽腫を疑う場合は，同時に，それぞれに適した抗酸菌培養，真菌培養，あるいは寄生虫学的検査を提出することが望まれます．生検前に疑うことがなく，その病理組織像から肉芽腫性炎症像が発見され，はじめてサルコイドーシスを疑う場合もあると思われます．

　結核，非結核性抗酸菌症，ハンセン病，などの抗酸菌感染症は類上皮細胞肉芽腫を生じます．

1. サルコイドーシスについて理解する

これらを除外診断するために，Ziehl-Neelsen染色などの抗酸菌染色は必須です．抗BCG菌抗体を用いた免疫組織化学はこの抗体が種々の抗酸菌に交差反応しやすいために有用です．

皮膚結核のうち，結核菌が容易に証明される真性皮膚結核に対し，結核菌が証明されない（証明されにくい）結核疹（tuberculid）と呼ばれる疾患群があり，結核菌またはその分解物に対する一種の肉芽腫性のアレルギー反応といわれています．そのなかには顔面播種状粟粒性狼瘡（肉芽腫性酒皶），丘疹状壊疽性結核疹，陰茎結核疹あるいは腺病性苔癬などがあります．その多くは乾酪壊死性変化が強い類結核型の類上皮細胞肉芽腫なので，サルコイドーシスと鑑別可能と思われますが，一応念頭には置くべき疾患群と考えます．

深在性真菌症のうちスポロトリコーシスのように好中球を混じた肉芽腫性炎症（混合細胞性肉芽腫あるいは化膿性肉芽腫）となるものは，通常はサルコイドーシスを疑うには至りませんが，黒色真菌症やクリプトコッカス症では巨細胞形成を伴う類上皮細胞肉芽腫に近い組織像を取りうるので，これも否定のためにPAS染色，グロコット染色などを行ったほうがよいと思われます．

梅毒で類上皮細胞性肉芽腫を形成するのは結節性梅毒，ゴム腫の第Ⅳ期病変といわれていますが，これらに遭遇する可能性は現在まれと思われます．しかしながら，梅毒Ⅱ期疹にもときに肉芽腫性炎症像が認められることが，少なくとも欧米ではかなり認識されてきています．日本でも念頭に置いておく必要があると思われます．

d）非感染性肉芽腫 [4]

異物肉芽腫も異物の種類ならびに生体の反応性の違いによって，様々な組織像をとります．ジルコニウムやベリリウムは免疫原性（肉芽腫原性）の高い金属であるため，感作された生体が類上皮細胞肉芽腫を形成しやすいものの代表です．このような物質としては，他にシリカ，アルミニウム，ウニのとげ，刺青，ウシコラーゲンなどが知られています．病歴・生活歴が参考になりますが，病理組織を詳細に観察・分析することで異物が同定できる場合もあります．パラフィン，シリコン，タルクなどは免疫原性（肉芽腫原性）が低いため，狭義の異物肉芽腫となり，鑑別は比較的容易と思われます．

生体の結合組織が紫外線や末梢循環障害のため変成し，免疫原性（肉芽腫原性）を獲得するときは，多くの場合柵状肉芽腫の病理組織像をとります．このような疾患には，環状肉芽腫，環状弾性線維融解性巨細胞肉芽腫，リポイド類壊死，リウマトイド結節があります．典型的な病変では鑑別は容易と思われがちですが，環状肉芽腫にも様々な臨床型があり，また柵状配列が明確でなく，周囲に巨細胞をまじえた類上皮細胞肉芽腫様の病変を生じることもあります．注意して鑑別するべきでしょう．

口唇，頬粘膜，舌，眼瞼，ときに外陰部に長期間リンパ浮腫を生じたあとにサルコイドーシス様の類上皮細胞肉芽腫を生じる疾患があります．肉芽腫性口唇炎，肉芽腫性舌炎，肉芽腫性眼瞼炎，Melkersson-Rosenthal症候群，肉芽腫性外陰炎などと呼ばれます．全体として浮腫結合織肉芽腫と分類すると理解は容易ですが，いずれも難治です．このような部位に生じた病変の場合，慎重な鑑別を要します．

3 よくある患者さんからの質問と回答

a）サルコイドーシスはうつる病気ですか？

サルコイドーシスは伝染性疾患ではありません．サルコイドーシスに似た病気に細菌感染症である結核や非結核性抗酸菌症などがありますので，正確な診断を受ける必要がありますが，その結果サルコイドーシスであることが明らかになった場合，伝染の心配はありません．

b）サルコイドーシスは肺の病気といわれていますが，皮膚にも何か出るのですか？

サルコイドーシスは多臓器疾患です．呼吸器に最も発症しやすいことは事実ですが，その他眼，皮膚などにも病変が多くみつかります．全サルコイドーシス患者の20〜30％に何らかの皮膚病変があるといわれています．皮膚病変から全身のサルコイドーシスが発見されることもあります．

c）皮膚のサルコイドーシスがみつかっても治療の必要がないというのは本当でしょうか？

皮膚病変が治療の対象になることがあります．発症部位，病変の数，病変の大きさや深さなどから総合的に判断します．

d）サルコイドーシスと膠原病は関係ありますか？

直接の関係についてあまりいわれていませんが，サルコイドーシス患者では抗核抗体の陽性率が高いという成績があります．サルコイドーシスでは細胞性免疫の亢進状態がその病態に関係しているといわれています．そのため，ときに膠原病でみられるような検査異常がみつかるのでしょう．また，サルコイドーシスのある種の皮膚病変では皮膚のエリテマトーデスとよく似た臨床表現型を示しますので，鑑別診断を正確に行う必要があります．

e）皮膚病変があるとサルコイドーシスの病勢に影響しますか？

皮膚病変にも様々なものがあり，ときには皮膚病変のみで全身に何も問題がないこともあり，逆に病勢が進行するのに伴って皮膚病変が出現することもあります．サルコイドーシスの病勢はやはり多臓器の病変を総合的に判断することで判断されるべきと考えます．

文献

1) Epstein WL: Cutaneous sarcoidosis. Seminars in Respiratory and Critical Care Medicine, 2002; **23**: p571-577
2) 岡本祐之（責任編集）：サルコイドーシスの皮膚病変を知る．Visual Dermatol 2003; **2**: 323-380
3) 伊崎誠一：皮膚サルコイドーシス．日サ会誌 2012; **32**: 27-31
4) 伊崎誠一（責任編集）：肉芽腫性疾患—その横断的理解．Visual Dermatol 2011; **10**: 1011-1083

1. サルコイドーシスについて理解する

Q13 神経病変について

1 神経サルコイドーシスの特徴や症状はどういったものですか？

　サルコイドーシスはほかの臓器障害を起こすのと同様に神経系にも障害を起こすことがあり，これを神経病変と呼びます．神経系は解剖学的に中枢神経と末梢神経に大別されますが，サルコイドーシスの神経病変も中枢神経病変と末梢神経病変とが存在します．

　中枢神経病変は主として脳や脊髄に生じるサルコイドーシスのことです．サルコイドーシスが中枢神経系をおかす場合，あらゆる中枢神経系症状を呈する可能性があるのですが，特に脳の尾側（脳神経，視床下部，下垂体など）を障害することが多いとされています．脳神経のなかでは顔面神経障害が最多で，視神経障害がそれに次ぐとされます．顔面神経障害はサルコイドーシスのすべての神経系病変の表現型としても最多で，特に両側の顔面神経麻痺をみたときにはサルコイドーシスを強く疑う必要があるともいわれます．また古典的には，脳神経系ニューロパチー，ブドウ膜炎，耳下腺腫脹，発熱を主徴とするHeerfordt症候群は，サルコイドーシスの存在を疑う病態とされています．

　末梢神経病変は，脊髄から出た神経の部分（これを末梢神経と呼びます）をサルコイドーシスが障害する病態です．末梢神経病変は，障害された神経の部位や病態によって症状は様々です．神経の線維のうち太い線維が障害される場合を大径線維障害型といい，筋力低下，感覚障害などを呈します．一方で，細い神経線維だけが障害される小径線維神経障害では，疼痛，異常感覚，不穏下肢症候群，自律神経症候などを呈します．

2 神経サルコイドーシスと，ほかの神経系器質的疾患を区別できますか？

　中枢神経系，末梢神経系，いずれも障害された部位に特異的な症状を呈しますが，サルコイドーシスだからといって特徴のある症状を呈するわけではありません．ですから，症状だけからサルコイドーシスと他の神経系器質的疾患の鑑別をすることはほぼ不可能です．各種の検査を加えていくことで鑑別します．

3 診断はどうやってつけるのですか？

　サルコイドーシスの神経病変の診断は，ほかの臓器の診断と同じく，典型的な病理組織所見の確認が重要です．病理組織診断でサルコイドーシスに特徴的な肉芽腫などの所見が検出されれば診断は容易です．サルコイド肉芽腫は神経系では髄膜，脳実質，脳幹，視床下部，脳室上衣下層，脈絡層，末梢神経，脈管系に生じやすいとされます．しかし，神経系に病理組織検査を行うことは侵襲的であることが多いため，実際には組織診断が不可能であることも少なくありません．

　神経系の組織診断ができない場合は，ほかの臓器でサルコイドーシスの病理組織所見を得ることが診断に有用となります．また，胸部BHL，肺門や縦隔への^{67}Ga集積，BALF中のCD4

陽性 T リンパ球の増加，血清 ACE 増加，ツベルクリン反応の陰性化，なども診断の補助になります．また，放射線学的検索のなかではガドリニウム造影 MRI がサルコイドーシスの神経病変を検出するには感度の高い診断法ですが，MRI は疾患特異性が乏しいことに留意せねばなりません．髄液検査では，蛋白上昇や軽度の糖の低下を示すことがありますが，これらも特異的なものではありません．そのほかに髄液中の ACE の上昇，immunoglobulin G index の上昇，oligoclonal band の出現，CD4：CD8 比の上昇などが知られていますが，サルコイドーシスの中枢神経病変を有する症例の 1/3 では髄液所見は正常です．以上を総合的に判断して診断をくだします．

4 治療はどうしますか？

　サルコイドーシスの中枢神経病変や進行性難治症例および自覚症状の強い症例には治療が必要と考えられますが，どのような病状が治療の適応になるかに関しては一定のガイドラインや指針は存在しません．

　サルコイドーシスの神経病変はしばしば重篤化することが知られており，日本でも神経病変が明らかになった症例では積極的な治療が検討される傾向にあります．一般には肉芽腫抑制効果のある副腎皮質ステロイドが第一選択となります．神経病変に対しての投与量は肺病変に用いる量（一般にはプレドニゾロン換算で 20〜40 mg/日の初期治療量）よりも多いことが一般的です．

　副腎皮質ステロイドに次いで用いられるものは各種免疫抑制薬です．安全性と有効性の観点からメトトレキサートとアザチオプリンが選択されることが多く，シクロホスファミドやシクロスポリンはほかの治療薬で改善しない重症症例に限って使用されます．

5 予後はどうでしょうか？

　サルコイドーシスの多くは自然寛解することが多いのですが，神経病変は比較的頻度の低い病態ですので，その予後に関しての十分な研究はなされていません．中枢神経病変に関しては 2/3 以上が治療反応性であり，これらでは生命予後もよいとされていますが，死亡率は 10％ 前後とされ，これはサルコイドーシスの神経系以外の臓器病変すべての死亡率と比較すると 2 倍近くと高率ですので注意を要します．神経病変については，中枢神経病変は難治性，重症と考えられる頻度が高く，ときには生命に影響を及ぼすこともあります．一方で，末梢神経病変は，中枢神経病変に比して軽症のことが多く，生命予後としては良好です．

6 注意点はありますか？

　サルコイドーシスの神経病変は，病理組織検査が困難な場合が多いために，正しく診断をすることが難しい病態です．神経系以外の臓器のサルコイドーシスの経過フォロー中に神経病変を疑う症状が出てきた場合には神経内科専門医への受診を勧めるべきです．

　以上に神経サルコイドーシスに関する Q&A を述べました．神経サルコイドーシスの診断は，組織診断が困難であるために，容易ではありません．しかし，昨今の画像診断技術の向上により，神経系病変の描出は以前よりも容易になっています．神経サルコイドーシスの典型例の画

1. サルコイドーシスについて理解する

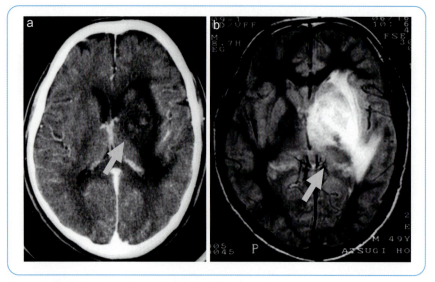

図1　中枢神経サルコイドーシスの頭部画像
　a：造影 CT 画像
　b：MRI プロトン強調画像
　左基底核中心に浮腫を伴う腫瘍性病変（矢印）を認める．

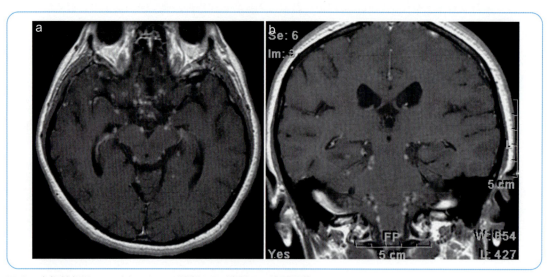

図2　中枢神経サルコイドーシスの頭部 MRI 造影 T1 強調画像
　a：水平断
　b：冠状断
　慢性頭痛・複視（左外転神経麻痺）を呈した症例の頭部 MRI である．造影 MRI で多発する髄膜の結節性病変を認める．

　像所見を図に提示します．図1は腫瘍性病変を形成した中枢神経サルコイドーシスの頭部 CT ならびに MRI です．脳腫瘍などとの鑑別が重要となります．図2は中枢神経サルコイドーシスの頭部 MRI ですが，髄膜を中心とした結節性病変を認めます．図3は線状に血管が造影されて

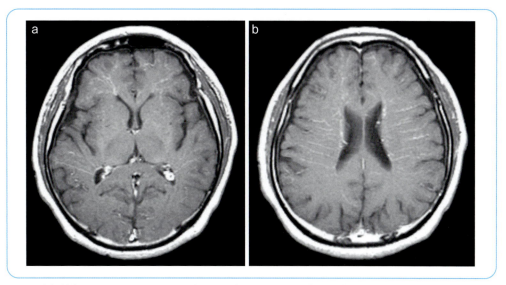

図3　中枢神経サルコイドーシスの頭部 MRI 造影 T1 強調画像水平断
　大脳白質に血管走行に沿う線状の造影効果を認める．

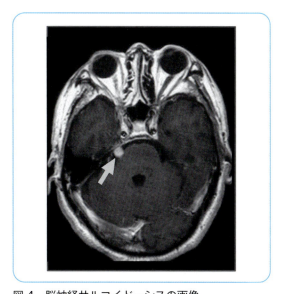

図4　脳神経サルコイドーシスの画像
　右顔面の感覚障害を呈した症例の T1 強調画像であるが，右三叉神経における造影効果（矢印）を認める．

おり，血管病変を認めた中枢神経サルコイドーシスの症例です．図4は三叉神経に病変を認めた末梢神経サルコイドーシスの症例であり，矢印はサルコイドーシスのために腫脹して造影効果を呈した三叉神経を示しています．これらの画像所見だけでサルコイドーシスと断定することはできませんが，診断のためには大きな参考になります．

1. サルコイドーシスについて理解する

文献
1) Hoitsma E, Sharma OP: Neurosarcoidosis. Sarcoidosis, Drent M, Costabel U (eds), The European Monograph, vol. 10, No. 32, 164, Charlesworth Group, Wakefield, 2005
2) James DG: Life-threatening situations in sarcoidosis. Sarcoidosis Vasc Diffuse Lung Dis 1998; **15**: 134

Q14 筋病変について

　筋肉も好発部位のひとつで，筋サルコイドーシス，またはサルコイドミオパチーと呼ばれます．ミオパチーは筋疾患という意味です．サルコイドーシスの50〜80％にみられるとされますが，そのうち症状を示すものは症候性と呼ばれ，全サルコイドーシスの約2％程度です．しかし，最近のMRIなどの画像診断の発達により，何ら症状を示さない無症候性のサルコイドーシス病変や全身性サルコイドーシスの所見がなく，筋のみに病変を認めるものも容易に検出されるようになり，その頻度は高くなりつつあります．

1 特徴・症状

　多くは筋症状を伴わない無症候性ですが，全身性サルコイドーシスや他の筋疾患の精査中に画像検査などで筋内腫瘤が偶然にみつかります．症候性は筋腫瘤触知，筋痛（自発痛，圧痛・把握痛），有痛性筋痙攣（こむら返り），筋力低下，筋萎縮，筋拘縮などの筋症状のいずれかを認めます．まれに嚥下筋や呼吸筋障害による嚥下障害や呼吸障害を伴うことがあります．筋症状と起こり方によって，通常，腫瘤触知型，急性・亜急性筋炎型，慢性ミオパチー型の3病型に分けられます（図3参照）．

a）腫瘤触知型（腫瘤型）

　中・高年に多くみられ，性差はありません．筋サルコイドーシスのなかでは最も多く，主に四肢や体幹の筋腫瘤の触知や筋痛で気づかれます．腫瘤は比較的固く，大きさや数は様々で1個から複数みられます．外表からみえることもあります（図1）．筋痛は半数でみられます．筋力低下や筋萎縮はほとんどみられません．しかし，筋内肉芽腫が神経を圧迫した場合は，その神経支配領域の筋力低下，筋萎縮や感覚障害を伴うことがあります．通常，腫瘤型から直接ミオパチー型に移行することはありません．

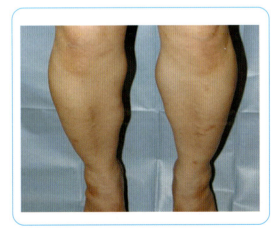

図1　腫瘤がみられる
　　（西武孝浩ほか：四肢筋に広範に伸展した腫瘤型筋サルコイドーシス．日サ会誌 2006; 26: 61-56）

b）急性・亜急性筋炎型と慢性ミオパチー型

　急性・亜急性筋炎型は急性〜亜急性，慢性ミオパチー型は緩徐に発症しますが，臨床症状はよく似ています．中・高年に多くみられますが，発症年齢は腫瘤型よりやや高く，男性に比べ女性に多く，特に慢性ミオパチー型は更年期を過ぎた高齢女性に多い傾向があります．両型とも筋腫瘤は触知せず，主に四肢の筋力低下，次いで筋痛で発症します．多くは左右対称性に体幹や四肢の近位筋優位，またはびまん性にみられますが，両側の上肢や下肢，肩甲部に部分的にみられることもあります．ときに食事時に咽る，呑み込みが悪いなどの嚥下障害や呼吸筋障害による呼吸困難をきたすこともあります．筋力低下，筋萎縮は急性・亜急性筋炎型に比べ慢性ミオパチー型に多く，緩徐進行性です．急性・亜急性筋炎型では約7割に筋痛や有痛性痙攣がみられ，急性に発症するものほど伴いやすいようです．発熱や筋腫脹もみられることがあります．

2 診断

　診断には骨格筋MRIとガリウムシンチグラフィ，PETなどの画像診断が有用です．特に腫瘤型の骨格筋MRIでは，T1強調画像（WI）で等〜淡信号，T2WIで高信号を示す病変がみられ，造影MRIでは図2のように中心部は造影されず，周りの高信号域が著明に造影されるdark star像や中心部の等信号域の両サイドに高信号域がサンドイッチ状に3層構造を呈するthree stripes像などの極めて特徴的な所見がみられます．一方，急性・亜急性筋炎型，慢性ミオパチー型では筋萎縮や非特異的な炎症を示す所見のほかには，腫瘤型のような特徴的な所見はみられません．ガリウムシンチグラフィは活動性の腫瘤性病変を容易に検出しますが，それ自体は非特異的で，PETとともに筋肉内腫瘤の分布や他臓器病変の検索，治療効果や経過の判定に有用です．

　3病型とも確定診断には筋生検が必要です．病変局所にCD68陽性細胞（類上皮細胞，マクロファージ），Langhans型巨細胞，CD4陽性Tリンパ球，CD8陽性Tリンパ球より成る非乾酪性類上皮細胞肉芽腫の存在を確認します．腫瘤型では，肉芽腫に隣接する筋線維は圧排や筋線維内への肉芽腫性炎症細胞の浸潤を認めますが，肉芽腫より離れた筋束内の筋線維はおおむね正常です．病変部では，しばしば全周囲をメロシンなどの筋基底膜蛋白に囲まれた肉芽腫，すなわち肉芽腫が筋線維内に形成されていることを示唆する所見がみられることも特徴です．

　ミオパチー型では著明な筋線維の崩壊・脱落と筋周膜，筋内鞘の高度線維化がみられます．しばしば筋線維束の基本構築は崩壊し，全視野にわたって，残存筋線維の変性，壊死や再生線維，血管周囲の炎症細胞の浸潤など，進行した炎症性ミオパチーの病理所見を認めるのが特徴です．ときに肉芽腫性血管炎もみられます．肉芽腫はみられたり，みられなかったりします．

　診断に際し，リンパ節や肺などの他臓器に非乾酪性類上皮細胞肉芽腫を認めても筋サルコイドーシスの確定診断にはなりません．あくまでも筋組織内に病変を認める必要があります．したがって，他臓器のサルコイドーシスの経過中に偶々他の筋疾患が合併した場合は，筋生検は極めて重要です．

　筋力低下や筋萎縮を伴う急性・亜急性筋炎や慢性ミオパチー型では，しばしば血清クレアチンキナーゼ（CK），アルドラーゼ，ミオグロビンなどの筋障害のマーカーが上昇しますが，正常のことも少なくありません．筋電図では多くはミオパチーの所見を認めます．腫瘤型では血清CK値や筋電図はおおむね正常です．いずれの病型でも，末梢神経病変を合併すると，末梢神経伝導速度の低下や筋電図で神経原性変化を混在することがあります．

3. 全身病変としてのサルコイドーシスに関するQ&A

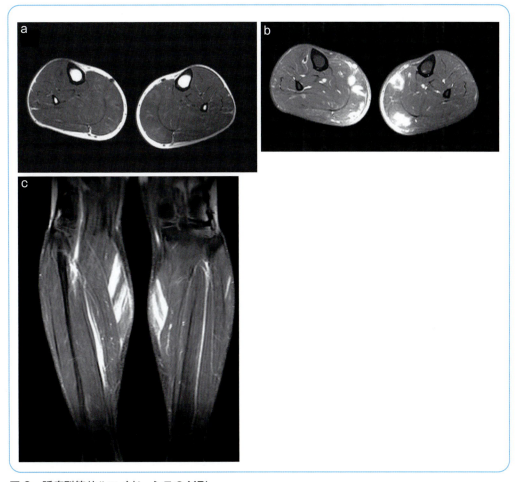

図2 腫瘤型筋サルコイドーシスのMRI
　腫瘤は淡く高信号を示し(a)，著明な造影効果がみられる(b)．冠状断では特徴的な3層構造を認める(c)．
（熊本俊秀：骨，関節，筋肉サルコイドーシス．サルコイドーシス，長井苑子（編），最新医学社，大阪，2012：p241-249）

　筋サルコイドーシス診断のアルゴリズムを図3に示します．他臓器にサルコイドーシス病変や既往があり，前述の筋症状のいずれかがみられ，図3に示す全身反応を示す検査所見のうち2項目以上が認められれば，筋サルコイドーシスである可能性は高くなります．
　筋生検で筋肉内に肉芽腫性病変を認めても，肉芽腫を認める筋疾患は数多くありますので，それらの疾患の鑑別を行います．特に原発性胆汁性肝硬変や自己免疫性肝炎などを伴う抗ミトコンドリア抗体陽性筋炎は，筋サルコイドーシスに類似した肉芽腫を形成しますので十分な鑑別が必要です．また，サルコイドーシスの治療薬であるステロイドによって生じるステロイドミオパチーにも留意する必要があります（表1）．

1. サルコイドーシスについて理解する

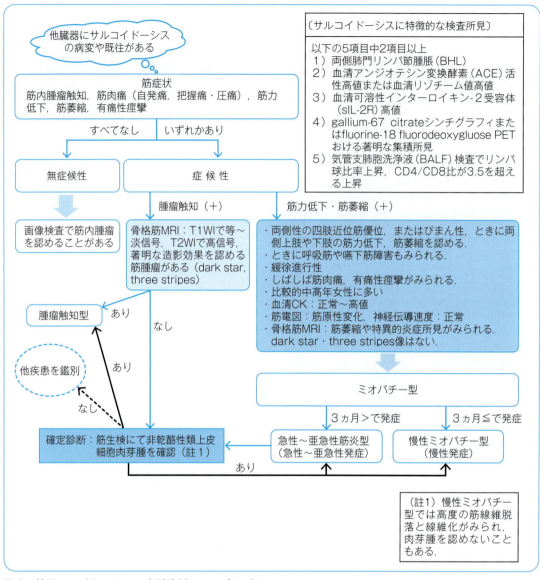

図3 筋サルコイドーシスの病型診断のアルゴリズム

3 治療

　治療に先立って，サルコイドーシスの筋病変の診断確定と合併症，特に他臓器病変の有無を明らかにし，全身疾患としての治療方針を立てることが大切です．治療の第一選択薬はステロイドです．

　無症候性や腫瘤触知のみの場合は経過観察をします．比較的大きな肉芽腫が多発するものや全身に伸展するもの，強い筋痛を伴う場合は必要に応じ経口ステロイド（プレドニゾロン）を用います．急性・亜急性筋炎型や慢性ミオパチー型などの筋力低下や筋萎縮を伴うものはプレド

表 1　筋サルコイドーシスの鑑別疾患

筋疾患
　○筋ジストロフィー
　○炎症性ミオパチー：多発筋炎，皮膚筋炎，封入体筋炎，膠原病に伴う筋炎，自己抗体関連筋炎（抗ミトコンドリア抗体陽性筋炎，筋炎特異抗体陽性筋炎）
　○内分泌性・代謝性ミオパチー
　○薬剤性ミオパチー：ステロイドミオパチー，ヒドロキシクロロキン / クロロキンミオパチー
　○肉芽腫性ミオパチー：血管炎（Wegener 肉芽腫，Churg-Strauss 症候群），結合組織病（関節リウマチ，全身性強皮症，強皮症－多発筋炎重複症候群），炎症性腸疾患（Crohn 病），感染性ミオパチー（結核，梅毒，らい，真菌感染症，エイズ），自己免疫重複症候群（重症筋無力症，心筋症，甲状腺炎，胸腺腫などを合併），無機物質（ベリリウム，チタン，アルミニウム，ジルコニウム）
　○悪性腫瘍：リンパ腫（特に筋原発性），筋肉腫
運動ニューロン疾患：筋萎縮性側索硬化症，脊髄性筋萎縮症
末梢性ニューロパチー：サルコイドニューロパチー，糖尿病性筋萎縮症

ニゾロン 40～60 mg/日を投与し，漸減後，少量投与で維持します．急性発症で筋痛，筋固縮，神経など周囲組織への圧迫所見が強い時や嚥下や呼吸筋障害があるときはメチルプレドニゾロン 1,000 mg の点滴静注を 3～5 日間連日投与し（パルス療法），後療法として経口プレドニゾロン療法を追加することもあります．ステロイドが奏効しない，副作用が出現するなどの症例には，免疫抑制薬や生物学的製剤を併用します．筋腫瘤による神経圧迫所見が高度で，特に組織診断が未確定のときに外科的に腫瘤摘出術を行うことがあります．

欧米ではサルコイドーシスの治療にクロロキン（150 mg/日）/ ヒドロキシクロロキン（200 mg/日）の投与が推奨されていますが，日本では未承認薬です．これらの薬剤は筋障害を生じるので筋サルコイドーシスへの投与は慎重でなければなりません．

4 予後

経過は比較的良好ですが，ステロイドの減量中に再発することがあります．いずれの病型でも再発しやすく，再発は筋病変のみならず，他臓器に新しい病変を生じることがあります．筋萎縮や筋病変（特に筋線維の脱落と線維化）が高度のものでも治療により症状は改善しますが，多くは不完全で，後遺症を残すことが少なくありません．

5 注意点

関節部付近のものは，腱鞘，関節や骨サルコイドーシスとの鑑別が必要です．肺，リンパ節，眼などの他臓器のサルコイドーシスの経過中に筋症状が出現した場合は，ステロイドミオパチー，多発筋炎，皮膚筋炎，抗ミトコンドリア抗体陽性筋炎をはじめ種々のミオパチーの偶然の合併のことも少なくないので神経内科医の診察を受けられることをお勧めします．

文献

1) Chaudhry P et al: Progressive weakness with respiratory failure in a patient with sarcoidosis. Arch Neurol 2012; **69**: 534-537
2) Jamal MM et al: Sarcoidosis presenting as acute myositis. Report and review of the literature. J Rheumatol 1988; **15**: 1868-1871
3) Kumamoto T et al: Cellular distribution of proteolytic enzymes in the skeletal muscle of sarcoid myopathy. Acta Neuropathol 2002; **104**: 38-44

1. サルコイドーシスについて理解する

 4) 熊本俊秀：神経・筋肉．サルコイドーシスとその他の肉芽腫性疾患，安藤正幸，四元秀毅（監修），克誠堂出版，東京，2009: p80-87
 5) 熊本俊秀ほか：慢性ミオパチー型筋サルコイドーシス．日サ会誌 2012; **32**: 33-37
 6) 熊本俊秀：サルコイド筋炎．Clin Neurosci 2012; **30**: 332-334
 7) Motomiya M et al: Finger flexion contracture due to muscular involvement of sarcoidosis. Hand Surg 2013; **18**: 85-87
 8) Ost D et al: Acute sarcoid myositis with respiratory muscle involvement: case report and review of the literature. Chest 1995; **107**: 879-882
 9) Otake S: Sarcoidosis involving skeletal muscle: imaging findings and relative value of imaging procedures. AJR Am J Roentgenol 1994; **162**: 369-375
10) Vargas DL, Stern BJ: Neurosarcoidosis: diagnosis and management. Semin Respir Crit Care Med 2010; **31**: 419-427

Q15 骨・関節病変について
a. 骨サルコイドーシスについて

　症状を伴う骨サルコイドーシスは日本人にはそれほど多くなく，むしろ海外の症例，特に黒人・女性に多いとされています．一度発症すると難治性でありステロイド治療が長期化する場合が多く，また重症例では病的骨折をきたし関節の機能障害をきたす場合もあるため，疑わしい症状があったら積極的に下記を参考に精査を行うほうがよいとされています．

1 特徴・症状

　日本において症状を有する骨サルコイドーシス患者はサルコイドーシス全体の1~2%と報告されており比較的まれであると考えられます[1,2]．一方，海外の報告ではサルコイドーシスの1~13%と報告されており[3,4]，その特徴としては黒人・女性に多く，特にびまん浸潤型（lupus pernio）の皮膚病変を伴うとその頻度は20倍に上昇するともいわれています．日本と海外では骨サルコイドーシス症例の特徴が大きく異なることが推察されますが，日本においても無症状の症例を含めるとその割合は若干高くなると考えられるため注意が必要です．

　一般的には骨病変がサルコイドーシス病変として初発することはまれで，肺野，BHL，眼などの一般的に罹患が多い臓器や皮膚，鼻腔などに特徴的な病変を形成したあと数年経ってから骨病変が出現することが多いです．

　骨病変の罹患部位としては，四肢末端，特に手足の基節骨と中節骨が多いとされています[2]．ほかに頭蓋骨，椎体骨，肋骨，鼻骨などでの発症も主に海外から報告されていますが極めてまれです[3~6]．

　サルコイドーシスに特徴的な肉芽腫の形成がこれらの骨髄や骨皮質に形成され，骨破壊と骨吸収を生じて結果として脆弱な骨となり病的骨折をきたしやすくなると考えられています．なお，純粋な骨病変では骨膜や関節軟骨は障害されにくいとされています．

　骨病変の初発症状としては手指の疼痛と腫脹が多いです．山口らの報告[2]によると，最も多い手指骨の病変の合併をスクリーニングする方法として「握手によって疼痛が増すこと（握手徴候）」が臨床的にとても有用です．

2 診断

　骨サルコイドーシスの診断には，疑ったらまず握手徴候の有無を確認し，疼痛の訴えがあるようなら疼痛部位の単純X線，MRIにて局所の評価をし，そして骨シンチグラフィで全身骨病変の検索を追加するのが妥当であると考えられます．ほかにFDG-PETやガリウムシンチグラフィでも描出は可能ですが，四肢末端に病変部が多いという点と骨への特異性の問題などから核医学検査のなかでは総合的に骨シンチグラフィが優れるといえます（図1）．骨病変の単純X線像としては，レース状の骨梁像や嚢胞状の溶骨性変化（図2）を呈することが多いといわれています[3,4]．MRIでは骨病変部位がT1強調画像で明瞭な低信号を呈し，また周囲の軟部組織の病変も同時に評価することができ有用です（図3）．

　確定診断には骨生検が必要になりますが，生検部位の疼痛や機能障害が残存する可能性など

1. サルコイドーシスについて理解する

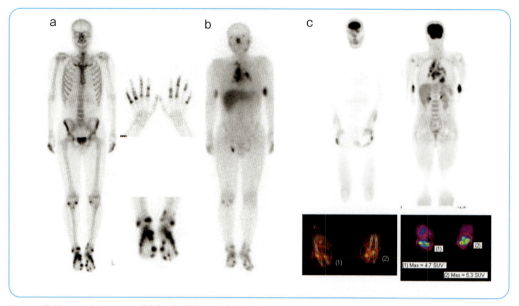

図1　骨サルコイドーシス症例の各種核医学検査所見（すべて同一症例）

　骨シンチグラフィ（a）では，上肢では両手指の基節骨・中節骨に複数の集積亢進を認め，また下肢では両脛骨の骨端部，両足関節・両足基節骨・末節骨に集積亢進を認める．同じ症例でもガリウムシンチグラフィ（b）やFDG-PET（c）では骨病変の分布はかなり不明瞭となり，ほかに両側肺門・縦隔鎖骨上窩・腋窩・唾液腺・鼠径部リンパ節・上腕内側の軟部組織など，骨病変以外への集積亢進も目立つようになる．

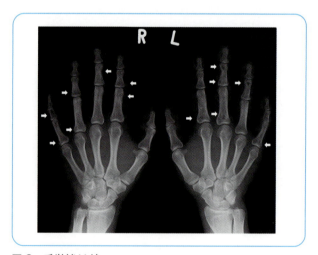

図2　手単純X線
　両手指の基節骨・中節骨に複数の囊胞，溶骨性変化（矢印）を認める．
　（図1と同一症例）

あり，全例での生検は困難です．このため，前述の握手徴候やX線所見，MRI所見，骨シンチ所見などの非侵襲的検査で総合的に判断することが重要です．

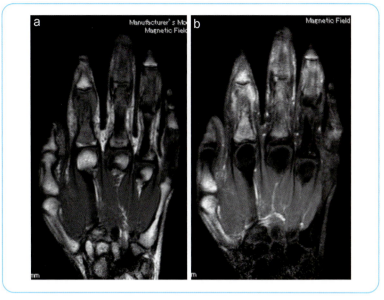

図3 左手 MRI
　第2, 3, 5基節骨，3, 4中節骨の骨髄はT1WIで低信号（a），脂肪抑制ガドリニウムT2WIで高信号（b）を示す．
（図1と同一症例）

3　病態生理

　骨サルコイドーシスにおける骨破壊の病態生理はいまだ十分に解明されていません．これまでのいくつかの報告からまとめると，骨サルコイドーシスでは血清 1,25(OH)$_2$D$_3$ が高値であることが原因で骨破壊や骨吸収が刺激されると想定している説[7]，肉芽腫が骨内の破骨細胞活性化因子を産生し骨吸収を促進しているとする説[8]，あるいは肉芽腫そのものが骨組織の破壊を起こしているとする説[9] などが想定されています．自験例による骨生検による検討では，骨病変部位に破骨細胞はほとんど観察されず，むしろ骨の栄養血管である Havers 管や Volkmann 管を圧排するように肉芽腫形成がみられ，骨の虚血性変化を示唆する empty lacunae の存在も多数認められていました（図4）．これらのことから，骨組織の虚血が骨破壊の原因である可能性が考えられました．過去の報告でも，破骨細胞の過剰な活性化が原因ではなく虚血性変化と肉芽腫の存在が本態であるとする説[10] や，病変周囲での血流が乏しいためにサルコイドーシスの骨病変に伴う病的骨折は機能予後が不良であるとする報告[11] も散見されており，筆者らの症例から推測された病態を支持するものです．

4　治療

　骨病変に対する治療に関しても現時点で確立した治療法はなく，ステロイドやその他の免疫抑制薬，クロロキンで改善した報告や対症療法としてコルヒチンや非ステロイド抗炎症薬が有効であったとの報告が散見されるのみです[2,4]．ATS/ERS/WASOG のステートメントでも骨サル

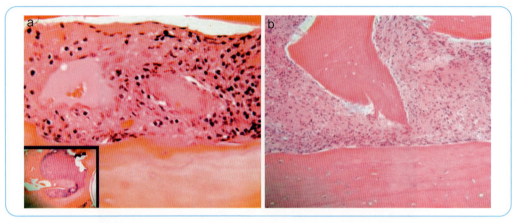

図4　骨生検（HE 染色）
骨梁に沿って肉芽腫形成を認める（a, b）．破骨細胞の増加は認めず，骨梁の虚血性変化を示唆する empty lacunae が目立つ（b）．
（図1と同一症例）

コイドーシスに対する最良の治療法は明確にされておらず，これまでにステロイドとほかの免疫抑制薬を比較した大規模臨床試験も行われていないのが現状です[6]．

　ほかのサルコイドーシス病変同様にステロイド全身投与を行うことに関しては，もともと骨破壊が進行して脆弱になっている病変部位がステロイド性骨粗鬆症の副作用のために，かえって病的骨折の危険性が高くなる可能性もありうるので注意が必要との考えも否定できません．しかし，前述のように骨の栄養血管を圧迫するような肉芽腫形成およびそれによる骨組織の虚血が病態に強く関与していると仮定すると，ステロイド投与により肉芽腫が縮小し骨組織への血流が回復することで間接的に骨形成が促進されるという考えも成り立ち，ステロイドの有効性が期待されます．実際，ステロイド全身投与後に単純X線にて明らかに骨硬化を確認できた症例も報告されています[12]．自験例でもステロイド投与が有効であった症例が多いです[13]．なおプレドニゾロン換算で5mg/日以上のステロイドを長期投与する際は，日本骨粗鬆症学会のガイドライン[14]にてビスホスホネート製剤の併用が推奨されているため，前述のように組織学的に破骨細胞の関与が乏しくてもビスホスホネート製剤は必ず併用すべきです．

　近年，肺など他臓器でのステロイド治療継続困難例に対して免疫抑制薬のひとつであるメトトレキサートの使用報告例が集積されつつあり，骨病変に対しても有効である可能性があります．

　なお，肺野病変が進行し肺アスペルギルス症を合併したためステロイド治療ができずに，抗真菌薬（イトラコナゾール）を投与したのちに骨症状と骨病変の改善を認めた症例も報告されており（図5）[15]，何らかの抗菌薬が骨病変に有効である可能性もあるのではないかと考えられます．

5 予後

　症状の軽微な症例や無症状の症例では2年以内に自然消褪するとの報告もあります．しかし，多くは手指の腫脹や疼痛および骨破壊の進行した状態で発見されるため，ステロイドあるいはメトトレキサートなどは長期間投与する必要があり，しかも漸減に伴ってプレドニゾロン換算

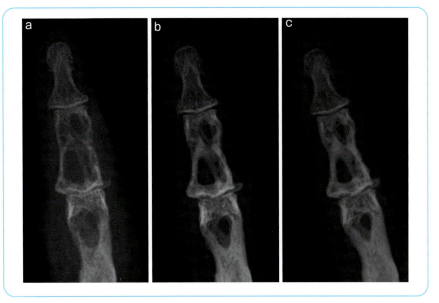

図 5　抗真菌薬投与後に骨症状と X 線所見が軽快傾向を示した一例
　a：治療前
　b：ITCZ 治療 3 年後
　c：ITCZ 治療 3 年後
　肺アスペルギルス症合併のためステロイド全身投与ができずに，抗真菌薬（イトラコナゾール：ITCZ）を投与したのちに骨症状と骨病変の改善を認めた症例．治療前（a）は骨の囊胞性変化が目立ち，骨皮質の菲薄化が著しかったが，治療数年後（b, c）には囊胞性変化の縮小と骨皮質の肥厚と骨濃度の上昇を認めている．
　（図 1 とは別症例，文献 14 に一部追加）

で 5 mg／日程度で再燃をきたす症例も多く，治療には難渋することが多いです．病的骨折を起こすと高度の関節機能障害を引き起こすとされており，病変部位の打撲などにも注意するような生活指導も必要です．

6　注意点

　手指・足趾における病変を特徴とする関節リウマチや変形性関節症などとの鑑別が重要になります．他の臓器にてサルコイドーシスの診断が確定しており，リウマチ関連血清マーカー（MMP-3，抗 CCP 抗体など）が陰性で，単純 X 線にて関節構造が比較的よく保たれており，さらに骨の囊胞状の溶骨性変化を認めた場合には骨サルコイドーシスの可能性が高いと考えられます．

文献
1）平賀洋明：サルコイドーシスの臨床．日サ会誌 2003; **23**: 33-41
2）山口哲生ほか：サルコイドーシスにおける骨病変の臨床的検討．日サ会誌 2005; **25**: 11-16
3）Jamed DG et al: Bone and joint sarcoidosis. Semin Arthritis Rheum 1976; **6**: 53-81
4）Wilcox A et al: Bone Sarcoidosis. Curr Opin Rheumatol 2000; **12**: 321-330
5）Fernandez-Ruiz M et al: Sarcoidosis presenting as an osteolytic skull lesion: a case report and review of lit-

erature on skull sarcoidosis. Clin Rheumatol 2007; **26**: 1745-1748
6) Bargagli E et al: Rare localizations of bone sarcoidosis: two case reports and review of the literature. Rheumatol Int advance online publication, doi: 10.1007/s00296-009-1315-7(15 December 2009)
7) Rizzato G, Montemurro D: The locomoter system. Sarcoidosis and Other Granulomatous Disorders, James DG (ed), Marcel Dekker, New York, 1994: p349-373
8) Meyrier A et al: Different Mechanisms of hypercalciuria in sarcoidosis: correlations with disease extension and activity. Ann NY Acad Sci 1986; **465**: 575-586
9) Fallon MD et al: Skeletal sarcoidosis with osteopenia. Metab Bone Dis 1981; **3**: 171-175
10) 伊東猛雄ほか：病的骨折をきたした骨サルコイドーシスの一例．日サ会誌 2005; **25**: 45-51
11) Adelaar RS: Sarcoidosis of the upper extremity: case presentation and literature review. J Hand Surg 1983; **8**: 492-496
12) 宮川　健ほか：北海道整形災害外科雑誌 2008; **5**: 85-87
13) 阿部恭子ほか：治療を要した骨サルコイドーシス4例の臨床的検討．日サ会誌 2010; **30**: 51-58
14) 折茂　肇：骨粗鬆症の予防と治療ガイドライン 2006 年版．骨粗鬆症の予防と治療 GL 作成委員会（編），ライフサイエンス出版
15) Murakami K et al: Rapid improvement of osseous sarcoidosis after the treatment of pulmonary aspergillosis by Itraconazole. Sarcoidosis Vasc Diffuse Lung Dis 2011; **28**: 75-78

Q15 骨・関節病変について
b．関節サルコイドーシスについて

　関節サルコイドーシスは比較的まれです．そのなかでも急性型は日本人では特にまれであり，多くの関節サルコイドーシスは慢性型であるとされています．そのため関節リウマチとの鑑別が必要な場合が多くまたしばしば鑑別困難です．サルコイドーシス経過中に関節症状が出現する場合や，関節症状がサルコイドーシスの診断に先行する場合もあり，どちらが先行するか一定の傾向はありません[1~3]．組織学的診断は症状を有する滑膜からの生検を要するため全例に実施することは困難です．

1 特徴・症状

　サルコイドーシスにおける関節病変合併は比較的まれであり，日本での全国統計によると，サルコイドーシス症例のうち発症時に関節痛を伴ったのは1.5%のみであったとされています[4]．また，サルコイドーシスはまれに膠原病を合併することが知られており，日本の1994年の全国調査では悪性腫瘍，感染症に次いで頻度が高く，特に関節リウマチ（RA）の合併は3.4%で膠原病のなかで最も高い合併率でした[5]．

　一般的に，関節サルコイドーシスは急性型と慢性型に分類されます[6]．

a）急性型

　BHL，発熱，紅斑に合併して左右対称性の多発関節炎を認めた場合には「Löfgren症候群」と呼ばれますが，日本では比較的まれです[8,9]．罹患部位は左右対称性に膝，足，肘，手などの関節に多いことが知られています．皮下組織炎や滑液鞘炎などを伴い，疼痛，腫脹，関節滲出液が認められます（詳細は「Löfgren症候群」の項目を参照）．

b）慢性型

　リウマチ性関節炎に類似し，左右対称性に肩，膝，手，足などの比較的大きい関節に多く，手指や足趾などの小関節は免れることが多いです[6]．この点において骨サルコイドーシスとは病変の分布が異なることは興味深いです．病変部位では滑膜滲出液や滑膜肥厚を認めます．関節リウマチとの鑑別が非常に困難で，①関節病変のないサルコイドーシスと関節リウマチの偶発的な合併なのか，②関節サルコイドーシス単独なのか，あるいは③関節サルコイドーシスと関節リウマチの合併なのかなど様々な可能性を念頭に検討する必要があります．鑑別のためには滑膜生検による組織学的検索が必要ですが，症例によっては罹病期間も長く，すでに治療が開始されている場合もあり，また症状のある部位の生検ということで患者の同意が得にくい面もあり，必ずしも全例で実施することは困難です．

2 診断

　関節サルコイドーシスの単純X線像では軟部組織の腫脹，関節腔の消失・びらんなどを認め

ます．超音波検査では，関節滲出，滑膜鞘炎，皮下組織の浮腫などを認めます．以上の所見は病変関節の MRI でも描出が可能です．FDG-PET やガリウムシンチグラフィでも描出は可能ですが，骨シンチグラフィがより明瞭に病変分布を評価できる印象があります．

滑膜生検では非特異的滑膜炎の所見に加えて，滑膜や腱鞘に非乾酪性肉芽腫形成を証明できることもあります[1]．

血液検査では赤沈や CRP の高値といった非特異的炎症の上昇は必発です．リウマチ因子に関しては慢性型の 10～47％で陽性となることもあるとされており，特異性に欠けるため診断にはあまり有用ではありません．ほかのリウマチ関連マーカーである MMP-3 が診断時に高値でかつ治療効果を反映して低下した症例が報告されており[1]，MMP-3 値は関節サルコイドーシスの病勢を反映する有用なマーカーのひとつである可能性が示唆されています．関節リウマチに特異的である抗 CCP 抗体は関節サルコイドーシスでは上昇しません．自験例でも MMP-3 高値に加えて抗 CCP 抗体陰性であった症例を経験しています．サルコイドーシス症例で左右対称性の比較的大きな関節痛があり，関節超音波検査にて滑膜炎の所見を認めるものの，X 線像上関節破壊が軽度であり，かつ血清学的に MMP-3 高値，抗 CCP 抗体陰性，CRP 高値，RF 軽度高値などの場合は，関節サルコドーシスを積極的に疑うべきかもしれません．しかし，まだ症例の集積が十分ではなく，今後も更なる詳細な検討が必要です．

3 治療

多くは非ステロイド抗炎症薬（NSAIDs）の内服で症状の軽減が得られます．難治例ではステロイド内服，ステロイド関節内注入などを必要とします．文献的にはメトトレキサートなどの免疫抑制薬やミノサイクリン（MINO）なども試されていますが[1]，有効な症例は多くなく，今後は有効性を予測するバイオマーカーなどの確立が必要です．

4 予後

急性型は 3～6 ヵ月以内に自然寛解しますが，慢性型は一般的に難治性で，NSAIDs や全身ステロイドなどで改善して治療中止後，14～87％が 1 年以内に再発するともいわれます[6]．このように慢性型は再発・寛解を繰り返し，関節破壊・変形で機能障害を残すとされるため，初期から適切な管理を必要とします．

5 注意点

急性型における Löfgren 症候群の実態，あるいは慢性型でのリウマチ性関節炎との鑑別方法および推奨される治療方針など今後まだまだ解決されるべき点は多いです．

文献
1) 石川理恵ほか：膝関節症状と粟粒陰影の肺病変を呈したサルコイドーシスの 1 例．日サ会誌 2009; **29**: 21-27
2) 田井綾子ほか：多関節炎と血液検査上強い炎症所見を伴ったサルコイドーシスの 1 例．日サ会誌 2002; **29**: 21-27
3) 萩谷奈津子ほか：耳介の皮疹と多発関節炎をもって再発したサルコイドーシスの 1 例．日サ会誌 1999; **19**: 51-54

4) 森本泰介ほか：2004年サルコイドーシス疫学調査．日サ会誌 2007; **27**: 103-108
5) 平賀洋明：第8回全国サルコイドーシス実態調査成績．平成5年度厚生省特定疾患びまん性肺疾患調査研究班報告書．1994: p18-22
6) 熊本俊秀：2012年　最新医学　新しい診断と治療のABC呼吸器3　サルコイドーシス．p246-248
7) Sato T et al: Sarcoidosis with acute recurrent polyarthritis and hypercalcemia. Intern Med 2006; **45**: 363-368
8) Ohta H et al: Acute-onset sarcoidosis with erythema nodosum and polyarthralgia (Löfgren's Syndrome) in Japan: a case report and a review of the literature. Intern Med 2006; **45**: 659-662
9) 立花暉夫：サルコイドーシスの全国臨床統計．日臨 1994; **52**: 1508-1515

1. サルコイドーシスについて理解する

Q16 腎・泌尿器病変について

1 特徴，症状

　腎，泌尿器科領域のサルコイドーシスは剖検例では13%にみられたとの報告があります[1]が，腎機能障害など臨床上問題になるものはまれとされています．自覚症状は乏しい場合が多いですが，高カルシウム尿症により，尿路や腎内に結石が形成されると，腰背部痛，血尿などの症状が出現します．高カルシウム血症や腎内にサルコイド病変がある場合は腎機能の低下がみられたり，下垂体に病変があるときは，尿崩症の症状が出る場合があります．

a）腎病変
①高カルシウム血症，高カルシウム尿症
　サルコイドーシスの患者では，無症候性の高カルシウム血症，高カルシウム尿症がみられることがあり，サルコイドーシスでみられる腎機能障害の多くは高カルシウム血症によるものといわれています[2]．高カルシウム血症が腎障害を起こす機序としては糸球体輸入細動脈の収縮，尿細管でのNa-K ATPaseの障害による尿中へのナトリウム喪失に伴う多尿，脱水，などが考えられています[3]．サルコイドーシスでの高カルシウム血症の発症機序は肺胞マクロファージや肉芽腫を構成するマクロファージが発現するビタミン$D_1\alpha$水酸化酵素により$1,25(OH)_2D_3$が増加することによると考えられています[4]．また，$1,25(OH)_2D_3$の増加は副甲状腺ホルモンの分泌を低下させ，尿細管でのカルシウムの再吸収を低下させます．
　高カルシウム尿症による尿路結石は約10%の患者にみられるとされており[5]，尿路結石による疼痛が，サルコイドーシスの初発症状である場合もあります．高カルシウム尿症が慢性的に持続すると，腎石灰化をきたし，腎機能低下の原因になることがあります（図1）．

②間質性腎炎
　他臓器と同様，腎実質内にも類上皮細胞肉芽腫が形成され，肉芽腫性の間質性腎炎がみられることがあります．腎生検を行うと，典型例では直径100〜200μmの結節が腎間質に認められます（図2）．間質性腎炎がある場合，CTや超音波検査では，通常腎はびまん性に腫脹した像がみられますが，まれに，腫瘤状にみえることがあります．このようなサルコイドーシスによる炎症性の偽腫瘍は，後腹膜リンパ節腫脹を伴っている場合もあり，腎癌や，悪性リンパ腫との鑑別が困難なことがあります．画像検査やPETでも，診断が難しい場合が多く，腎生検で診断を確定する必要があります[5]．

③糸球体病変
　糸球体病変はIgA腎症，半月体形成性腎炎，巣状糸球体硬化症など様々な報告があり，糸球体病変単独あるいは肉芽腫性間質性腎炎と合併してみられますが，頻度は低いといわれています．糸球体病変のなかでは膜性腎症の頻度が高く，ネフローゼ症候群を呈するサルコイドーシス患者では60%に膜性腎症がみられたと報告されています[6]．

b）後腹膜，尿管，腎動脈
　後腹膜のリンパ節腫脹は，サルコイドーシスで比較的よくみられます．ほとんどは無症状で

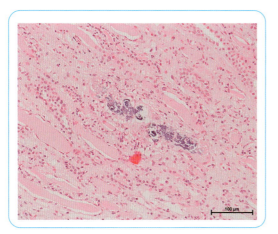

図1 サルコイドーシス患者の腎生検組織像（HE染色）

間質に石灰化が認められる．HE染色では青紫色に染色される．

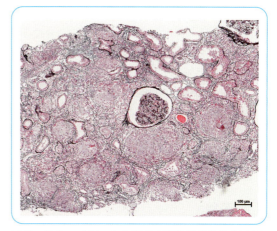

図2 サルコイドーシス患者の腎生検組織像（PAM-masson trichrome染色）

間質に類上皮肉芽腫が多発している．糸球体には病的変化はみられない．

すが，リンパ節腫脹による尿管圧迫が，水腎症の原因になることがあります[5]．まれに腎動脈に肉芽腫ができた場合や，外部からの圧迫により腎動脈の狭窄が起こり腎血管性高血圧をきたすことがあります[7]．

c）膀胱

膀胱サルコイドーシスは1例の症例報告があるのみですが，症状としては顕微鏡的血尿，膀胱刺激症状がみられます[5]．胸髄に病変がある場合，二次的に神経学的な膀胱機能障害が起こることがあります[5]．

d）精巣，精巣上体

陰嚢内に発生するサルコイドーシスはまれであり，全体の約0.2％とされています[5]．エコーやMRIなどの画像検査では，良性か悪性かの鑑別困難な場合が多く，不必要な外科的切除を回避するためにも術前あるいは術中病理検査が必要です．また，ガリウムシンチグラフィで集積のみられた例も報告されています[8]．

2 診断

腎，泌尿器病変は多彩であり，臨床症状，血液検査データ，CT，超音波検査などの画像検査，尿中カルシウムを含めた尿検査などから総合的に診断を行います．さらに病理検査にて，非乾酪性類上皮肉芽腫が認められれば診断は確定します．

3 治療

サルコイドーシスは28〜70％では自然治癒することが知られており，無治療で経過観察される場合もあります[9]．「サルコイドーシス治療に関する見解—2003」では肺，心，眼，以外の臓器病

変に対する治療プロトコールは述べられていませんが，高カルシウム血症のある症例，機能障害を伴う腎病変はステロイドの全身投与の適応とされています[9]．高度の高カルシウム血症に伴う腎不全症例に対する一般的なステロイド治療法としては，プレドニゾロン連日30〜40 mg/日または隔日60〜80 mg/日で開始し，維持量（プレドニゾロン5〜10 mg）6ヵ月後連日15〜20 mg/日または隔日30〜40 mg/日まで減量，さらに2年間継続投与し病状が安定したあと，5 mg/日ごとに減量して投与終了まで4〜5年は必要と推奨されています．また，脱水をきたすことが多いので十分な補液が必要です．血清カルシウム値低下作用が不十分なときには，ビスホスホネート製剤やカルシトニン注射などが併用されます[9]．下垂体病変による尿崩症に対してはステロイドの全身投与に加え，デスモプレシンの点鼻投与を行います[9]．

4 予後

一般的にステロイド治療の反応性は良好ですが，再発も多く，一般的にプレドニゾロン15 mg/日になった時点で再発の頻度が高いといわれていますので慎重に減量することが望ましいとされています[9]．ステロイド単独で十分な治療効果が得られない場合や再燃が多い症例には，国内でのまとまった治療成績の報告はまだありませんが，メトトレキサート，アザチオプリン，シクロホスファミドなどの薬剤への切り替えやステロイドとの併用を考慮すべきと思われます．炎症の持続により組織の線維化や高カルシウム血症による腎石灰化が進むと，完全には腎機能が回復せず不可逆性に腎機能が低下しますので，できるだけ早く発見して治療を開始することが重要です．

5 注意点

臨床像が非典型的である場合は，結核，ブルセラ症，放線菌などの感染症，薬剤性間質性腎炎，Wegener肉芽腫症など，ほかの肉芽腫を形成する疾患を慎重に鑑別する必要があります．薬剤使用歴，詳細な病歴聴取を行うほか，病理検査ではZiehl-Neelsen染色，Grocott染色による結核菌および真菌の存在を検索します．また，結核とは，結節の中心部に乾酪壊死がない点が病理学的鑑別のポイントになります．Wegener肉芽腫症では，PR3-ANCAが陽性になることが多く，腎では半月体形成性糸球体腎炎，血管炎がみられます．

文献

1) Iwai K et al: Pathological studies on sarcoidosis autopsy. II. Early change, mode of progression and death pattern. Acta Pathol Jpn 1993; **43**: 377-385
2) Berliner AR et al: Sarcoidosis: the nephrologist's perspective. Am J Kidney Dis 2006; **48**: 856-870
3) Hilderson I et al: Treatment of renal sarcoidosis: is there a guideline? overview of the different treatment options. Nephrol Dial Transplant 2014; **29**: 1841-1847
4) Adams JS et al: solation and structural identification of 1,25-dihydroxyvitamin D3 produced by cultured alveolar macrophages in sarcoidosis. J Clin Endocrinol Metab 1985; **60**: 960-966
5) La Rochelle JC, Coogan CL: Urologilcal manifestation of sarcoidosis. J Urol 2012; **187**: 18-24
6) Taylor RG, Fisher C, Hoffbrand BI: Sarcoidosis and membranous glomerulonephritis: a significant association. Br Med J 1982; **284**: 1297-1298
7) Godin M et al: Sarcoidosis. Retroperitoneal fibrosis, renal arterial involvement, and unilateral focal glomerulosclerosis. Arch Intern Med 1980; **140**: 1240-1242
8) 豊嶋幹生ほか：精巣病変を伴ったサルコイドーシスの1例．日呼吸会誌 2000; **38**: 63-66
9) 日本サルコイドーシス/肉芽腫性疾患学会サルコイドーシス治療ガイドライン策定委員会：サルコイドーシス治療に関する見解—2003．日サ会誌 2003; **23**: 105-114

Q17 肝・消化管病変，脾病変について

1 肝病変について

　日本のサルコイドーシス剖検例では，肝病変は，リンパ節，肺，心に次いで44.6％に認め[1]，多くはこれら全身性病変とともに認めます．サルコイドーシス症例は，肝機能正常でも，腹腔鏡・肝生検で約8割に潜在性肝サルコイドーシス病変を認めます[2,3]．

　肝機能障害は，ALT（GPT），AST（GOT），ALP高値を示し血清ACE高値を伴えば，サルコイドーシスによる可能性があります．メトトレキサート治療サルコイドーシス症例では，メトトレキサートの副作用による肝機能障害に注意が必要です．

　肝病変を疑う自他覚症状を示す症例は少ないですが，黄疸，著明肝腫，肝脾腫，まれに食道静脈瘤，腹水などの門脈圧亢進症を示す症例があります[2,3]．肝病変は，腹部超音波検査では，肝多発性低エコー域として，腹部CTでは，多くは脾とともに，肝多発性低吸収域として認められ，腹部MRIでは，T1強調像で低信号，T2強調像で高信号，ガドリニウム増強T2強調像で高信号，その他の異常を認めます．ガリウムシンチグラフィ，FDG-PETでは，縦隔リンパ節・肺・脾・腹部大動脈周囲リンパ節とともに肝に異常集積を示します．腹腔鏡では肝表面に多発性小結節性病変を認め，肝機能障害を伴う多発性大結節も認めます．これらの検査異常は，ステロイド治療後，改善を示します[2,3]．

　肝外病変との関連では，胸部X線像の各病期で，BHLのみでも認められ，皮膚・眼・耳下腺・筋肉病変・顔面神経麻痺・尿崩症などの肺外病変とともに認めます[2,3]．

　肝生検組織像は，壊死を伴わない類上皮細胞肉芽腫で，ときに融合傾向を示し，異物型あるいはLanghans型巨細胞を伴い，進行例，陳旧例では線維化，硝子化とともに，巨細胞内に，アステロイド小体，Schaumann小体も認めます．肉芽腫内，肉芽腫周辺に，リンパ球浸潤著明症例もあります．肉芽腫局在は，主にGlisson鞘域，ときに小葉内，さらに門脈域の肉芽腫による肝内胆管著明減少，消失などの原発性胆汁性胆管炎（PBC）類似の肝内胆管胆汁うっ滞組織像を示します[2,3]．日本のサルコイドーシス剖検例で，まれに，リンパ節，肝，脾病変とともにPBC類似病変を示します[2]．

　サルコイドーシス類似の肝類上皮細胞肉芽腫はPBC，結核，悪性リンパ腫などの肉芽腫性肝炎でも認められ，日本の剖検例で肝細胞癌組織内にサルコイド反応としても認められ，サルコイドーシス肝病変の鑑別診断の対象となります[2,3]．

　PBC，原発性硬化性胆管炎（PSC）合併症例，サルコイドーシス肝病変と同時あるいは異時にA型，B型，C型肝炎合併症例があり，留意すべきです[2,3]．また，肝病変に肝癌・肺癌を含む三重癌などの悪性腫瘍合併例，肝・骨髄病変に悪性リンパ腫合併例，門脈圧亢進症を伴う肝病変に胆管癌合併例があります[2,3]．

　潜在性肝病変，軽度肝機能異常症例はステロイド治療の適応にはならず，一般に経過は良好，自然改善もあります．著明肝腫・肝脾腫・肝機能障害症例や腹腔鏡・肝生検，腹部超音波，腹部CT，MRIで著明肝病変を示す症例はステロイド治療対象で，プレドニゾロン隔日60 mg/日か連日30 mg/日の内服で開始，漸減して長期投与し，多くの症例で改善を示します．まれに，サルコイドーシス発見時，経過中に重症肝病変出現例，肝不全死亡症例があります[2,3]．

2 膵病変について

　日本のサルコイドーシス剖検例では，膵病変は3.4%[1]で，症状は，腹痛，体重減少，胆汁うっ滞性黄疸，腹部エコー，腹部CTで膵腫瘤，膵癌疑い症例，膵炎疑いの外国症例があります．予後良好で，自然改善例，ステロイド治療有効症例があります[2,3]．

3 消化管病変について

　日本のサルコイドーシス剖検例では，食道病変は1.25%で[1]，臨床例もまれ．進行性嚥下障害，上腹部痛を訴え，内視鏡検査で食道壁隆起性病変を認めた生検陽性症例があります[2,3]．食道病変なく，著明腫脹リンパ節病変による食道圧迫で，嚥下障害を示す症例もあります[2,3]．

　日本のサルコイドーシス剖検例では，胃病変は2.5%で[1]，悪心，嘔吐，胃痛，ときには吐血，体重減少を訴え，内視鏡所見，バリウム造影所見で，びらん・潰瘍形成などを認めます．病理組織像で壊死を伴わない類上皮細胞肉芽腫を認め，病変局在は粘膜・粘膜下・筋層・漿膜下まで全層に及ぶ例もあります[2,3]．胃癌・胃悪性リンパ腫合併例がありますが，胃癌があり，胃，所属リンパ節にサルコイド反応として，壊死を伴わない類上皮細胞肉芽腫を認める症例があります．一般にサルコイド反応は，肺癌・胃癌組織および所属リンパ節で最も多く認めます[2,3]．

　日本のサルコイドーシス剖検例では，腸病変は2.2%で[1]，臨床例もまれ．下痢，下血を訴え，多発潰瘍性病変や隆起性病変や，眼病変・BHL・肺病変・とともに下血・直腸下部潰瘍性病変を示し，生検陽性，ステロイド治療有効症例，下痢・回腸末端部多発性潰瘍・限局性隆起病変を示し，生検陽性症例があります[2,3]．Crohn病，潰瘍性大腸炎合併症例がありますが，これらの疾患はサルコイドーシス類似の類上皮細胞肉芽腫を認め，鑑別上重要です[2,3]．

4 腹腔内リンパ節病変について

　日本のサルコイドーシス剖検例では，全身リンパ節病変は87.2%[1]で，腹腔内リンパ節病変は肺門・縦隔リンパ節病変とともに高頻度に認めます[2,3]．腹部CTで，肝・脾病変，膵・消化管病変とともに認めます．経皮胆管造影で胆道末端部狭窄を認め，膵頭部癌疑いで開腹時，膵頭部・総胆管周囲などの多数の腫脹リンパ節病変・膵・肝病変を認める症例があります．胆道周囲の著明腫脹リンパ節圧迫での黄疸出現はまれですが，留意が必要です[2,3]．

5 胆嚢・胆道・腹膜病変について

　胆嚢病変は，まれに腹腔内リンパ節・肝病変とともに認めます．閉塞性黄疸あり，腹部CTで肝門部リンパ節腫脹，ERCPで肝門部総肝管狭窄を認め，開腹時，総肝動脈周囲・肝門部リンパ節腫脹・肝・胆嚢・胆道壁病変を認める症例があります[2,3]．

　腹膜病変は，腹腔鏡・肝生検時に，肝・脾表面に認めると同様の小結節を腹膜表面に認めた生検陽性症例があります[2,3]．

6 脾病変について

　日本のサルコイドーシス剖検例では，脾病変は41.4%[1]で，無症状例が多いです．腹部膨満，腹痛，発熱などを訴え，サルコイドーシス発見時ないし経過中に，脾腫，ときに巨脾を認め，脾機能亢進による白血球減少，血小板減少，貧血，汎血球減少，ACE高値を認め，腹部エコーで，脾の多発性低エコー域，腹部CTで，多くは肝とともに，脾多発性低吸収域，MRIで多発性脾病変を認め，腹腔内リンパ節腫脹を伴い，ガリウムシンチグラフィで脾に異常集積，FDG-PETで肺・肝とともに，脾に強い集積を認めます．腹腔鏡・肝生検時に，肝表面に認めると同様の小結節を脾表面に認め，悪性リンパ腫などの悪性腫瘍の除外診断目的での脾摘例で摘出脾に多発性脾結節を認めます[2]．脾異常検査所見は，多くは，ステロイド治療で改善・消失し，自然改善例もあります[2]．

文献

1) Iwai K et al: Pathological studies on sarcoidosis autopsy. II. Early change, mode of progression and death pattern. Acta Pathologica Japonica 1993; **43**: 377-385
2) 立花暉夫：サルコイドーシスの臓器病変—5．肝臓・脾臓・消化器．サルコイドーシスとその他の肉芽腫性疾患，安藤正幸，四元秀毅（監修），日本サルコイドーシス/肉芽腫性疾患学会（編），克誠堂出版，東京，2006; p94-101
3) 立花暉夫：サルコイドーシスの臓器病変—診断と治療．8) 消化器病変．呼吸器科 2007; **12**: 447-453

1. サルコイドーシスについて理解する

Q18 内分泌，高カルシウム血症について

　サルコイドーシスではカルシウム代謝異常の合併が少なからず認められ，また，病勢を反映した活動性指標にもなります．カルシウム代謝異常それ自体はサルコイドーシスの特異的病態ではありませんが，カルシウム代謝異常を合併する疾患は限られており，副甲状腺機能異常，結核や非結核性抗酸菌症などの抗酸菌感染症，肺癌や悪性リンパ腫などの悪性疾患を除外することが重要です．

1 機序

　カルシウム吸収に主要な役割を果たすビタミンDの最終活性型は$1,25(OH)_2D_3$であり，1,25-dihydroxycholecalciferol, 1,25-dihydroxyvitamin D_3, calcitriol などの名称があります（本項では以下活性型ビタミンD）．活性型ビタミンDは，その前駆体である 25-(OH) vitamin D_2 が腎尿細管上皮細胞内に発現する 1α-hydroxylase により水酸化されることにより産生されます．その産生にはフィードバック機序が働いていて，健常者においては厳密にコントロールされています．活性型ビタミンDは単にカルシウム代謝にかかわるビタミンではなく，様々な免疫応答にかかわっていることが判明しています．特に単球/マクロファージ系細胞の活性化因子でもあり，類上皮細胞肉芽腫を形成していく過程で不可欠であり，サルコイドーシスの疾患活性化因子のひとつでもあります[1,2]．

　サルコイドーシス患者の類上皮細胞肉芽腫において，活性化マクロファージと類上皮細胞は 1α-hydroxylase を発現し，25-(OH) vitamin D_2 を基質依存性に水酸化して，肉芽腫内で疾患活性化因子である活性型ビタミンDを産生しています．この代謝にはフィードバック機序が働きません．産生された活性型ビタミンDの一部が血流に入り，活性型ビタミンD過剰となってカルシウム代謝異常が引き起こされると考えられ，結果的にカルシウム代謝異常が病勢を反映する指標ともなっています．筆者らの臨床研究では，サルコイドーシス患者において血清活性型ビタミンD濃度と血清カルシウム（イオン化カルシウム）濃度，また，血清 ACE 活性と血清イオン化カルシウム濃度が有意に相関することが示されました（図1）[3]．

　実際に，疾患活性性が非常に高い症例や病変が広範に及んでいる症例では活性型ビタミンDが高値を示すことが多く，疾患活動性の指標として有用です．しかし，活性型ビタミンD濃度が基準値以内でも高カルシウム血症や高カルシウム尿症を示す例も実際の臨床の場でしばしば経験します．肉芽腫内における副甲状腺ホルモン関連ペプチド（PTHrP）産生が，高カルシウム血症にかかわったと考えられる症例報告もあり，サルコイドーシスにおける高カルシウム血症合併機序については，今後さらに検討が必要です．

2 頻度

　サルコイドーシスにおける高カルシウム血症合併の頻度については，2〜63%と報告によって大きな差があります．Sharma はそのレビューのなかで，1976年に James らが3,676例での検討で報告した11%が最も妥当としています[4,5]．Rizzato はそのレビューのなかで，高カルシウム血

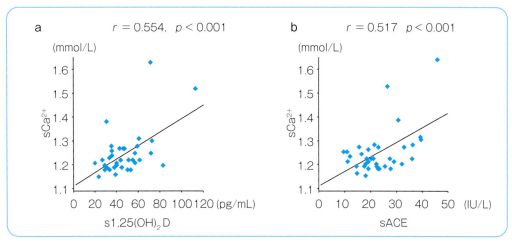

図1 血清イオン化カルシウム値と血清1,25(OH)$_2$D濃度(a)および血清ACE活性との相関(b)

症合併頻度は10%以下で，臨床上重要な症例は5%以下としています[6]．Baughmanらは，米国人を対象とした調査で，高カルシウム血症は男性症例でその頻度が有意に高いことを報告しました[7]．高カルシウム尿症の合併頻度について，Sharmaは高カルシウム血症の3倍の頻度とし，Rizzatoは40%という数字をあげています[5,6]．筆者らがイオン化カルシウム値を指標として行った臨床研究では，高カルシウム血症は28%，高カルシウム尿症は33%に認められました[3]．Baughmanらの最新の報告では，1,606例のサルコイドーシス患者コホートを6年間追跡した結果，97例(6%)が観察期間中に高カルシウム血症を合併し，そのうち約40%に腎機能低下を認めたとしています[8]．

3 症状

高カルシウム血症では，悪心，食欲不振，体重減少，口渇などの症状を呈します．傾眠傾向，意識障害が出るような重症例はまれです．尿中へのカルシウム排泄が増加するため高カルシウム尿症を呈し，腎石灰化・腎結石を合併することがあり，頻度は3〜14%と報告されています[6,9]．特に血尿を呈する症例では尿路系精査が必要です．腎石灰化を伴わなくても，高カルシウム血症自体が長期的には腎機能障害を引き起こす可能性があります．筆者らは血清イオン化カルシウム値と腎機能が有意に逆相関することを報告しました[10]．

4 診断と鑑別

Donovanらは，活性型ビタミンD高値あるいはACE高値を伴う高カルシウム血症101例の検証結果を報告しています[11]．報告では，その49例(49%)がサルコイドーシスで最も多く，次いで血液悪性疾患(17%)，感染症(8%)でした．この結果は，活性型ビタミンD高値を伴う高カルシウム血症が特殊な病態であり，サルコイドーシスの診断に大きく近づく臨床情報であることを示唆しています．高カルシウム血症をきたす疾患については表1を参照ください．

高カルシウム血症の診断は通常血清カルシウム値によって診断しますが，イオン化カルシウ

1. サルコイドーシスについて理解する

表1　高カルシウム血症の主な原因

```
内分泌異常
    原発性副甲状腺機能亢進症
    甲状腺機能亢進
    副腎機能不全
    褐色細胞腫
    VIP 産生腫瘍
悪性腫瘍
    PTHrP 産生：固形癌，成人 T 細胞白血病
    1,25(OH)₂D₃ 産生：悪性リンパ腫
    固形癌の広範な骨転移
    多発性骨髄腫の広範な骨浸潤
肉芽腫形成性疾患
    サルコイドーシス
    ベリリウム肺
    抗酸菌感染症
    一部の真菌感染症
薬物性
    ビタミン A 中毒
    ビタミン D 中毒
    サイアザイド系利尿薬
    リチウム
    性ホルモン剤
```

ム値も参考になります．イオン化カルシウムはカルシウムの生物学的活性体であり，血清中カルシウム総量の46〜50％を占め，カルシウム代謝異常の直接的指標ともいえます．

5 治療

サルコイドーシスにおける高カルシウム血症治療は，急性期の対症療法（大量輸液）とステロイドによる疾患治療を併行して進めます．機序に骨代謝が直接的にはかかわらないため，ビスホスホネート製剤は使用しません．

a）急性期の対症療法

十分な水分摂取と尿量確保．必要ならば大量輸液（生理食塩水）と利尿薬を使用します．詳細は高カルシウム血症治療の成書を参考ください．

b）疾患治療

通常はステロイド治療を導入します．プレドニゾロン 0.5 mg/kg/日程度の中等量から始めます．治療効果が不十分ならば，メトトレキサートやアザチオプリンなどの免疫抑制薬併用を検討します．近年，インフリキシマブによる治療成功例が報告されています．

6 食餌，服薬などの注意点

a）カルシウム摂取量

カルシウム代謝異常を合併している症例については，カルシウムを標準以上に摂取することは避けるのが望ましいと考えられます．しかし，標準摂取量とされる量以下に制限する必要があるかどうかについては，はっきりした結論が出されていません．ステロイド治療症例では，

ステロイドによる骨塩量低下が高頻度で起こるので，カルシウムを十分量摂取することは重要です．

b）ビタミン D 剤

活性型ビタミン D が疾患活性化因子になるため，ビタミン D 過剰摂取やビタミン D 剤内服は避けるべきです．ビタミン D 剤服用による病状悪化が報告されています．ただ，ビタミン D は健康維持のために必要なものであり，あえて標準摂取量以下に制限する必要はないと考えられます．

7 おわりに

サルコイドーシス診療において，腎機能には常に留意が必要です．高カルシウム血症だけではなく，肉芽腫性間質性腎炎，尿細管間質性腎炎，腎結石，腎石灰化，そして頻度は低いですが糸球体腎炎合併などが，サルコイドーシスにおける腎機能低下の原因となります．サルコイドーシスでは，従来考えられてきた以上に高頻度にカルシウム代謝異常を合併することが報告されています．初診時には，尿路結石既往の有無についての問診は必須で，尿路結石の既往は，無症状であってもカルシウム代謝異常の合併を示唆します．また，日常診療でサルコイドーシス患者の尿検査は重要であり，潜血やカルシウム結晶（シュウ酸カルシウムが多い）が認められたら要注意です．

文献

1) Alberts C et al: Calcium metabolism in sarcoidosis. A follow-up study with respect to parathyroid hormone and vitamin D metabolites. Eur J Respir Dis 1986; **68**: 186-194
2) Adams JS et al: Biochemical indicators of disordered vitamin D and calcium homeostasis in sarcoidosis. Sarcoidosis 1986; **3**: 1-6
3) Hamada K et al: Ionized calcium and 1,25-dihydroxyvitamin D concentration in serum of patients with sarcoidosis. Eur Respir J 1998; **11**: 1015-1120
4) James DG et al: A worldwide review of sarcoidosis. Ann NY Acad Sci 1976; **278**: 321-334
5) Sharma OP: Vitamin D, calcium, and sarcoidosis. Chest 1996; **109**: 535-539
6) Rizzato G: Clinical impact of bone and calcium metabolism changes in sarcoidosis. Thorax 1998; **53**: 425-429
7) Baughman RP et al: Case Control Etiologic Study of Sarcoidosis (ACCESS) research group. Clinical characteristics of patients in a case control study of sarcoidosis. Am J Respir Crit Care Med 2001; **164**: 1885-1889
8) Baughman RP et al: Calcium and vitamin D metabolism in sarcoidosis. Sarcoidosis Vasc Diffuse Lung Dis 2013; **30**: 113-120
9) Rizzato G et al: Nephrolithiasis as a presenting feature of chronic sarcoidosis: a prospective study. Sarcoidosis Vasc Diffuse Lung Dis 1996; **13**: 167-172
10) Hamada K et al: Serum concentrations of ionized calcium reflect renal functions in patients with sarcoidosis. Sarcoidosis Vasc Diffuse Lung Dis 2002; **19**: 71-77
11) Donovan PJ et al: Calcitriol-mediated hypercalcemia: causes and course in 101 patients. J Clin Endocrinol Metab 2013; **98**: 4023-4029

1. サルコイドーシスについて理解する

Q19　上気道病変について

　サルコイドーシスの上気道病変は，SURT（sarcoidosis of the upper respiratory tract）と呼ばれています．しかし，上気道病変が比較的まれなものであり，その診療や論文発表が主に耳鼻咽喉科領域で行われていること，上気道の症状が本症によるものか否か鑑別が難しいことなどのために本症患者を診療する機会の最も多い内科医があまり注意を向けてこなかった感があります．しかし，注意して上気道の症状を聞き出せば，SURT は案外に多いものであることに気づくはずです．

1 これまでの報告

　サルコイドーシスの上気道病変をまとめた Wilson らの報告[1]では，Brompton 病院のサルコイドーシス外来を受診した 750 例のサルコイドーシス患者のうち，上気道（URT）の有症状例のみを選択して検討されています．これらのうち初診時 18 例と経過観察中 9 例の計 27 例が，鼻粘膜に病変を有するサルコイドーシス（以下，鼻サルコイドーシス）と診断されています．この鼻サルコイドーシス病変に合併して，喉頭病変は 5 例，後咽頭壁のリンパ組織が肥大して顆粒状を呈していたもの（後述する上咽頭の腫瘤性病変と考えられる）が 2 例，アデノイドや扁桃に病変形成のあるものが 2 例ありました．鼻サルコイドーシスの自覚症状の多くは鼻閉で，その他，痂皮形成，鼻出血，膿汁などがありました．喉頭病変では喘鳴を訴えた例もあり，アデノイド腫脹例では睡眠時無呼吸を，扁桃腫脹例では再発性の咽頭痛を訴えていたと記載されています．

2 鼻腔

　鼻腔は SURT のなかで最もおかされやすい部位です．サルコイドーシスの 1% に鼻病変があり，SURT 53 例中 36 例（69%）に鼻粘膜病変がありました[2]．自覚症状は鼻閉，痂皮形成，鼻腔乾燥，鼻汁，鼻出血，嗅覚障害などです．鼻粘膜の次におかされやすいのは鼻中隔と下鼻甲介です．隆起性病変は鼻閉をきたします．鼻中隔穿孔もありえます．診断のためには問診で鼻閉などがないか聞くことから始まりますが，鼻のアレルギー疾患と症状が似ており，生検は出血が多く簡単にできないために鑑別が難しいことが多いです．注意してみれば鼻腔サルコイドーシス例は一般に認識されているよりは多いでしょう．

3 副鼻腔

　SURT のなかでは鼻腔に次いで 2 番目におかされやすい部位です．鼻腔病変に合併してみられ，副鼻腔 CT で副鼻腔炎の所見がみられます．文献 2 では，39 歳女性サルコイドーシス例で，鼻閉と顔面痛を訴えていましたが，6 年後には倦怠感，頭痛，嗅覚消失を訴え，肉芽腫が頭蓋内へ進展していたという例が報告されています．自覚症状は，眼窩部周囲の痛み，圧痛，後鼻漏，鼻閉，頭痛であり，一般の副鼻腔炎と変わらないために診断のためには生検が必要になります．

4 喉頭

　サルコイドーシスの病変としてはまれであり，2,319例のサルコイドーシスのうち，喉頭病変を認めたのは12例(0.5%)とする報告があります[2]．喉頭蓋と仮声帯がおかされやすいですが，これはリンパ流がこの部位に多いためで，声帯はリンパ流が少ないためおかされることが少ないとされています．潰瘍形成はまれで，薄桃色に腫脹し，顆粒状を呈します．自覚症状は，喘鳴，声の変化，摂食障害，喉頭部違和感などでときに呼吸困難を呈します．筆者の経験例は32歳女性の喉頭蓋の腫脹のみを呈した例で，仰臥位での呼吸困難を訴えていました．様々な治療を行ったが改善しませんでした．

5 扁桃

　口蓋扁桃病変はサルコイドーシスの病変としてはまれです．口蓋扁桃に肉芽腫が認められた22例中，サルコイドーシスは8例，結核が3例，リンパ腫2例，トキソプラズマ1例，不明7例であったとする報告があります．若年者に多く，ほかのSURTを合併している例が多いですが，扁桃単独の例もあります．自覚症状は，呼吸障害，扁桃痛，睡眠時無呼吸症などとされています．筆者の経験では，15歳男性の両側扁桃腫脹，呼吸困難を呈した例と，36歳女性の片側扁桃痛例があります．

6 上咽頭

　上咽頭もサルコイドーシスの病変を形成し得ます．この部位はもともと咽頭扁桃にあたる部位でありときに腫瘤を形成しますが，耳管開口部をおかさなければ無症状です．上咽頭粘膜面が粗造となっているという所見で生検をして類上皮細胞肉芽腫が証明されることがあります[3]．筆者の経験では，粗造な上咽頭粘膜面を呈した38例中7例(18.4%)に類上皮細胞肉芽腫が認められており，上咽頭は組織診断がつかないサルコイドーシス例では観察・生検を行う価値のある部位と思われます．

7 舌

　サルコイドーシスで舌に病変を形成することは極めてまれとされています．単発の結節，または硬い斑を呈し，無症状であることが多いです．無症状で舌と頬粘膜に硬結が触れる例や舌肉芽腫性病変の自然軽快例が報告されています．

8 症例提示

　30歳，男性．建築デザインプロデューサー
　20歳から花粉症あり．ブドウ膜炎，BHL，ACE上昇が認められている組織診断群です．その後，関節痛，左胸痛，鼠径部リンパ節腫脹などが出現し，同時に鼻づまりがひどくなり当科を紹介されて受診しました．肺野に広範な粒状陰影と右胸水を認め，耳鼻咽喉科の診察では肥厚性鼻炎(図1)＋副鼻腔炎(図2)とのことでしたが，手術時の鼻粘膜の組織像にて類上皮細胞肉

1. サルコイドーシスについて理解する

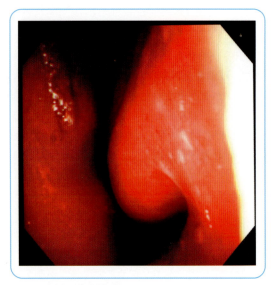

図1　症例の左鼻腔所見
肥厚性鼻炎の像.

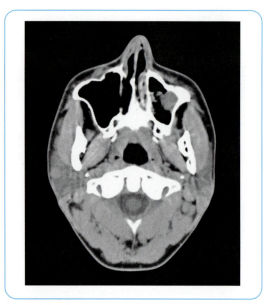

図2　CT像
肥厚性鼻炎と副鼻腔炎の像.

芽腫が認められ SURT と診断されました．手術後鼻閉症状は改善したが骨病変のためにステロイドを服用しほぼ軽快しました．

文献

1) Wilson R et al: Upper respiratory tract involvement in sarcoidosis and its management. Eur Resp J 1988; **1**: 269-272
2) Sharma OP: Sarcoidosis of the upper respiratory tract. Selected cases emphasizing diagnostic and therapeutic difficulties. Sarcoidosis Vasc Diffuse Lung Dis 2002; **19**: 227-233
3) 山口哲生ほか：上咽頭の検索が診断に有用であったサルコイドーシスの2症例．日サ会誌 2002; **22**: 45-49

Q20 唾液腺, 涙腺について

1 特徴, 症状

　欧米の報告ではサルコイドーシス患者の6%に耳下腺に病変が認められ, 両側性腫脹が73%です[1]. 病理学的に唾液腺浸潤が確定されたのは約30%です. 性別では女性が63%とやや多く, 年代では20～30歳代が75%を占めています. 耳下腺浸潤例は全身病変を合併しやすいとされ, 胸郭内病変84%, リンパ節58%, ぶどう膜炎58%, 皮膚46%となっています. 逆に耳鼻科領域にて耳下腺腫脹を呈する患者のうちサルコイドーシスの頻度は0.9%と低率です. 日本においては初診時サルコイドーシス患者に耳下腺腫脹とガリウム取り込み陽性例が認められたのは3%(図1)です(岡山大学病院呼吸器・アレルギー内科).

　サルコイドーシスの耳下腺腫脹はびまん性でやや硬く, 圧痛はあっても軽度です. ときに口腔内乾燥がみられますが多くの症例は自覚症状はなく, ガリウムシンチグラフィにて発見される場合が多いです. 耳下腺腫脹にぶどう膜炎・顔面神経麻痺・発熱を認めるHeerfordt症候群はサルコイドーシスの一亜型と考えられています[2]. Heerfordt症候群の耳下腺腫脹は多くは両側性ですが, しばしば片側性, 交代性のこともあります. その耳下腺腫脹はびまん性, 弾力性硬で圧痛はあってもごく軽度です.

　涙腺病変についても涙腺腫脹などの臨床症状によりサルコイドーシスが診断されることは多くなく, その頻度は欧米では1.7%と報告されています. ブドウ膜炎などの眼サルコイドーシス

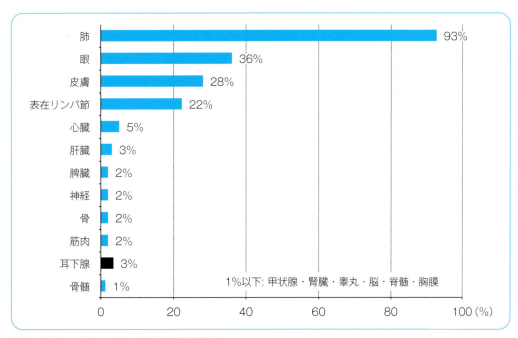

図1　サルコイドーシスの初診時浸潤臓器
　岡山大学病院呼吸器・アレルギー内科, 409例.

1. サルコイドーシスについて理解する

患者の7%に涙腺病変を認めたとの報告もみられます。数例の症例をまとめた欧米と日本の報告では発症年齢は30歳代と若く、肺内病変の合併頻度は低く、多彩な肺外病変の合併が多いことが特徴と記されています[3]。サルコイドーシスの浸潤により涙腺腫脹をきたし涙腺分泌低下による眼乾燥感を訴えることはしばしばみられます。

2 診断

耳下腺浸潤、涙腺腫脹などによる自覚症状は乏しく、本症の確定診断時のガリウムシンチグラフィにより両側涙腺と耳下腺への集積があり偶然に発見されることが多い。シンチ画像は特徴的ないわゆるパンダサインを呈します。ガリウムシンチグラフィにて涙腺と耳下腺への集積（図2）はそれぞれ271例中14%, 8%に認められました（岡山大学病院呼吸器・アレルギー内科）。

サルコイドーシスによる耳下腺浸潤の確定診断は耳下腺生検による組織学的診断が必要です。しかし、日常に支障をきたす重篤な症状に乏しく、術後の穿孔、神経損傷などのリスクから特殊例を除いて実用的とはいえません。その陽性率は小唾液腺生検の診断率58%と同程度との報告もあることから小唾液腺生検を優先すべきとする報告もあります。

涙腺病変はガリウム取り込み陽性、MRI検査により涙腺腫脹の確認ができ、T1強調画像で外眼筋と同程度、T2強調画像で高信号を呈します。必要に応じて涙腺病変の確定診断は涙腺生検にて可能です。

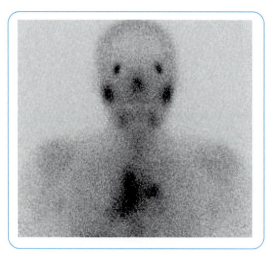

図2 涙腺と唾液腺．ガリウムシンチグラフィ

3 鑑別診断

サルコイドーシス浸潤によるびまん性耳下腺腫脹、涙腺腫脹との鑑別診断を要する疾患を列挙します。

a) Sjögren 症候群

中年以降の女性に多い自己免疫疾患で耳下腺をはじめ涙腺などの外分泌腺がおかされ、口腔

や角結膜の乾燥症状が特徴です．本症の年間罹患率は 10 万人あたり 25.6 人と報告され，サルコイドーシスは 1.2 人であり両側耳下腺腫脹として最も多く遭遇する疾患です．Sjögren 症候群の多くは慢性の両側性，びまん性で無痛性の腫脹です．たまに急性活動性炎症がある場合は急速に片側性または両側性に腫脹し圧痛を伴うこともあります．血清中抗 SS-A 抗体や抗 SS-B 抗体の陽性，小唾液腺生検や耳下腺造影にて鑑別は可能です．ただし，サルコイドーシスにおいても耳下腺腫脹や乾燥性角結膜炎が 5％程度に認められるため診断に注意を要します．サルコイドーシスと Sjögren 症候群の合併は欧米では約 1〜2％と報告されています[4]．Sjögren 症候群では腺破壊が起こっているためステロイド治療の効果は限定的です．

b）Mikulicz 病

　Mikulicz 病は左右対称性に涙腺・耳下腺・顎下腺が 2 ペア以上持続的（3 ヵ月以上）に腫脹する疾患です[5]．従来は Sjögren 症候群の亜型とみられていましたが，最近では IgG4 関連の独立した疾患と認識されています．自己免疫性膵炎や後腹膜線維腫，下垂体炎などを合併し全身性疾患の部分症状と考えられています．耳下腺など唾液腺に浸潤する細胞は IgG4 陽性形質細胞で，血清中 IgG4 も 135 mg/dL 以上の高値となります．Sjögren 症候群と異なり乾燥症状は軽度で，ステロイド治療が奏効するため鑑別と早期診断が重要です[6]．

c）軟部好酸球肉芽腫症（木村氏病）

　耳下腺・顎下腺周囲，眼瞼から頬部においてびまん性腫瘤を形成し，しばしば両側性に耳下腺周囲組織の腫脹として認められます．末梢血好酸球数増加と血清 IgE 値の著明な上昇がみられることから鑑別は容易です．

d）悪性リンパ腫

　サルコイドーシスは非 Hodgkin リンパ腫との合併が多いとの指摘がされており，鑑別には血清 sIL-2R 値の測定が有用です[4]．唾液腺腫瘍は多型腺腫など多彩な組織像を示すため生検による鑑別診断が必要です．

　耳下腺や涙腺へのサルコイドーシス浸潤は耳鼻咽喉科医や眼科医と密に連携をとりながら診断を進めることが肝要です．患者の病態にあった最適の診断方法をとることが望まれます．

4 治療

　耳下腺サルコイドーシスは日常生活に支障をきたす症状がなければ無治療にて経過観察すべきでしょう．支障がある場合に副腎皮質ステロイドの投与が考慮されますが，その適応は他臓器への浸潤の重症度に依存します．Heerfordt 症候群は顔面神経麻痺の改善を期待してステロイド治療する場合がほとんどですが，サルコイドーシスの涙腺浸潤症例は多彩な肺外病変を有することが多く，ステロイドの全身投与が余儀なくされる場合が多いです．しかし，合併病変が軽微であればステロイド局所療法のみでコントロールも可能です[2]．

5 予後

　予後は唾液腺，涙腺病変を有する症例とも一般的に良好であり，ステロイドなどによる積極

的治療は他臓器浸潤の重症度に依存します．

6 注意点

　唾液腺・涙腺の合併は自覚症状が少なく，ガリウムシンチグラフィなどの全身検査にて発見されることがほとんどです．耳下腺腫脹がある場合は主に Sjögren 症候群との鑑別に注意を要します．

文献

1) James DG, Sharma Om P: Parotid gland sarcoidosis. Sarcoidosis Vasc Diffuse Lung Dis 2000; **17**: 27-32
2) 高橋典明，堀江孝至：Heerfordt 症候群．日臨 2002; **60**; 1822-1826
3) 吉岡正剛ほか：涙腺病変に局所療法が奏功したサルコイドーシスの 1 例．日サ会誌 2006; **26**: 63-67
4) 森　由弘ほか：シェーグレン症候群とホジキンリンパ腫を合併したサルコイドーシスの 1 例．日サ会誌 2008; **28**: 55-62
5) 今井隆之，吉原俊雄：サルコイドーシスを基礎疾患としたミクリッツ症候群の 1 例．日耳鼻会報 2009; **112**: 25-28
6) 山本元久ほか：ミクリッツ病と全身性 IgG4 関連疾患．日臨免疫会誌 2008; **31**: 1-8

Q21 血球異常について

　日本のサルコイドーシス316例の初診時の検討では，白血球減少13.7％，リンパ球減少22.3％であり[1]，米国のLowerらの，多臓器病変を有し有症状の活動性肺サルコイドーシス75例の検討では，貧血28％，リンパ球減少55％，白血球減少41％，単球増多12％，好酸球増多16％で，ひとつあるいはそれ以上の血液異常を示す症例は87％に認められました．貧血例の検討では，骨髄生検によって17例の貧血症例中9例に壊死を伴わない類上皮細胞肉芽腫を示す骨髄病変を認め，ステロイド治療後，約2ヵ月後には，貧血が改善しました[2]．岡山大2内の検討では，骨髄生検によってサルコイドーシス66例中4例(6.1％)に，壊死を伴わない類上皮細胞肉芽腫を示す骨髄病変を認め，そのうち1例で著明貧血，白血球減少を示し，ステロイド治療後改善しました[3]．

　日本のサルコイドーシス剖検例では，骨髄病変は320例中14例(4.4％)に認められました[4]．

　サルコイドーシス以外で，骨髄に類上皮細胞肉芽腫を認める疾患は，結核(特に粟粒結核)やヒトプラズマ症などがあり，鑑別診断の対象となります[3]．

　骨髄病変以外での血球異常については，脾病変による脾機能亢進で，貧血，白血球減少，血小板減少，汎血球減少症を認めます[5]．

　フランスの多施設共同研究では，多臓器病変を有し，サルコイドーシス発見と同時または異時に血小板減少症を伴った20例が，ステロイド治療後，経過良好で，血小板減少症も改善しました[6]．岡山大学2内の報告例では，サルコイドーシス肺病変を示し，経過中に抗血小板抗体陰性でPA-IgG高値を示す特発性血小板減少性紫斑病を合併しました[7]．さらに，縦隔リンパ節，肺病変，眼病変を有し，肝生検により抗ミトコンドリア抗体陽性PBCの合併が確認されたサルコイドーシス症例が，経過中に自己免疫性溶血性貧血を合併し，プレドニゾロン治療後改善しました[8]．

　米国のKennedyらは，サルコイドーシスの血液学的異常についての詳細な総説で，「貧血，白血球減少，リンパ球減少，好酸球増多などの血液学的異常はよくみられ，血小板減少はまれである」と，多くの文献を引用して述べ[9]，また，合併症として，白血病，悪性リンパ腫合併例を引用しています[9]．

　また，メトトレキサート，ほかのステロイド代替療法実施サルコイドーシス症例では，血液毒性，骨髄抑制による白血球減少がみられます[10,11]．

文献

1) 山本正彦：サルコイドーシスの臨床．日内会誌 1987; **76**: 1497-1514
2) Lower EE et al: The anemia of sarcoidosis. Sarcoidosis 1988; **5**: 51-55
3) 片岡幹男，木村郁郎：コラム：サルコイドーシスの骨髄病変．サルコイドーシスとその他の肉芽腫性疾患，安藤正幸，四元秀毅(監修)，日本サルコイドーシス/肉芽腫性疾患学会(編)，克誠堂出版，東京，2006: p134
4) Iwai K et al: Pathological studies on sarcoidosis autopsy. II. Early change,mode of progression and death pattern. Acta Pathologica Japonica 1993; **43**: 377-385
5) 立花暉夫：肝臓・脾臓・消化器．サルコイドーシスとその他の肉芽腫性疾患，安藤正幸，四元秀毅(監修)，日本サルコイドーシス/肉芽腫性疾患学会(編)，克誠堂出版，東京，2006: p94-101
6) Mahévas M et al: Association of sarcoidosis and immune thrombocytopenia: presentation and outcome in

1. サルコイドーシスについて理解する

　　　　a series of 20 patients. Medicine 2011; **90**: 269-278
　7) 中田安成ほか：特発性血小板減少性紫斑病を合併したサルコイドーシス．日胸疾会誌 1988; **26**: 700-705
　8) 山崎聖広ほか：自己免疫性溶血性貧血と原発性胆汁性肝硬変を合併したサルコイドーシスの1例．内科 2012; **110**: 831-834
　9) Kennedy D, Yamakido M: Hematologic manifestations of sarcoidosis. Semin Respir Med 1992; **13**: 455-458
10) 立花暉夫：ステロイド抵抗性サルコイドーシスに対するステロイド代替療法．サルコイドーシス/肉芽腫性疾患 1999; **19**: 11-15
11) Baughman RP, Lower EE: Steroid-sparing alternative treatment for sarcoidosis. Clin Chest Med 1997; **18**: 853-864

Q22 Heerfordt症候群

　サルコイドーシスは全身性肉芽腫性疾患であり，肺以外の臓器や器官に病変が及ぶ場合があります．1909年，デンマークのHeerfordtは慢性，あるいは亜急性のぶどう膜炎，耳下腺腫脹，顔面神経麻痺，発熱を伴う症候群を報告し，以降Heerfordt症候群と呼ばれるようになり，上記の4主徴をすべて満たす完全型と，不完全型（前2症状と発熱）に分けられます．

1 どれくらいの頻度で発生しますか？

　サルコイドーシスのなかでもまれな症候群で，海外の報告では完全型0.3～0.7％，不完全型1.7～4.3％，日本での報告では完全型1.1％，不完全型5.6％と報告されています．しかし，未発表例も多数あると考えられ，実際にはもっと頻度が高いと考えられています．
　ほとんどが20～40歳で発症し，女性のほうが多いとされています．

2 症状は具体的にどのようなものですか？

　①ぶどう膜炎：一般的にサルコイドーシスでみられるぶどう膜炎と同様です．症状としては視力障害，光を眩しく感じる，涙が出る，などがあり，白内障や緑内障を合併することもあります．
　②耳下腺腫脹：サルコイドーシスの6％にみられ，多くは両側性です．腫脹はびまん性で圧痛はあっても軽度で，弾性硬です．
　③顔面神経麻痺：サルコイドーシスにおける脳神経障害で最も多いのが顔面神経麻痺です．具体的には，眼が閉じられない，口から食べ物がこぼれる，額のしわ寄せができない，顔がゆがむ（口や鼻が曲がる），味覚が鈍くなる，音が響く，涙が出にくくなる，などといった症状が現れます．
　④発熱：ほとんどが37℃台の微熱で，高熱をきたすことは少ないとされています．

3 診断はどのように行われますか？

　サルコイドーシスの診断基準に沿ってなされます．特にガリウムシンチグラフィでは眼窩や耳下腺に異常集積を認め，診断に有用です．また，耳下腺（唾液腺）の生検も安全かつ有用な検査です．

4 治療は必要ですか？

　本症候群はサルコイドーシスの一亜型なので，治療はサルコイドーシスに準じます．顔面神経麻痺や発熱などの症状を抑えるため，日本ではほとんどの症例で経口のステロイドが使用されます．症状の改善を認めた場合，徐々にステロイドを減量していきます．

5 予後はどうですか？

ステロイドによって顔面神経麻痺や耳下腺腫脹はほとんどが治癒します．しかしながら，再発性の多発神経炎や他臓器障害を起こす場合もありますので，十分な注意が必要です．

6 症例提示

50歳，女性．

X年9月末より発症した顔面の左右差を主訴に神経内科を受診しました．身体所見では右眼の閉眼困難，右の額のしわ寄せ困難，右口角下垂を認めました．Bell麻痺と診断されプレドニゾロン25 mg/日が開始されました．プレドニゾロンは1ヵ月かけて漸減，中止となりましたが顔面神経麻痺は残存しました．麻痺症状に対し右星状神経節ブロックを5回施行し，症状は改善しました．同時期に霧視と眼痛を発症し，両側肉芽腫性ぶどう膜炎，続発性緑内障と診断されました．また，胸部画像検査で両側肺門，縦隔リンパ節腫脹と両側上葉，中葉を中心とした気管支血管束の肥厚，多発小粒状影，小葉間隔壁の肥厚を認めました．ガリウムシンチグラフィでは両側肺門，縦隔，涙腺，耳下腺に集積を認めました（図1）．血液所見ではACE 26.3 IU/L，リゾチーム11.3 μg/mL，sIL-2R 830 U/mL，IgG 1,900 mg/dLと高値を示して，クォンティフェロンテストは陰性でした．サルコイドーシスが強く疑われたため，気管支鏡検査を施行したところ，BALFの細胞数 8.0×10^6 個/mL，リンパ球比率63.1％，CD4/8比11.3と上昇を認めましたが，TBLBでは肉芽腫を認めませんでした．以上よりサルコイドーシス臨床診断群，さらに微熱を認めていた時期もあったため，完全型Heerfordt症候群と診断しました．緑内障に対し

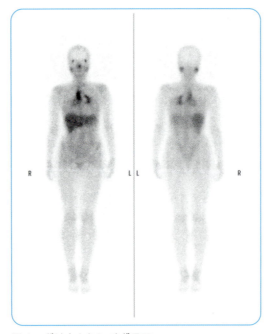

図1　ガリウムシンチグラフィ
両側肺門，縦隔，涙腺，耳下腺に集積を認める．

ての点眼薬投与のみで経過をみていましたが，X+1年3月に咳嗽が出現し，胸部画像検査で気管支血管束の肥厚，多発小粒状影の増悪を認めました．ブデソニド吸入800μg/日を開始したところ症状は改善し，画像所見も改善傾向を認めました．その後，X+2年1月より血清ALPの上昇を認め，腹部造影CT検査で多発する肝臓内結節影を認めました．肝生検の結果，非乾酪性類上皮細胞肉芽腫とリンパ球浸潤を認め，サルコイドーシスの新規肝臓病変と診断しました．その後は病状の進行を認めず，点眼薬と吸入療法で状態安定しています．

文献
1) 高橋典明, 堀口孝至：Heerfordt症候群. 日臨 2002; **60**: 1822-1826

Q23　Löfgren症候群

　サルコイドーシスは全身のいろいろな場所に多様な病変が生じる病気ですが，①足首の関節などに炎症を起こし（関節炎），②皮膚（特に膝から下の前側）に赤い斑点のような病変とその皮下にしこり（結節性紅斑）ができ，そして③サルコイドーシスとしての，胸部X線像でBHLを認めます．この3つが揃った場合にLöfgren症候群と呼びます．世界でみると，北欧やアイルランドなどではしばしばみられますが，日本では大変珍しく，論文での報告は現在までに10件程度という状況です．遺伝子のHLAタイプ（HLA-B8，DR3，DR17）と発病が関連するといわれていますが，もともと日本にはLöfgren症候群と関連するとされるHLAタイプのかたが少ないのも頻度が少ない原因のひとつかもしれません．最近ではtumor necrosis factor（TNF）遺伝子の多型性との関連やCCケモカインレセプター2（CCR2）遺伝子の多型性との関連も報告されています．また症状別の頻度でみても，日本では全サルコイドーシスにおいて関節炎が1.6％，結節性紅斑が2.2％と少ないものです．海外の報告ではLöfgren症候群は春に発症することが多いというものがあります．

1 症状に特徴はありますか？

　海外でも多くの患者の病状がまとまって報告されたものは少ないですが，スペインのManaは186例の患者の報告をしています．それによると，半数くらいの患者は，まず皮膚（膝から下の部分（下腿）が多い）に赤い斑点状の皮膚病変とその皮膚の下にしこりができること（結節性紅斑）が先行し，やや遅れてあるいは同時に関節の痛みや腫れが，足首の関節（足関節）から始まり徐々に，膝や手，肘，手指などに広がっていくというものです．若い女性に急性に発病することが多いですが，日本人男性例の報告もされており，発熱も伴いやすいです．一方，日本人に多い眼症状は少なかったとのことです．

2 どんな経過をたどるのでしょうか？

　これまでの報告では，多くの場合発病は急性型で，若い女性に多く，ほとんどの患者は1年以内に自然に症状がおさまっていくとされています．Manaの報告では，特に結節性紅斑についてはほとんどが2週間から3ヵ月間で消失したということです．いわゆる「予後良好」な病状といえるでしょう．

　筆者らの経験した患者は，やはり30歳代の女性で，最初に両足の膝の下（下腿）前面の皮膚に赤い斑点状の変化に気づかれ，他院の皮膚科で「結節性紅斑」と診断されました．ちなみに結節性紅斑はサルコイドーシスだけではなく，Behçet病やCrohn病など様々な病気に合併してくることがあります．この患者は同じ頃から両膝，両肘の関節が痛くなりました．皮膚の変化は6ヵ月ぐらいで消えましたが，関節炎はその後徐々に両手指，両足関節へと広がりました．発病から2年後に1人目のお子さんを出産してから関節炎が悪化し関節リウマチを疑われたため，膠原病内科に紹介されました．血液検査では炎症反応であるCRPが軽度上昇していましたが，赤沈は正常で，リウマチ因子や抗核抗体（自己抗体）は陰性でした．肘や手関節が左右対称性に

腫れていることなどから関節リウマチとしての診断基準でも疑い例となり少しの期間関節リウマチの治療を受けられましたが，胸部X線像でBHLに気づかれ，筆者のもとへ紹介受診されサルコイドーシス，Löfgren症候群との診断に至りました．サルコイドーシスに特徴的な血中のACEは36.4 IU/L（正常8.3～21.4）と高値でした．胸部X線像の所見とACEの上昇を見い出せればサルコイドーシス，Löfgren症候群と診断することは比較的容易であろうと思われた一方で，Löfgren症候群は経験例のように関節症状や皮膚所見が表立って発症するためすぐにはサルコイドーシスが鑑別のひとつとして念頭には浮かばないことも危惧され注意が必要であると思われました．

3 治療は不要ですか？

　この症候群では，関節炎の部位にサルコイドーシスに合致する肉芽腫がみつからないことが多いようです．また，結節性紅斑はもともと肉芽腫は認められません．海外の報告では1年以内に自然に病状が消えていくことが多かったとされています．普通のサルコイドーシス病変とは関節や皮膚など局所の病変の成り立ちが少し違うのかもしれません．筆者らが診察した患者は，関節の治りがおもわしくなく関節リウマチの合併も懸念されたため，右膝の関節滑膜を関節鏡で生検したところ肉芽腫がみつかりました．プレドニゾロン30 mg/日から治療し，速やかに関節炎は改善しました．再発はみられません．海外で自然消褪例が多い一方で，日本では数少ないLöfgren症候群の報告例のなかにステロイド治療を要した症例が比較的多く見受けられます．こうした点からもあらためて海外と日本での本症候群での差異が感じられますが，詳細はまだ不明な点も多く症例のさらなる集積検討が望まれるところです．

文献
1) 新美　岳ほか：関節リウマチと鑑別を要したサルコイドーシス（Löfgren症候群）の1例．日呼吸会誌 2003; **41**: 207-210
2) Mana J et al: Löfgren's syndrome revisited: a study of 186 patients. Am J Med 1999; **107**: 240-245
3) 出雲真由ほか：多彩な症状を呈したサルコイドーシス（Löfgren症候群）の1男性例．日呼吸会誌 2005; **43**: 761-765

1. サルコイドーシスについて理解する

Q24　Blau 症候群

1 特徴・疫学

　Blau 症候群は，乳幼児期に発症する常染色体優性遺伝性疾患で，非乾酪性類上皮細胞肉芽腫からなる皮膚炎・関節炎・ブドウ膜炎を3主徴とする遺伝性自己炎症疾患です[1]．従来，「若年発症サルコイドーシス」という特殊なサルコイドーシスとして報告されてきた疾患と同じものと考えられ，通常のサルコイドーシスとは区別されます[2,3]．

　2011年に厚生労働省難治性疾患克服研究事業の一環として全国疫学調査が行われた結果，家族例と孤発例を合わせて診断が確定した症例が28例，疑い例が12例見い出されました[4]．2009年の総説によると，世界的にも，遺伝子変異がみつかって診断が確定した症例は家族例が8家系22例，孤発例が23例と報告されているのみで，非常に珍しい疾患です[5]．

　2015年1月1日より新たに制定された医療費助成対象疾病（特定難病）110疾病のひとつに認められました．

2 臨床症状・経過

　皮膚・関節・眼症状ともほぼ必発で，多くの場合この順に出現します．多くの症例は，4歳までの乳幼児期に，BCG 接種などをきっかけに皮疹が出現することで発症しますが，皮疹は自然に軽快し，見過ごされることもあります（図1a）．特徴的な多発性皮疹は「タピオカ様」とも呼ばれ，個疹は平らに盛り上がった細かい丘疹で，皮膚サルコイドーシスとしては「苔癬様型」に相当します．増悪すると細かい落屑を伴う魚鱗癬様，あるいは融合して全身に広がり紅皮症様となることもあります（図1b）．通常かゆみはありませんが，生検しないとアトピー性皮膚炎のサメ肌や湿疹と誤診されることもあります[6]．また，サルコイドーシスと同様，経過中に結節性紅斑が出現することもあります．

　次いで，手足の関節や指が痛みや熱感を伴わず腫れてきます（図2a, b）．軟らかい嚢腫様あるいはソーセージ様で，初期は関節の可動域制限はなく，X線像上も変化を認めません．しかし，病気の進行とともに，多くの症例が指趾の近位指節間関節で屈曲，遠位指節間関節で進展したボタンホール様変形（屈指症）を呈するようになり，なかには亜脱臼に至る症例もあります（図2c）．最近，関節エコー検査により，発症初期から主に腱鞘滑膜に炎症があることが示されました[7]．サルコイドーシスで関節がおかされることはまれで，臨床症状からはむしろ若年性特発性関節炎（JIA）や関節リウマチと容易に誤診されます．

　さらに，ブドウ膜炎によるかすみ眼や飛蚊症などの症状が出現します．無症状でも，眼科的精査により，多くの場合，結膜炎や網膜炎，虹彩後癒着などの何らかの炎症性変化が認められます．JIA でもブドウ膜炎を合併することがありますが，Blau 症候群では炎症が全眼球に及ぶことが特徴です．関節症状と同様に進行性で，眼症状のコントロールのためにステロイド全身投与が中止できない症例や，無治療のために失明に至った症例も報告されています．

　以上が典型的な経過ですが，これら3主徴が揃わなかったり，出現順序が入れ替わることもあります．病理組織検査で非乾酪性類上皮細胞肉芽腫がみつかれば，まずサルコイドーシスが

3. 全身病変としてのサルコイドーシスに関する Q&A

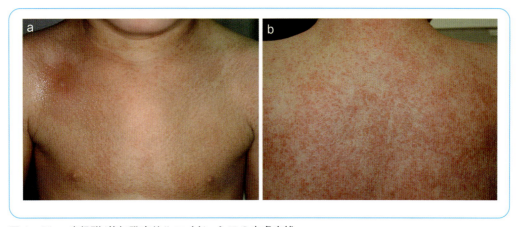

図1　Blau 症候群/若年発症サルコイドーシスの皮膚症状
　扁平な小丘疹が多発する苔癬様皮疹（a）で発症するが，丘疹が融合し落屑を伴った魚鱗癬・紅皮症様（b）となる例もある．

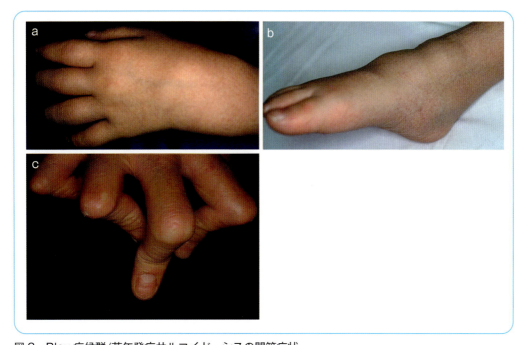

図2　Blau 症候群/若年発症サルコイドーシスの関節症状
　痛みや熱感を伴わない手足関節の囊腫様腫脹（a, b）で発症するが，進行すると指のボタンホール様変形（c）をきたす．

疑われますが，BHL などの典型的な胸部 X 線所見は認めず，むしろサルコイドーシスでは非常にまれな関節症状が前面に出ます．皮疹は出没を繰り返しますが，関節と眼の症状は進行性で，適切な治療が行われないと拘縮や亜脱臼，失明に至り，QOL が著しく損なわれることもまれではありません．
　約半数の症例に間欠性あるいは持続性の発熱が報告されていますが，さらに進行すると，肝

臓や腎臓をはじめ様々な内部臓器にも肉芽腫ができます[8]．脳神経障害，大血管炎，肺出血・左心不全，間質性肺炎，耳下腺腫脹・肝脾腫，腎石灰化などの様々な臓器障害を伴い，死亡に至った症例も報告されています．

3 病態

NOD2（NLRC2） 遺伝子に機能獲得型ヘテロ変異を生じることによって発症します．NOD2 は，細胞内パターン認識受容体の NOD 様受容体（NLR）ファミリー分子のひとつで，主に単球・マクロファージ・樹状細胞に発現し，各種細菌の細胞壁ペプチドグリカンに共通に含まれる成分であるムラミルジペプチド（MDP）を認識する細胞内細菌センサーとして働きます．MDP が存在すると，NOD2 は分子の中央にある NOD 領域を介して重合し，RICK というキナーゼと会合してこれを活性化し，さらに転写因子の NF-κB を活性化し，様々な炎症性物質の産生や抗アポトーシス効果を発現します．本疾患においては，NOD 領域の変異によって，MDP が存在しなくても NOD2 が恒常的に重合し NF-κB を活性化するため，自己炎症性に非乾酪性類上皮細胞肉芽腫ができると考えられています（図3）[9]．

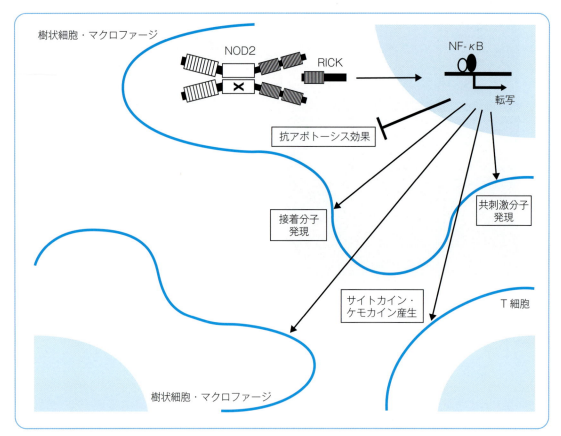

図3 Blau 症候群/若年発症サルコイドーシスにおける遺伝子変異と病態形成の模式図
本疾患においては，NOD 領域の変異（X）によって，*NOD2* が恒常的に重合し NF-κB を活性化するため，自己炎症性に非乾酪性類上皮細胞肉芽腫ができると考えられる．

4 診断

特徴的な皮膚,関節,眼の3主徴のいずれかを認め,NOD2遺伝子に機能獲得型変異が見い出されれば「診断確定」,いずれかの組織で非乾酪性類上皮細胞肉芽腫が証明されれば「組織学的診断」となります.また,3主徴すべてを認めれば,遺伝子検査や病理検査で有意な所見を認めなくても,成人のサルコイドーシスに特徴的なBHLを認めないなどの参考項目も参照して「臨床的診断」とします(表1)[10].眼症状は症状発現までに時間を要し,患者のQOLを大きく損なう可能性があることから,3主徴が揃う前から積極的に本疾患を疑って組織学的診断あるいは遺伝子診断を考慮すべきとされます.ただし,遺伝子診断を行うにあたっては,必要な倫理委員会の承認を得て,その内容にのっとって十分なインフォームドコンセントを得るとともに,希望があれば遺伝カウンセリングを考慮しなければなりません.

両親のいずれかに眼や関節の症状があってブドウ膜炎や関節リウマチと診断されており,子供が発症してはじめて遺伝子診断を行って確定診断に至る例がしばしばあります.一方,両親

表1 NOD2変異に関連した全身性炎症性肉芽腫性疾患(ブラウ症候群/若年発症サルコイドーシス)の診断基準(抜粋)

「確定例」「組織学的診断例」「臨床的診断例」を対象とする.

* 本症は,NOD2遺伝子の変異を背景として全身に肉芽腫性病変をきたす疾患である.
　a) NOD2遺伝子に変異を認める.多くはNOD2遺伝子のexon 3(NOD領域)に変異を認め,in vitroにおいてNF-κBの自発的な転写亢進を導く機能獲得型の変異である.また,家族歴のある者は常染色体優性遺伝形式をとるが,家族歴のない孤発例も認められる(ただし,この場合,発端者となり常染色体優性遺伝形式で遺伝する)
　b) 罹患部位の組織学的検査では,肉芽腫を呈する.
　→ 下記の臨床症状のいずれかに加えて,a)を認めるものを「確定例」,b)を認めるものを「組織学的診断例」とする.

* 皮膚症状,関節症状,眼症状が3主徴である.
　1) 皮膚症状
　○充実性の丘疹.かゆみなどの自覚症状はほとんどない.ときに潮紅し,あるいは乾燥する.
　○結節性紅斑
　　(ステロイド外用に対する反応性は乏しい.ときに数ヵ月の単位で自然寛解と増悪を繰り返す)
　2) 関節症状
　○関節背面が無痛性に囊腫状に腫脹する.
　○手指,足趾がソーセージ様に腫脹する.
　　(X線検査では骨破壊は認めない.腫脹による運動制限のため,痛みは伴わず,他動は制限されない.ただし,進行例では関節の変形や脱臼,拘縮をきたす.)
　3) 眼症状
　○ブドウ膜炎
　○虹彩後癒着,結膜炎,網膜炎,視神経萎縮など病変は全眼球性に及ぶ.
　　(進行例では,失明する)
　→ 上記の1),2),3)の小項目にあげた臨床症状の少なくともひとつを3項目ともに認めるものの,遺伝子検査や病理組織検査で所見がないもの,あるいは未検査のものを「臨床的診断例」とする.なお,その際には診断の参考項目も参照する.

* 診断の参考項目
　○成人のサルコイドーシスに特徴的な両側肺門部リンパ節腫脹は原則として認めない(ただし,肺病変の存在を否定するものではない).
　○多くの症例では,4歳以前に何らかの臨床症状が認められる.BCG接種が臨床症状出現の契機となることがある.
　○高熱や弛張熱を認めることがある.
　○眼症状の出現までには時間がかかることから,3主徴が揃うまで漫然と経過をみるのではなく,視力予後の改善のためには皮膚症状・関節症状が出現した段階で,組織診断あるいは遺伝子診断を考慮することが望ましい.

には変異がなく，突然変異で発症する症例も多く存在します．遺伝子変異の浸透率は高く，確定症例に子供ができると50％の確率で発症しますが，同じ変異を持つ家系内でも，症例によって発現する症状にはかなり個人差があります[8]．

本疾患の存在がまだ広く知られていないために，家族歴があり症状が揃っていても，本疾患を疑われていない症例がまだあると思われます．特に病理検査にて非乾酪性類上皮細胞肉芽腫を認めて，通常のサルコイドーシスと誤診されてしまう可能性があり，注意が必要です[3]．

5 治療

確立した治療法はなく，症例ごとに対症的に治療されているのが現状です．非ステロイド抗炎症薬（NSAIDs）は発熱や疼痛の緩和に有効ですが，病態の改善は望めません．ステロイド内服は弛張熱や眼病変を認める症例に用いられ，特に眼病変の急激な悪化時には大量投与が行われることもあります．副作用のため継続投与は勧められませんが，持続する眼病変のために中止できない症例もあります．抗TNF-α抗体製剤（インフリキシマブ，アダリムマブ）やメトトレキサート，サリドマイドなども有効性が報告されています．

6 予後

関節症状の進行に伴い脱臼や関節拘縮，眼症状の進行に伴い失明などの重篤な合併症をきたし，患者のQOLが著しく障害されることがあります．また，大血管障害，心不全，腎不全など様々な臓器障害を伴い，死亡に至った症例も報告されています．

文献

1) 金澤伸雄：Blau症候群．最新医学別冊　新しい診断と治療のABC 3 サルコイドーシス，第2版，長井苑子（編），最新医学社，大阪，2012: p210-218
2) Kanazawa N et al: Early-onset sarcoidosis and CARD15 mutations with constitutive nuclear factor-kappaB activation: common genetic etiology with Blau syndrome. Blood 2005; **105**: 1195-1197
3) Kanazawa N et al: Monogenic early-onset sarcoidosis is no longer a variant of "idiopathic" sarcoidosis. J Am Acad Dermatol 2013; **69**: 164-165
4) 厚生労働科学研究費補助金　難治性疾患克服研究事業　NOD2変異を基盤とするブラウ症候群/若年発症サルコイドーシスに対する診療基盤の開発に関する研究　平成22年度総括・分担研究報告書，研究代表者：神戸直智，千葉，2011
5) Rose CD et al: Blau syndrome revisited. Curr Opin Rheumatol 2011; **23**: 411-418
6) Falcini F et al: A 4-year-old with a rash. Lancet 1999; **354**: 40
7) Ikeda K et al: Ultrasonographic assessment reveals detailed distribution of synovial inflammation in Blau syndrome. Arthritis Res Ther 2014; **16**: R89
8) Okafuji I et al: Role of NOD2 genotype in the clinical phenotype of Blau syndrome and early-onset sarcoidosis. Arthritis Rheum 2009; **60**: 242-250
9) Kambe N et al: The cytosolic pattern-recognition receptor Nod2 and inflammatory granulomatous disorders. J Dermatol Sci 2005; **39**: 71-80
10) http://www.mhlw.go.jp/file/06-Seisakujouhou-10900000-Kenkoukyoku/0000067839.pdf

第2章

サルコイドーシスの診断法

2. サルコイドーシスの診断法

サルコイドーシスの診断基準と重症度分類

　サルコイドーシスは組織学的に類上皮細胞肉芽腫が証明され，かつ他疾患の除外ができてはじめて「組織診断群」として確定診断されることになるが，組織生検を得ることができない場合のために「臨床診断群」を規定してきた．本症は医療費の助成対象となる特定疾患であり，助成の基準を明確にするためにも明確な「臨床診断群」の規定をつくることが必要であった．厚生労働省の診断基準は1976年に作成され，2006年には学会の診断基準が改訂されたが，厚生労働省（特定疾患）の診断基準はそのままとなっていた．日本サルコイドーシス/肉芽腫性疾患学会と厚生労働省のびまん性肺疾患に関する調査研究班とが合同で診断基準の再度の改訂を企画したのが2013年であり，重症度分類と合わせて，2015年1月に新しい診断基準を確定することができた[1]．2015年1月から新たに難病法が施行され，指定難病であるサルコイドーシスの診断基準も以下のように刷新された．組織診断群に関しては，類上皮細胞肉芽腫が証明され，かつ，ほかの肉芽腫性疾患の除外ができること，さらに，全身性疾患であるので，特徴的な検査所見および全身の臓器病変を十分検討されていることを付け加えた．また，日常診療において眼病変，心臓病変，呼吸器病変は，非常に疾患特異的な臨床像を呈しても組織生検診断が得られない場合があるために，「これら3臓器のうちの2臓器でサルコイドーシスを強く示唆する臨床所見があり，かつ特徴的検査所見5項目中2項目が陽性の場合」に臨床診断群として認めるとした．この臨床診断群の診断基準が，本症をどの程度正しく診断しているかについては，現在のところエビデンスはない．従来の診断基準に比べて厳しい臨床診断基準であるが，ほかの臓器病変が前面に出ている場合には積極的に生検を行って組織診断とすべきであるという意図もある．また，ほかの臓器病変は，組織学的な証明がない限り，診断基準に含まれないが，診断の契機として，重要な所見であるので解説に加えた．

1 診断基準

【組織診断群】
　全身のいずれかの臓器で壊死を伴わない類上皮細胞肉芽腫が陽性であり，かつ，既知の原因の肉芽腫および局所サルコイド反応を除外できているもの．
　ただし，特徴的な検査所見（表1）および全身の臓器病変を十分検討することが必要である．

表1　特徴的な検査所見

①両側肺門リンパ節腫脹（BHL）
②血清アンジオテンシン変換酵素（ACE）活性高値または血清リゾチーム値高値
③血清可溶性インターロイキン-2受容体（sIL-2R）高値
④gallium-67 citrate シンチグラフィまたは fluorine-18 fluorodeoxygluose PET における著明な集積所見
⑤気管支肺胞洗浄液（BALF）検査でリンパ球比率上昇，CD4/CD8比が3.5を超える上昇

特徴的な検査所見5項目中2項目以上陽性の場合に陽性とする．

124

【臨床診断群】

類上皮細胞肉芽腫病変は証明されていないが，呼吸器，眼，心臓の3臓器中の2臓器以上において本症を強く示唆する臨床所見を認め，かつ，特徴的検査所見の5項目中2項目以上が陽性のもの．

付記
1. 皮膚は生検を施行しやすい臓器であり，皮膚に病変が認められる場合には，診断のためには積極的に生検を行うことが望まれる．微小な皮膚病変は皮膚科専門医でないと発見しづらいことがある．
2. 神経系をはじめとする他の臓器において，本症を疑う病変はあるが生検が得難い場合がある．このような場合にも，診断確定のためには全身の診察，諸検査を行って組織診断を得るように努めることが望まれる．
3. 臨床診断群においては類似の臨床所見を呈する他疾患を十分に鑑別することが重要である．

2 サルコイドーシスの診断手順

サルコイドーシスは以下の図1に従って診断されることを想定している．

サルコイドーシスは，自覚症状がなく検診で発見される病態から，多彩な各臓器症状や全身症状を呈する病態まで幅広い臨床症状を呈することが知られている．しかし，日本では，呼吸器科，眼科，循環器科領域の症状を訴えることが多いので，上記臓器のいずれかの当該臓器の各種検査で，臓器病変を強く示唆する臨床所見を確認することにより，サルコイドーシスに特

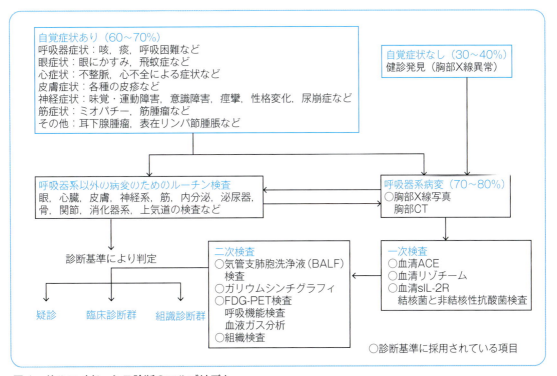

図1 サルコイドーシス診断のアルゴリズム

徴的な検査を実施し，診断する場合がある．また，上記以外の臓器病変の異常を認め，生検などで組織学的に乾酪壊死を伴わない類上皮細胞肉芽腫が証明されたことにより，サルコイドーシスを考え，全身検索と特徴的な検査の実施によりサルコイドーシスが診断される場合がある．どちらの場合もできる限り組織診断を加え，十分に除外診断を行うことが重要である．

3 各種臓器におけるサルコイドーシスを示唆する臨床所見

呼吸器系，眼，心臓，皮膚およびそれ以外の臓器におけるサルコイドーシスに特徴的な臨床所見およびサルコイドーシスの関連病態に伴う臓器病変を以下に示す．

サルコイドーシスの診断には基本的に組織学的診断が必要であるが，呼吸器系病変，眼病変および心臓病変に関しては組織学的証明がない場合でも，臓器別のサルコイドーシスを強く示唆する臨床所見の基準を満たせば，"臓器病変あり"とみなす．

a）呼吸器系病変の臨床所見

呼吸器系病変は肺胞領域の病変（胞隔炎）および気管支血管周囲の病変，肺門および縦隔リンパ節病変，気管・気管支内の病変，胸膜病変を含む．

表2の1）または2）がある場合，呼吸器系病変を強く示唆する臨床所見とする．

表2 呼吸器所見
1) 両側肺門リンパ節腫脹（BHL）
2) CT/HRCT 画像で気管支血管周囲間質の肥厚やリンパ路に沿った多発粒状影．リンパ路に沿った分布を反映した多発粒状影とは小葉中心性にも，小葉辺縁性（リンパ路のある胸膜，小葉間隔壁，気管支動脈に接して）にも分布する多発粒状影である．

b）眼病変の臨床所見

眼所見（表3）の6項目中2項目以上有する場合，眼病変を強く示唆する臨床所見とする．

表3 眼所見
1) 肉芽腫性前部ぶどう膜炎（豚脂様角膜後面沈着物，虹彩結節）
2) 隅角結節またはテント状周辺虹彩前癒着
3) 塊状硝子体混濁（雪玉状，数珠状）
4) 網膜血管周囲炎（主に静脈）および血管周囲結節
5) 多発するろう様網脈絡膜滲出斑または光凝固斑様の網脈絡膜萎縮病巣
6) 視神経乳頭肉芽腫または脈絡膜肉芽腫

参考となる眼病変：角膜乾燥症，上強膜炎・強膜炎，涙腺腫脹，眼瞼腫脹，顔面神経麻痺

c）心臓病変の臨床所見

心臓所見（徴候）は主徴候と副徴候に分けられ（表4），以下の1）または2）のいずれかを満たす場合，心臓病変を強く示唆する臨床所見とする．

1) 主徴候5項目中2項目以上が陽性の場合．
2) 主徴候5項目中1項目が陽性で，副徴候3項目中2項目以上が陽性の場合．

表4 心臓所見

1) 主徴候
   (a) 高度房室ブロック(完全房室ブロックを含む)または致死的心室性不整脈(持続性心室頻拍,心室細動など)
   (b) 心室中隔基部の菲薄化または心室壁の形態異常(心室瘤,心室中隔基部以外の菲薄化,心室壁肥厚)
   (c) 左室収縮不全(左室駆出率50%未満)または局所的心室壁運動異常
   (d) gallium-67 citrate シンチグラフィまたは fluorine-18 fluorodeoxygluose PET での心臓への異常集積
   (e) gadolinium 造影 MRI における心筋の遅延造影所見
2) 副徴候
   (a) 心電図で心室性不整脈(非持続性心室頻拍,多源性あるいは頻発する心室期外収縮),脚ブロック,軸偏位,異常Q波のいずれかの所見
   (b) 心筋血流シンチグラフィにおける局所欠損
   (c) 心内膜心筋生検:単核細胞浸潤および中等度以上の心筋間質の線維化

付記
1) 虚血性心疾患と鑑別が必要な場合は,冠動脈検査(冠動脈造影,冠動脈 CT あるいは心臓 MRI)を施行する.
2) 心臓以外の臓器でサルコイドーシスと診断後,数年を経て心臓病変が明らかになる場合がある.そのため定期的に心電図,心エコー検査を行い,経過を観察する必要がある.
3) 心臓限局性サルコイドーシスが存在する.
4) 乾酪壊死を伴わない類上皮細胞肉芽腫が,心内膜心筋生検で観察される症例は必ずしも多くない.したがって,複数のサンプルを採取することが望ましい.
5) fluorine-18 fluorodeoxygluose PET は,非特異的(生理的)に心筋に集積することがあるので撮像条件に注意が必要である.

d) 皮膚病変の臨床所見

表5に示す.

表5 皮膚所見

①皮膚サルコイド(特異的病変)
 i. 結節型
 ii. 局面型
 iii. びまん浸潤型
 iv. 皮下型
 v. その他(苔癬様型,結節性紅斑様,魚鱗癬型,その他のまれな病変)
②瘢痕浸潤
皮膚病変を強く示唆する臨床所見として肉芽腫の組織学的証明が必要

付記
肉芽腫のみられない非特異的病変として結節性紅斑を伴うことがあるが日本ではまれである.

e) 呼吸器系,眼,心臓,皮膚以外の臓器におけるサルコイドーシスを強く示唆する臨床所見

呼吸器系,眼,心臓,皮膚以外の臓器におけるサルコイドーシスを強く示唆する臨床所見にはCT,MRI,超音波,各種内視鏡,gallium-67 citrate シンチグラフィや fluorine-18 fluorodeoxygluose PET などの画像所見が含まれる(表6).呼吸器系,眼,心臓,皮膚以外の臓器においてサルコイドーシスを強く示唆する臨床所見を確定する際は,全身のいずれかの臓器において類上皮細胞肉芽腫の証明を必要とする.

4 除外規定

以下の除外規定に従って,十分に鑑別診断を行う.
①原因既知あるいは別の病態の全身性疾患を除外する:悪性リンパ腫,ほかのリンパ増殖性疾患,癌(癌性リンパ管症),結核,結核以外の肉芽腫を伴う感染症(非結核性抗酸菌症,真

2. サルコイドーシスの診断法

表6 その他の臓器所見

```
1) 神経病変
  ①中枢神経
    a. 実質内肉芽腫性病変
      a-1. 限局性腫瘤病変
      a-2. びまん性散在性肉芽腫性病変
      a-3. 脊髄病変
    b. 髄膜病変
      b-1. 髄膜炎・髄膜脳炎
      b-2. 肥厚性肉芽腫性硬膜炎
    c. 水頭症
    d. 血管病変
      d-1. 血管炎
      d-2. 脳室周囲白質病変
      d-3. 静脈洞血栓症
    e. 脳炎
  ②末梢神経
    a. 脳神経麻痺
      a-1. 顔面神経麻痺
      a-2. 舌咽・迷走神経障害
      a-3. 聴神経障害
      a-4. 視神経障害
      a-5. 三叉神経障害
      a-6. 嗅神経障害
      a-7. その他の脳神経の障害
    b. 脊髄神経麻痺
      b-1. 多発性単神経炎
      b-2. 多発神経炎 (small fiber neuropathy を含む)
      b-3. 単神経麻痺
      b-4. その他の障害：神経根障害，馬尾症候群など
2) 肝病変：肝腫，多発性結節
3) 脾病変：脾腫，脾機能亢進症，多発性結節
4) 消化管病変：潰瘍，粘膜肥厚，隆起性病変
5) 腎病変：腎腫瘤，カルシウム代謝異常に伴う腎病変，尿細管間質性腎炎，肉芽腫性腎炎，糸球体腎炎，腎血管炎
6) 胸郭外リンパ節病変：表在性リンパ節腫大，腹腔内リンパ節腫大など
7) 外分泌腺病変：耳下腺腫大，顎下腺腫大，涙腺腫大
8) 上気道病変：鼻腔病変，上気道腫瘤
9) 骨病変：レース状の骨梁像，溶骨性病変，円形嚢胞状骨透亮像
10) 筋病変
  ①急性～亜急性筋炎型
  ②慢性ミオパチー
  ③腫瘤型ミオパチー
11) 関節病変：関節の腫脹，変形
12) 生殖器病変：子宮，精巣，精巣上体，精索などの腫瘤
13) その他病変：骨髄病変，膵病変，胆道・胆嚢病変，腹膜病変，乳腺病変，甲状腺病変など
```

付記
サルコイドーシスでは，以下のような関連病態（およびそれに伴う臓器病変）を呈しうる．これらの関連病態は "臓器病変を強く示唆する臨床所見" とはならないが，サルコイドーシスに伴う所見として重要であるため，ここに記載する．
①カルシウム代謝異常（高カルシウム血症，高カルシウム尿症，腎結石，尿路結石）
②下線を引いた神経病変
③下線を引いた腎臓病変

菌症など），Behçet 病，アミロイドーシス，多発血管炎性肉芽腫症（Wegener 肉芽腫症），IgG4 関連疾患など．

②異物，癌などによるサルコイド反応．

③他の肺肉芽腫を除外する：ベリリウム肺，じん肺，過敏性肺炎など．

④巨細胞性心筋炎を除外する．

⑤原因既知のブドウ膜炎を除外する：ヘルペス性ぶどう膜炎，HTLV-Ⅰ関連ぶどう膜炎，Posner-Schlossman 症候群など．

⑥他の皮膚肉芽腫を除外する：環状肉芽腫，annular elastolytic giant cell granuloma，リポイド類壊死，Melkerson-Rosenthal症候群，顔面播種状粟粒性狼瘡，酒皶など．
⑦他の肝肉芽腫を除外する：原発性胆汁性肝硬変など．

5 診断および経過観察における注意事項

　サルコイドーシスは同時性および異時性に多臓器に病変を有する全身性疾患であるので，既往歴の確認を十分に行い，各種臓器病変の有無を経時的に検討する必要がある．また，サルコイドーシスとして各臓器の診断の手引きから典型的な症例で組織学的な検討が困難な場合でも臨床診断群として，申請し，治療ができるようにした．この場合も十分に鑑別診断を行うことが前提である．また，サルコイドーシスを疑うが，上記の基準を満たさない症例において治療の必要がない場合には，疑診として経過観察を行うこととする．一方，疑診でも心臓サルコイドーシスや中枢神経サルコイドーシスを強く疑い，生命の危険が想定される場合は治療的診断として，診断に先行して治療を行う場合があることを付記する．

6 サルコイドーシスの重症度分類 (表7)

表7　サルコイドーシスの重症度分類

次の3項目によるスコアで判定する．
1. 罹患臓器数
　　1または2臓器病変　　　　　　　　　　　　　　　　1点
　　3臓器病変以上または心臓病変合併　　　　　　　　　2点
2. 治療の必要性の有無（全身ステロイド治療，全身免疫抑制薬治療）
　　治療なし　　　　　　　　　　　　　　　　　　　　0点
　　必要性はあるが治療なし　　　　　　　　　　　　　1点
　　治療あり　　　　　　　　　　　　　　　　　　　　2点
3. サルコイドーシスに関連した各種臓器の身体障害の認定の程度
　　身体障害なし　　　　　　　　　　　　　　　　　　0点
　　身体障害3級または4級　　　　　　　　　　　　　1点
　　身体障害1級または2級　　　　　　　　　　　　　2点

合計スコアによる判定
重症度　Ⅰ　　　　　　　　　　　　　　　　　　　　　1点
重症度　Ⅱ　　　　　　　　　　　　　　　　　　　　　2点
重症度　Ⅲ　　　　　　　　　　　　　　　　　　　　　3または4点
重症度　Ⅳ　　　　　　　　　　　　　　　　　　　　　5または6点

重症度ⅢとⅣを助成対象とする．

　平成26年10月21日に制定された難病法（難病の患者に対する医療等に関する法律）に基づき，サルコイドーシスの認定は診断基準と重症度分類によりなされるようになり，日本サルコイドーシス/肉芽腫性疾患学会と厚生労働省研究費補助金難治性疾患政策研究事業びまん性肺疾患に関する調査研究班が中心となり，重症度分類は作成された(表8)．

2. サルコイドーシスの診断法

表 8　サルコイドーシス診断基準改定委員会の構成

1. 日本サルコイドーシス/肉芽腫性疾患学会
四十坊典晴，山口哲生，吾妻安良太，宮崎英士，長井苑子，鈴木栄一，森本紳一郎，石原麻美，岡本祐之，西山和利，杉山幸比古，工藤翔二，西村正治，本間栄

2. 厚生労働省研究費補助金難治性疾患政策研究事業びまん性肺疾患に関する調査研究班
研究代表者　本間栄
研究分担者　西村正治
研究協力者　山口哲生，四十坊典晴，山口悦郎

3. 専門部会
1) 呼吸器部会（日本呼吸器学会びまん性肺疾患部会）
吾妻安良太，井上義一，鈴木栄一，本間栄，長井苑子，山口哲生，杉山幸比古
2) 循環器部会　（日本循環器学会）
森本紳一郎，寺崎文生，磯部光章
3) 眼科部会（日本眼科学会）
石原麻美，後藤浩
4) 皮膚科部会（日本皮膚科学会）
岡本祐之，伊崎誠一
5) 神経・筋部会（日本神経学会）
西山和利

文献

1) 四十坊典晴，山口哲生：わが国におけるサルコイドーシスの診断基準と重症度分類．日サ会誌 2015; **35**: 3-8

2 サルコイドーシスの診断に有用とされる各種検査の解析

　サルコイドーシスは原因不明の全身性(多臓器性)肉芽腫性疾患でその病理像は類上皮細胞肉芽腫を特徴とする．診断に際しての基本は①非乾酪性類上皮細胞肉芽腫を確認すること，②各臓器に特徴的な臨床所見を認めること，③サルコイドーシスに頻度の高い特徴的な検査所見を認めることの3条件を中心に検討することが重要とされている．そのなかでもBALFはCD4陽性Tリンパ球増多がその特徴とされる．しかし，喫煙の影響を受けることから，非喫煙者と喫煙者別にカットオフ値も含めて，診断時の胸部X線病期ごとに解析した報告はほとんど認められない[1〜6]．今回，組織学的に類上皮細胞肉芽腫が証明された516例の診断時のACE活性，血清リゾチーム活性，血清免疫グロブリンG(IgG)，ツベルクリン反応(ツ反)，BALF所見，ガリウムシンチグラフィ所見を胸部X線病期ごとに比較検討し，病期ごとの各種検査の陽性率に関して解析を加えたのでここに解説する．

1 検討した対象と方法

　対象患者は診断時に血清ACE，血清リゾチーム，血清IgG，ツ反，BALF，ガリウムシンチグラフィを検査しており，組織学的に類上皮細胞肉芽腫を証明し，サルコイドーシスと診断された516例(従来の診断基準[7,8]で組織診断群)を対象とした．胸部X線病期は病期0が150例，病期Ⅰが256例，病期Ⅱが86例，病期Ⅲが24例であった．非喫煙者が232例で喫煙者が284例であった．眼病変は516例中375例(72.7%)に認められ，病期0では137例(91.3%)，病期Ⅰでは174例(68.0%)，病期Ⅱでは53例(61.6%)，病期Ⅲでは11例(45.8%)であった．

　当院で採用している検査値の正常範囲に関しては血清ACEでは14.1〜23.7U/mL 37℃(以下37℃を省略)で，血清リゾチームでは4.2〜11.5μg/mLで血清IgGでは870〜1,700mg/dLであり，それぞれのカットオフ値を23.7U/mL，11.5μg/mL，1,700mg/dLとした．ツ反は長径が9mm以下の場合にサルコイドーシスに合致した所見とし，陽性とした．BALF所見はリンパ球比率とCD4/CD8比に関し，解析を行った．喫煙者284例中6例でリンパ球比率が低くCD4/CD8比は解析できなかった．CD4/CD8比の陽性率の検討では解析できなかった症例は陰性とした．ガリウムシンチグラフィは縦隔および肺野への集積の有無を検討した．

2 胸部X線病期別の各検査結果

a) 血清ACE，血清リゾチームと血清IgG値とその陽性率

　516例の血清ACE，血清リゾチーム，血清IgGの平均値は24.9U/mL，13.3μg/mL，1,380mg/dLであり，全体の陽性率はそれぞれ49.8%，51.7%，13.8%であった．血清ACEと血清リゾチームに比較し，血清IgGの陽性率は極めて低かった(表1)．病期0では血清ACEと血清リゾチームの平均値は20.2U/mLと9.7μg/mLであり，陽性率はそれぞれ30.0%と24.0%

表1 サルコイドーシス病期ごとの血中ACE活性，リゾチーム，免疫グロブリンG（IgG）値およびその陽性率

病期	n	ACE (U/mL)	リゾチーム (μg/mL)	IgG (mg/dL)
病期0	150	20.2 (7.2) *	9.7 (3.5) **	1,350 (290)
病期I	256	26.3 (9.0) #	13.6 (6.5)	1,370 (309)
病期II	86	29.2 (10.3)	18.2 (12.0)	1,440 (353)
病期III	24	23.7 (13.5) #	15.2 (7.0)	1,440 (317)
計	516	24.9 (9.5)	13.3 (7.7)	1,380 (312)
病期	n	ACE (U/mL)	リゾチーム (μg/mL)	IgG (mg/dL)
病期0	150	45 (30.0) *	36 (24.0) **	18 (12.0)
病期I	256	145 (56.6)	152 (59.3)	30 (11.7)
病期II	86	58 (67.4)	64 (74.4)	19 (22.1) ##
病期III	24	9 (37.5) #	15 (62.5)	4 (16.7)
計	516	257 (49.8)	267 (51.7)	71 (13.8)

データは平均（標準偏差）または陽性症例数（％）で表した．
＊：$p < 0.0001$ vs. 病期Iまたは病期II，＊＊：$p < 0.0001$ vs. 病期I，病期IIまたは病期III，
＃：$p < 0.01$ vs. 病期II，＃＃：$p < 0.05$ vs. 病期0または病期I

であり，ほかの病期に比較し，陽性率が有意に低かった．病期IIIの血清ACEの平均は23.7 U/mLで陽性率は37.5％で病期Iと病期IIに比較し有意に低値であった．

b）ツ反の成績と年齢ごとの解析

516例のサルコイドーシス患者のツ反の陰性は69.2％に認められ，病期0，病期I，病期II，病期IIIではそれぞれ64.0％，68.8％，77.4％，87.5％であり，年齢10歳ごとの解析でもほとんど差は認められなかった（詳細な結果は文献9参照）．

c）BALF所見の解析

BALF所見は非喫煙者と喫煙者に分け，解析を行った．リンパ球比率とCD4/CD8比の非喫煙者と喫煙者別の分布を図1に示す．非喫煙者232例のリンパ球比率とCD4/CD8比の平均は44.0％と6.02で，喫煙者284例のリンパ球比率と278例のCD4/CD8比の平均は20.2％と4.95であり，非喫煙者は喫煙者に比較し，リンパ球比率とCD4/CD8比は有意に高値であった．病期0，病期I，病期II，病期IIIの非喫煙者群のリンパ球比率はそれぞれ36.8％，47.2％，51.0％，47.1％であり，病期0，病期I，病期II，病期IIIの非喫煙者群のCD4/CD8比の平均はそれぞれ4.77，7.24，5.88，4.40であった．病期0，病期I，病期II，病期IIIの喫煙者群のリンパ球比率はそれぞれ16.3％，22.0％，20.7％，17.1％であり，病期0，病期I，病期II，病期IIIの喫煙者群のCD4/CD8比の平均はそれぞれ5.29，4.93，4.76，4.31であった（表2）．

大規模な研究での健常非喫煙者（$n = 272$）と健常喫煙者（$n = 64$）のBALFのリンパ球比率の平均は10.69％と5.2％と報告されている（詳細な結果は文献1を参照）．カットオフ値を非喫煙者では20％，25％，30％に，喫煙者では10％，15％，20％に設定し，解析を行った．非喫煙者ではカットオフ値を30％にした場合に全体では76.7％が陽性であり，病期0，病期I，病期II，病期IIIの非喫煙者群のリンパ球比率の陽性率はそれぞれ65.1％，80.6％，96.6％，75.0％であった．喫煙者ではカットオフ値を10％にした場合に全体では75.4％が陽性であり，病期0，病期

2. サルコイドーシスの診断に有用とされる各種検査の解析

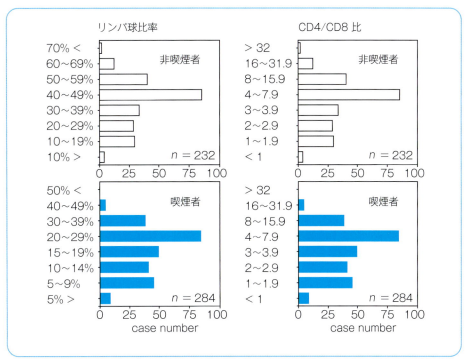

図1 サルコイドーシス患者における喫煙別に分析したBALF中のリンパ球比率とCD4/CD8比の分布

表2 サルコイドーシス病期ごとの気管支肺胞洗浄液（BARF）中リンパ球比率とCD4/CD8比

非喫煙者				
病期	n	リンパ球比率	n	CD4/CD8
病期0	83	36.8 (14.7)	83	4.77 (3.44)
病期I	108	47.2 (17.1)*	108	7.24 (6.03)#
病期II	29	51.0 (11.4)*	29	5.88 (3.38)
病期III	12	47.1 (24.6)**	12	4.40 (2.96)
計	232	44.0 (16.9)	232	6.02 (4.92)
喫煙者				
病期	n	リンパ球比率	n	CD4/CD8
病期0	67	16.3 (9.7)	64	5.29 (3.82)
病期I	148	22.0 (14.7)##	146	4.93 (3.66)
病期II	57	20.7 (11.7)	56	4.76 (3.41)
病期III	12	17.1 (19.3)	12	4.31 (2.96)
計	284	20.2 (13.5)+	278	4.95 (3.72)++

データは平均（標準偏差）で表した．
*: $p < 0.0001$ vs. 病期0, **: $p < 0.05$ vs. 病期0, #: $p < 0.001$ vs. 病期0,
##: $p < 0.01$ vs. 病期0, +: $p < 0.0001$ vs. 非喫煙者, ++: $p < 0.001$ vs. 非喫煙者

I，病期II，病期IIIの喫煙者群のリンパ球比率の陽性率はそれぞれ70.1%，75.7%，84.2%，58.3%であった．リンパ球比率のカットオフ値は非喫煙者では30%，喫煙者では10%が妥当と

2. サルコイドーシスの診断法

考えられ，その場合，全体では 76.0% が陽性で，病期 0，病期 I，病期 II，病期 III ではそれぞれ 67.3%，77.7%，88.4%，66.7% が陽性であった．

CD4/CD8 比のカットオフ値は従来から報告されている 3.5 で解析を行った（詳細な結果は文献を参照）．非喫煙者では 63.4% が陽性で，喫煙者では 55.6% が陽性であり，全体では 59.1% が陽性であった．病期 0，病期 I，病期 II，病期 III の非喫煙者群の CD4/CD8 比の陽性率はそれぞれ 44.6%，75.9%，75.9%，50.0% で，病期 0，病期 I，病期 II，病期 III の喫煙者群の CD4/CD8 比の陽性率はそれぞれ 55.2%，58.1%，56.1%，25.0% であり，全体では病期 0，病期 I，病期 II，病期 III でそれぞれ 49.7%，65.6%，62.8%，37.5% が陽性であった．

リンパ球比率と CD4/CD8 比がともに陽性である割合は非喫煙者では 54.3% で，喫煙者では 47.5% であり，全体では 50.6% が陽性であった．病期 0，病期 I，病期 II，病期 III の非喫煙者群でリンパ球比率と CD4/CD8 比がともに陽性である割合はそれぞれ 38.6%，62.0%，75.9%，41.6% で，病期 0，病期 I，病期 II，病期 III の喫煙者群でリンパ球比率と CD4/CD8 比がともに陽性の割合はそれぞれ 44.8%，50.0%，49.1%，25.0% であり，全体では病期 0，病期 I，病期 II，病期 III でそれぞれ 41.3%，55.1%，58.1%，33.3% が陽性であった．

リンパ球比率と CD4/CD8 比の少なくともひとつが陽性である割合は非喫煙者では 88.8% で，喫煙者では 83.8% であり，全体では 86.0% が陽性であった．病期 0，病期 I，病期 II，病期 III の非喫煙者群でリンパ球比率と CD4/CD8 比が少なくともひとつが陽性である割合はそれぞれ 78.3%，94.4%，96.6%，91.7% で，病期 0，病期 I，病期 II，病期 III の喫煙者群でリンパ球比率と CD4/CD8 比の少なくともひとつが陽性の割合はそれぞれ 80.6%，84.5%，91.2%，58.3% であり，全体では病期 0，病期 I，病期 II，病期 III で 79.3%，88.7%，93.0%，75.0% が陽性であった（表 3）．

どちらかひとつが陽性である場合に BALF 検査陽性とした．

表 3 サルコイドーシス病期ごとの気管支肺胞洗浄液（BALF）中リンパ球比率と CD4/CD8 比の陽性率

非喫煙者				
病期	n	CD4/CD8 > 3.5	Lym > 30% and CD4/CD8 > 3.5	Lym > 30% and/or CD4/CD8 > 3.5
病期 0	83	37 (44.6)	32 (38.6)	65 (78.3)
病期 I	108	82 (75.9)[#]	67 (62.0)[*]	102 (94.4)
病期 II	29	22 (75.9)[**]	22 (75.9)[*,##]	28 (96.6)
病期 III	12	6 (50.0)	5 (41.7)	11 (91.7)
計	232	147 (63.4)	126 (54.3)	206 (88.8)

喫煙者				
病期	n	CD4/CD8 > 3.5	Lym > 30% and CD4/CD8 > 3.5	Lym > 30% and/or CD4/CD8 > 3.5
病期 0	67	37 (55.2)[##]	30 (44.8)	54 (80.6)
病期 I	148	86 (58.1)[##]	74 (50.0)	125 (84.5)
病期 II	57	32 (56.1)[##]	28 (49.1)	52 (91.2)
病期 III	12	3 (25.0)	3 (25.0)	7 (58.3)
計	284	158 (55.6)	135 (47.5)	238 (83.8)

データは陽性症例数（%）で表した．
[*]：$p < 0.05$ vs. 病期 0，[**]：$p < 0.01$ vs. 病期 0，[#]：$p < 0.0001$ vs. 病期 0，[##]：$p < 0.05$ vs. 病期 III

d）ガリウムシンチグラフィ所見の解析

516 例の縦隔リンパ節への集積亢進が認められた割合は 80.2％であり，肺野への集積亢進が認められた割合は 12.0％であり，少なくともどちらか一方に集積亢進が認められる割合は 82.2％であった．病期 0，病期Ⅰ，病期Ⅱ，病期Ⅲで縦隔リンパ節への集積亢進が認められた割合はそれぞれ 55.3％，94.9％，91.9％，37.5％であり，病期 0，病期Ⅰ，病期Ⅱ，病期Ⅲで肺野への集積亢進が認められた割合はそれぞれ 2.7％，6.6％，36.0％，41.7％であった．病期 0，病期Ⅰ，病期Ⅱ，病期Ⅲで少なくともどちらか一方に集積亢進が認められる割合はそれぞれ 56.7％，95.7％，92.9％，62.5％であった．

サルコイドーシスの診断に有用とされる各種検査に関して胸部 X 線病期ごとに解析を加えた．ツ反とガリウムシンチグラフィは陽性率が高いが，ACE とリゾチームの陽性率はいずれも 50％程度であり，BHL もなく，肺病変もない病期 0 では陽性率が低い．病期 0 では BALF，ツ反，ガリウムシンチグラフィの陽性率が高いので，総合的に検査を行い，診断する必要がある．

3 追記

その後，サルコイドーシスの新しい診断基準の特徴的な検査項目を検討するために，2006 年に診断基準の検査項目に追加された血清カルシウム，サルコイドーシスに対する陽性率が高いとされている血清可溶性インターロイキン-2 受容体（sIL-2R）も加え，組織学的にサルコイドーシスと診断された 118 例を用いて，検討を行った[10]．ACE は 60.2％，リゾチームは 39.8％，ACE かリゾチームのどちらかでは 70.3％，sIL-2R は 82.2％，カルシウムは 1.7％で陽性であった．ツ反は 65.2％で陰性であり，ガリウムシンチグラフィでは 90.7％で縦隔，肺門または肺野に集積を認めた．BALF 検査ではリンパ球増多が 74.6％，CD4/CD8 比上昇は 68.6％であり，91.5％でどちらか一方で陽性の所見を認めた．

日本では広範な BCG 接種の普及のため，乳幼児の場合には偽陽性の影響のため，正確な値を任意の年齢に対して求めるのは困難であるが，推定として年齢階層別結核既感染率は 2010 年の時点では，5 歳 0.2％，10 歳 0.5％，15 歳 0.8％，20 歳 1.6％，40 歳 5.4％，50 歳 10.4％，60 歳 23.7％，70 歳 48.7％とされ，結核の既感染率が 1980 年で 37.0％，1990 年で 31.0％，2000 年で 25.7％，2010 年で 20.4％と低下傾向が推定されている[11]．このように成人の結核の既感染率が著しく低下するなか，ツ反陰性を陽性所見として，サルコイドーシスの特徴的な検査所見とすることの意義を確認するためにツ反がサルコイドーシスの活動性を反映しているかどうかを検討した．ツ反陰性群と陽性群において，特徴的な検査はいずれも有意差がなく，ツ反陰性群において活動性が高いという結果は得られなかった[10]．ツ反陰性をサルコイドーシスの特徴的な検査所見とすることは問題があると考えられた．

FDG-PET に関して検討していないが，心臓サルコイドーシスに保険収載が認められており，FDG-PET もガリウムシンチグラフィに併記して特徴的な検査項目として取り上げたい．

以上の結果から，新しいサルコイドーシスの診断基準の特徴的な検査項目としては BHL に加えて，sIL-2R，ACE またはリゾチーム，ガリウムシンチグラフィまたは FDG-PET，BALF 検査が望ましいと考えられ，採用された（第 2 章-1「サルコイドーシスの診断基準と重症度分類」参照）．

2. サルコイドーシスの診断法

文献

1) 四十坊典晴ほか：肺の炎症の免疫学的解析法．臨床検査 2002; **46**: 909-918
2) 本橋典久, 吾妻安良太：気管支・肺胞洗浄液．サルコイドーシスとその他の肉芽腫性疾患, 日本サルコイドーシス/肉芽腫性疾患学会（編）, 克誠堂出版, 東京, 2006; p170-174
3) 佐藤滋樹：気管支肺胞洗浄液検査．日臨 2002; **809**: 1766-1771
4) 四十坊典晴ほか：気管支肺胞洗浄液検査．サルコイドーシス, 泉 孝英（編）, 最新医学社, 大阪, 2002; p102-109
5) 大原國俊ほか：気管支肺胞洗浄が追加されたサルコイドーシス臨床診断基準改定と眼サルコイドーシス診断．日サ会誌 2003; **23**: 53-56
6) Costabel U et al: Diagnostic approach to sarcoidosis. Eur Respir Mono 2005; **10**: 259-264
7) 平賀洋明：サルコイドーシス分科会報告．厚生省特定疾患「びまん性肺疾患」調査研究班, 昭和63年度研究報告書, 1989; p13
8) 厚生省びまん性肺疾患調査研究班：サルコイドーシス．難病の診断と治療指針．厚生省保険医療局疾病対策課（監修）, 1997; p62-65
9) 四十坊典晴ほか：類上皮細胞肉芽腫を証明したサルコイドーシス516例における各種検査所見の解析．日サ会誌 2007; **27**: 29-35
10) 四十坊典晴, 山口哲生：サルコイドーシス診断基準における特徴的な検査項目の検討．厚生労働省科学研究費補助金 難病性疾患克服研究事業 びまん性肺疾患に関する調査研究 平成25年度研究報告書, 2014: p359-362
11) 大森正子：結核感染者数の推計（pdf file）（2009.5.7）- 結核予防会結核研究所 www.jata.or.jp/rit/ekigaku/index.php/download.../961/

3 サルコイドーシスの診断・検査に関するQ&A

Q1 サルコイドーシスの診断と公費助成認定はどのように行われますか？

　サルコイドーシスは原因不明の全身性の肉芽腫性疾患であり，肺，リンパ節，眼，心臓，皮膚，神経などの全身に病変が認められることがあります．非常に多彩であり，日本においてはサルコイドーシスの診断はサルコイドーシスの診断基準と診断の手引きに基づき行われます．

　日本においては1972年に当時の厚生省により難病克服事業が開始されており，サルコイドーシスはその特定疾患のなかで調査研究が開始された最も歴史の古い疾患のひとつです．サルコイドーシスの診断基準と診断の手引きは1976年に厚生省特定疾患びまん性肺疾患研究班により作成され，一部改訂され，長年使用されてきました（表1）[1,2]．

　その後，日本サルコイドーシス学会/肉芽腫性疾患学会を中心に再検討され，2006年に「サルコイドーシスの診断基準と診断の手引き—2006」が公表されました[3,4]．その後，さらに2015年に新しい診断基準が改訂されました[5]．

- 1976年版：厚生省班会議で策定され，一部改訂され，長く特定疾患の公費助成の診断基準として使われたもの
- 2006年版：日本サルコイドーシス/肉芽腫性疾患学会と関連学会との共同でつくられ，学

表1　サルコイドーシスの診断基準（厚生労働省特定疾患びまん性肺疾患調査研究班）の要約

サルコイドーシスの所見
1）病理組織学的所見 　　類上皮細胞からなる乾酪性壊死を伴わない肉芽腫病変． 2）検査所見 　　（a）ツベルクリン反応　　陰性 　　（b）γ-グロブリン　　上昇 　　（c）血清ACE　　上昇 　　（d）血清リゾチーム　　上昇 　　（e）^{67}Ga集積像　　陽性（リンパ節，肺など） 　　（f）気管支肺胞洗浄液（BALF）の総細胞数・リンパ球増加，CD4/8の上昇 　　※：気管支肺胞洗浄液所見については喫煙歴を考慮する．
診断の基準
①組織診断群（確実） 　　本症を示唆する何らかの臨床・検査所見があり，1）が陽性． ②臨床診断群（ほぼ確実）；いずれかの臨床所見があり，1）の（a）（ツベルクリン反応陰性）または（c）（血清ACE上昇）を含む3項目以上陽性． ※；診断にあたっては，下記の病態を除外すること ①原因既知あるいは別の病態の疾患，たとえば悪性リンパ腫，結核，肺癌（癌性リンパ管症），ベリリウム肺，じん肺，過敏症肺炎など． ②異物，癌などによるサルコイドの局所反応．

2. サルコイドーシスの診断法

会では利用されたが特定疾患の公費助成の診断基準は1976年版が使用され続けた．
○2015年版：学会と厚生労働省の認定基準と共通のものとして新たに策定された．重症度分類も新たにつくられた．

3つの診断基準はともに，組織診断群と臨床診断群に分けて，診断されます．両診断群ともにサルコイドーシスとして厚生労働省の難治性疾患克服事業の特定疾患として認定されます．

文献

1) 平賀洋明：サルコイドーシス分科会報告．厚生省特定疾患「びまん性肺疾患」調査研究班，昭和63年度研究報告書，1989; p13
2) 厚生省びまん性肺疾患調査研究班：サルコイドーシス．難病の診断と治療指針．厚生省保険医療局疾病対策課(監修)，1997; p62-65
3) サルコイドーシスに関する診断基準と診断の手引き—2006 要約．日サ会誌 2006; **26**: 77-82
4) サルコイドーシスに関する診断基準と診断の手引き—2006 要約．日サ会誌 2007; **27**: 89-102
5) 四十坊典晴，山口哲生：わが国におけるサルコイドーシスの診断基準と重症度分類．日サ会誌 2015; **35**: 3-8

Q2 サルコイドーシスで行うべき検査とその意味は(循環器以外)?

　自覚症状がなく，健康診断の胸部X線像で異常を指摘される場合と，眼症状，呼吸器症状，不整脈などの循環器症状からサルコイドーシスが疑われる場合があります．サルコイドーシス患者はBHLや肺野病変を認めることが多いので，呼吸器内科を紹介されることが多いです．一般的には胸部単純X線写真，胸部CT，採血をまず行い，サルコイドーシスが疑わしい場合は精密検査を勧める場合が多いです．

　検査としては，病変の広がりを確認するための画像診断(単純X線写真，CT，エコー，ガリウムシンチグラフィ，MRI，FDG-PETなどがあり，臓器病変ごとにその有用性が異なります)，組織学的な診断に重要な各種生検(肺生検，リンパ節生検，皮膚生検など)，鑑別診断に重要な各種検査[血液尿検査(血算，生化学(肝機能，腎機能，カルシウムなど)，蛋白分画，免疫グロブリン，リゾチーム，ACE，sIL-2R，KL-6，ツベルクリン反応(ツ反)，BALFなど]があります．その他，鑑別診断のために結核検査，真菌検査も必要な検査です．

　サルコイドーシスは全身性の肉芽腫性疾患であり，肺，リンパ節，眼，心臓，皮膚，神経などの全身に病変が認められることがあり，非常に多彩です．日本においてはサルコイドーシスの診断はサルコイドーシスの診断基準と診断の手引きに基づき行われます．

　ここでは代表的な各種検査に関して説明を加えます(ただし，各種画像に関する検査や生検に関する検査はそれぞれの各論の項で詳しく記載されているので，参照のこと)．サルコイドーシスはひとつひとつの検査では診断できず，各種検査を行い，総合的にサルコイドーシスと診断します．

1 ACE (1976年版，2006年版，2015年版の診断基準でサルコイドーシスのマーカーとして採用)

　保険収載での検査名はアンジオテンシンI転換酵素であり，難病認定の個人調査票ではこの名称を採用し，変更されています．

　ACEはアンジオテンシンIをIIに変換する酵素であり，ヒトでは血管内皮に膜結合型として広く分布し，健常者では血管内皮膜結合型ACEが血中で可溶型ACEとなり循環しています．しかし，サルコイドーシスでは肉芽腫内の類上皮細胞を含む単球系細胞からACEが産生されていると考えられており，血清ACE値は肉芽腫の総量を反映するとされています．サルコイドーシスにおける感度は30%から60%と報告されています[1～3]．しかし，ACE遺伝子型により血清ACEは影響されるため，注意が必要です．

2 リゾチーム (1976年版，2015年版の診断基準でサルコイドーシスのマーカーとして採用．保険適用がない)

　単球，マクロファージから産生される酵素です．サルコイドーシスにおける感度は30%から60%と報告されています．血清リゾチーム値も肉芽腫の総量を反映するとされています[1,2,4]．ACE値が遺伝子多型により低値となる場合に併用する意義があると考えられています．2015年

版診断基準では ACE またはリゾチームの上昇が特徴的な検査項目のひとつとして採用させています．

3 γグロブリン （1976 年版の診断基準でサルコイドーシスのマーカーとして採用．2006 年版，2015 年版の診断基準では採用されていない）

サルコイドーシス患者の免疫異常として B 細胞機能亢進による免疫グロブリン局所産生が高まった結果，血清 γ グロブリンが高値となると考えられています．しかし，診断時の日本の陽性率は 10～30% と低いと報告されています[1]．遷延例において，高値が持続する場合はマーカーとなる可能性がありますが，診断のためのマーカーとしては有用性が低いとされます．

4 カルシウム （2006 年版の診断基準でのみサルコイドーシスのマーカーとして採用）

サルコイドーシスでは血中および尿中カルシウムが高値となることが報告されています．類上皮細胞肉芽腫形成において活性化ビタミン D である $1,25(OH)_2D_3$ が産生されることにより，高カルシウム血症や高カルシウム尿症が起こるとされます．また，サルコイドーシスにおいては高カルシウム血症の原因となる副甲状腺ホルモン関連ペプチド産生が高まっているという報告もあります．しかし，高カルシウム血症や高カルシウム尿症は日本人のサルコイドーシスにおいては頻度が低い検査値異常とされています[3]．

5 ツ反 （1976 年版，2006 年版の診断基準でサルコイドーシスのマーカーとして採用されたが，2015 年版の診断基準では特徴的な検査項目から除かれた）

ツ反は結核菌感染の有無を判断するための皮膚テストであり，非結核性疾患の判定のための検査ではありません．しかし，疾患・病態によってはツ反が減弱化する場合があり，有用な検査とされています．サルコイドーシスの場合は病変局所では細胞性免疫が亢進しているが，全身的には細胞性免疫が低下しているために，ツ反は減弱化する場合が多く，日本においては 50～70% で陰性化（減弱化は以前のツ反との成績と比較して反応が低下しているということですが，過去の成績が入手困難な場合が多いので，陰性の成績で代用しています）していると報告されています[1,3]．

6 気管支肺胞洗浄液（BALF）検査 （1976 年版，2006 年版，2015 年版の診断基準でサルコイドーシスのマーカーとして採用）

気管支ファーバースコープを用いて肺を生理的食塩水で洗浄し，回収した洗浄液中の細胞成分や液性成分を分析する検査が気管支肺胞洗浄液（BALF）検査と呼ばれています．びまん性肺疾患の診断や活動性評価などのために広く行われている検査です．サルコイドーシスにおいては，①総細胞数の増加，②リンパ球比率の増加，③リンパ球サブセット CD4/CD8 比の上昇の 3 つが異常所見と報告されています．BALF 検査は喫煙の影響を受け，喫煙により総細胞数の増加，リンパ球比率が低下するので，検査結果は喫煙状況を考慮し，解釈する必要があります．CD4/CD8 比は 3.5 を超える場合，陽性と考えられています[5]．

7 ガリウムシンチグラフィ (1976年版, 2006年版, 2015年版の診断基準でサルコイドーシスのマーカーとして採用)

　ガリウムシンチグラフィはクエン酸ガリウム（^{67}Ga-citrate）を静脈注射し，投与後48〜72時間後にガンマカメラ（シンチカメラ）と呼ばれる特別なカメラで撮影し，その分布を画像にする検査です．この検査は腫瘍や炎症に集まる性質を利用して，全身および各部位の病巣の有無・進行状況が検討できます．X線検査やCT検査などは主に臓器の形の異常を捉えるのに対して，核医学検査は臓器の働き（機能）を捉えることができます．正常でも注射されたガリウムは，投与後24時間以内では腎臓や腸管から排泄され，その後は肝臓が主な排泄経路となります．48時間から72時間では，肝臓，骨，脾臓で高い集積を示します．サルコイドーシスにおいては病変部位に一致して異常集積が認められます．リンパ節，肺野，筋，骨，眼などにサルコイドーシスの病変がある場合に異常集積が認められます（図1〜3）．異常集積が認められた場合に検査陽性と判断します．

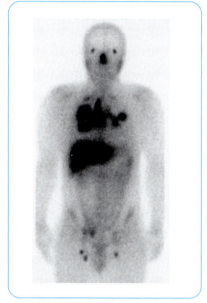

図1　第4章の症例1のガリウムシンチグラフィ

　肺門，縦隔，肺野に集積があり，鼠径リンパ節にも集積を認めた．

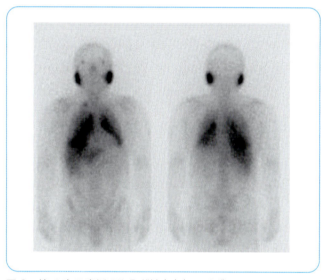

図2　第4章の症例12のガリウムシンチグラフィ

　肺野に著しい集積があり，耳下腺腫脹に一致して集積が認められた．

2. サルコイドーシスの診断法

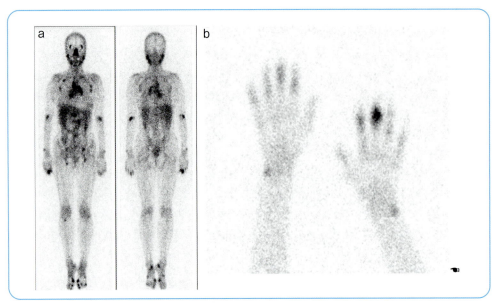

図3 BHL, 皮膚病変, 眼病変, 骨病変を有するサルコイドーシス患者のガリウムシンチグラフィ
　肺門, 縦隔, 腋窩と頸部リンパ節に集積があり, 肘関節, 尺骨遠位部, 指節骨, 膝関節, 足関節後方, 前足部にも集積が認められる.

8 可溶性インターロイキン2受容体（sIL-2R）(2015年版の診断基準でサルコイドーシスのマーカーとして採用されている. サルコイドーシスには保険適用がない)

　保険収載では可溶性インターロイキン2レセプターの名称が採用され, 難病認定の個人調査票ではこの名称を採用し, 使用されています. インターロイキン2（IL-2）と呼ばれるサイトカインがT細胞活性化に重要で, IL-2に対する受容体が活性化されたT細胞上に発現します. サルコイドーシスにおいても活性化されたT細胞上でインターロイキン2受容体の発現が高まること, 血中可溶性インターロイキン2受容体が高値となることが報告され, 陽性率は60％以上であり, 活性化されたT細胞の量を反映すると考えられています[2,3,6,7]. しかし, サルコイドーシス以外の疾患である悪性リンパ腫や膠原病でも血中可溶性インターロイキン2受容体は高値となることが報告されています.

9 KL-6

　間質性肺炎マーカーであるKL-6は特発性間質性肺炎や種々の間質性肺炎で高値となる血清マーカーです. 肺病変を伴うサルコイドーシスにおいても血中KL-6が高値になることが報告されています[3]. 肺病変が悪化する症例では高値となることが報告されています.

文献

1) 四十坊典晴ほか：類上皮細胞肉芽腫を証明したサルコイドーシス 516 例における各種検査所見の解析. 日サ会誌 2007; **27**: 29-35
2) Miyoshi S et al: Comparative evaluation of serum markers in pulmonary sarcoidosis. Chest 2010; **137**: 1391-1397
3) 村上康司ほか：診断基準改訂前後のサルコイドーシスの臨床的特徴と予後予測因子としての sIL-2R 変化率の検討. 日サ会誌 2013; **33**: 83-89
4) Tomita H et al: Serum lysozyme levels and clinical features of sarcoidosis. Lung 1999; **177**: 161-167
5) Costabel U et al: Diagnostic approach to sarcoidosis. Eur Respir Mono 2005; **10**: 259-264
6) Ziegenhagen MW et al: Sarcoidosis: TNF-α release from alveolar macrophages and serum level of sIL-2R are prognostic markers. Am J Respir Crit Care Med 1997; **156**: 1586-1592
7) Grutters JC et al: Serum soluble interleukin-2 receptor measurement in patients with sarcoidosis. Chest 2003; **124**: 186-195

Q3 サルコイドーシスと鑑別が必要になるのはどのような病気ですか？

　サルコイドーシスは，肺，眼，皮膚，心臓をはじめ様々な臓器に病変をつくる原因不明の疾患です．ある臓器にサルコイドーシスを疑う病変がある場合は，その臓器に病変をつくる他疾患との区別（鑑別）が必要になります．そのなかでも特に肺はサルコイドーシスによる病変がつくられることが多い臓器です．

　サルコイドーシスは無症状のことも多いのですが，咳や息切れなどの呼吸器症状をいつの間にか自覚するようになることもあります．しかし，そのような症状はゆっくりと進行する他の呼吸器疾患にもしばしばみられる症状ですので，単に症状だけからサルコイドーシスを類推するのは難しいことです．しかし，胸部X線像やCTにより，サルコイドーシスに特徴的な所見が得られます．また，病変部位を一部採取（生検）すると非乾酪性類上皮細胞肉芽腫という特殊な炎症の形態を顕微鏡で観察できます．これらの検査によって，サルコイドーシスを含めたいくつかの疾患に絞り込むことができますが，まだサルコイドーシスと断定するには至りません．類似の所見を示すいくつかの疾患がありますので，さらに細かな鑑別のための作業が必要になります．

　この項では，サルコイドーシスと鑑別が必要な呼吸器領域の他疾患についていくつか述べることにします．

1 検診で発見される症状のないサルコイドーシス

　サルコイドーシスの患者さんの30～40％は無症状です．そのような方の多くは検診で胸部X線写真を撮りBHLを発見され，受診することになります．画像の鑑別という点では，悪性リンパ腫やリンパ節結核などがあがりますが，このように発見されるサルコイドーシスの患者さんはごく普通の日常生活を送っておられ，病気があるという感じがしません．とはいってもやはり詳しい検査を受けて正確な診断をしてもらうことをお勧めします．

2 咳，息切れなどがあるサルコイドーシス

a) 結核

　肺病変があると，サルコイドーシスであれ，結核であれ，咳などの呼吸器症状が現れることがあります．また，両者とも類上皮細胞肉芽腫をつくるという共通点があります．しかし，結核は多くの場合，肉芽腫の内部に乾酪壊死を起こしますが，サルコイドーシスの場合そのようなことはありませんので，それがひとつの鑑別点になります．ちなみに，結核結節のなかにある壊死組織を肉眼で観察するとクリーム色のチーズ（＝乾酪）のようにみえることから，古めかしい"乾酪"という言葉をそのまま医学用語として使い続けております．

　肺サルコイドーシスの病変分布は上肺野が多く，まれに空洞をつくることがあります（図1）．そのようなとき，特に結核との鑑別が難しくなります．喀痰検査を繰り返しても結核菌が証明されないことや，ACEの測定を含む血液検査，気管支鏡下生検などのほかの検査結果を総合し

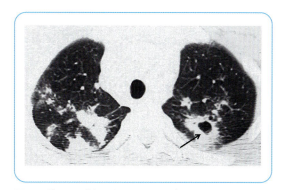

図1　サルコイドーシスのCT所見
矢印は空洞.

て判断することになります．また通常，結核であればツベルクリン反応は陽性，サルコイドーシスは陰性になります．最近はTスポットやクォンティフェロンなどのインターフェロンγ遊離試験（IGRA）で結核感染の有無を調べられますので，それも参考になります．

b）悪性リンパ腫・癌性リンパ管症

これらの疾患は咳のほかに，病変が進展すると息切れも現れます．肺サルコイドーシスは病変がリンパの流れに沿って分布しており，胸部CTにその特徴的なパターンが描出されます．悪性リンパ腫や癌性リンパ管症もリンパ流路に沿って病変が拡大し，CT上，サルコイドーシスと類似するパターンをとり，その読影において重要な鑑別疾患となります．

しかし前にも述べましたが，癌性リンパ管症などの悪性疾患と違って，サルコイドーシスの患者さんは，おしなべて画像所見が"派手"なわりにはお元気な方が多いことにも留意すべきです．そのような印象のもとに鑑別を進めていきますが，確定診断が得られないときは肺生検をすることもあります．

c）過敏性肺臓炎

過敏性肺臓炎とサルコイドーシスに共通する重要な所見として，組織学的に肉芽腫をつくること，病気が進行すると肺の線維化をきたすこと，などがあります．今回はその2点に絞って説明したいと思います．

過敏性肺臓炎でみられる肉芽腫はサルコイドーシスに比べてサイズが小さく，顕微鏡で観察すると少数の組織球あるいは巨細胞が集簇しただけの幼若な肉芽腫であることが多いのに対して，サルコイドーシスはより大きな成熟した類上皮細胞肉芽腫を形づくります．また，過敏性肺臓炎では肉芽腫周囲の肺胞壁にリンパ球が密に浸潤しており，"胞隔炎"の所見が明らかであるのに対して，サルコイドーシスにおいては通常，胞隔炎は目立ちません（図2）．

過敏性肺臓炎もサルコイドーシスも病気が進むと，肺が硬く縮まる肺線維症に進展します．肺線維症になると，肺が広がりにくくなり，空気中の酸素を体内に取り入れる効率が落ちます．その結果，咳のほかに息切れ，ことに動くと息切れするという症状が現れます．また聴診器をあてると，捻髪音という独特な音が聴こえます．

胸部CTで線維化期の過敏性肺臓炎とサルコイドーシスを区別することは，必ずしも容易で

2. サルコイドーシスの診断法

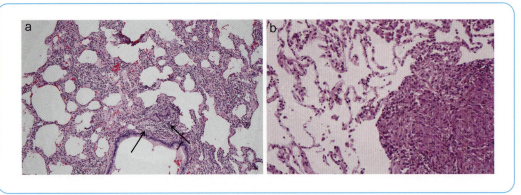

図2　過敏性肺臓炎（a），サルコイドーシス（b）の顕微鏡所見
矢印は肉芽腫．

はありません．鳥類の飼育や木造家屋などの居住環境を含めた詳細な生活環境を聞き取ることが過敏性肺臓炎を診断する第一歩になります．肺線維症はいろいろな呼吸器疾患の終末像であり，命にかかわる重大な病気です．原因疾患を探し，適切な治療を施すためにも，気管支鏡による生検ではなく，より大きな組織を採取できる外科的肺生検をするすることもしばしばあります．

d）特発性肺線維症

特発性肺線維症はサルコイドーシスや過敏性肺臓炎における二次的な肺線維症と異なり，病初期から肺に線維化が起こっています．特発性肺線維症が鑑別すべき疾患として問題になるのは，サルコイドーシスの終末像としての線維化期です．原因のいかんを問わず，肺線維症は咳と息切れが主な症状であり，聴診所見，呼吸機能検査，血液検査に共通する所見があります．胸部CTにおいても肺の線維化を反映した共通の所見があります．しかし，特発性肺線維症が下肺野の外側に病変が強いのに対して，サルコイドーシスの場合，病変がむしろ上肺野に強い傾向があるといえます（ただし，まれに終末期ではなく下肺野に生じる線維化がサルコイドーシスでもみられます）．診断の確定には外科的肺生検が大きな決め手になります．外科的肺生検は全身麻酔が必要ですが，サルコイドーシス以外の疾患による肺線維症を鑑別するためにも，また予後の推定や治療方針の決定のためにも，大事な検査です．

e）喘息

肺の構造を大きく2つに分けると，肺本来の働きである空気中の酸素を取り込み，二酸化炭素を排出するというガス交換（呼吸）の場所としての呼吸細気管支から肺胞までの肺実質と呼ばれる領域と，気管・喉頭から終末細気管支までの酸素や二酸化炭素などのガスの通り道（気道）から成ります．これまで主に肺実質のサルコイドーシス病変に基づく症状と，肺実質に病変をつくって同じような症状をきたす他の疾患について，その鑑別の要点を説明してきました．次はサルコイドーシスの気道病変についてのお話しです．

これまでも何度も述べてきましたが，サルコイドーシスの症状のひとつに咳があります．咳のしつこさは，ときとして喘息あるいは咳喘息ではないかと思われるほどです．そのような場

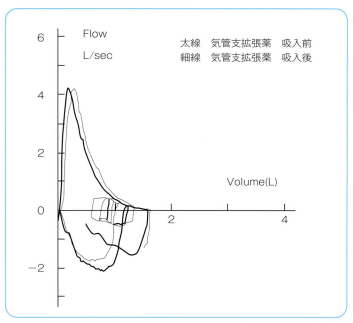
図3　サルコイドーシスのフローボリューム曲線

合，気道にサルコイドーシス病変があって喘息のように咳が続く可能性も考えなくてはなりません．正確にいえば，単に気道だけに限らず，肺実質病変も複雑に重なり症状を呈する場合が多いのですが．聴診をすると，ヒューという音（wheezes）が聞こえることがあり，喘息とよく似た所見です．また，努力肺活量を測定する際フローボリューム曲線を描くと，呼気相が末梢気道病変の存在を示唆する下に凸の曲線となり，喘息と類似するパターンになります（図3）．

　上に述べたような所見があるとき，ためしに喘息の治療に準じてステロイドや気管支拡張薬を吸入していただくことがありますが，もしサルコイドーシスであれば思うほどの効果が上がりません．ことに肺実質病変が重なっている場合はもっと大量のステロイドを内服しないと効果はないようです．ただし，内服ステロイドが本当に必要かどうか，症状の強さをもとに利益と不利益を慎重に考慮して決定しなければなりません．

f）IgG4関連肺疾患

　IgG4関連疾患はサルコイドーシスと同じように全身の多臓器に病変をつくる原因不明の炎症性疾患です（表1）．リンパ球やIgG4陽性形質細胞が浸潤し線維化を伴うという病理組織学的特徴が肉芽腫をつくるサルコイドーシスとは異なりますが，肺門・縦隔リンパ節が腫脹したり，気管支血管束に沿った病変をつくるので，胸部X線やCTで描出される画像所見がサルコイドーシスと類似しています．最終的には生検によって診断が確定します．

2. サルコイドーシスの診断法

表 1 診断—IgG4 関連疾患包括

包括診断基準と臓器特異的診断基準を併用して診断する.
IgG4 関連疾患包括診断基準 項目
1. 臨床的に単一または複数臓器に特徴的なびまん性あるいは限局性腫大，腫瘤，結節，肥厚性病変 2. 血液学的に高 IgG4 血症（135mg/dL 以上） 3. 病理組織学的に以下の2つ 　①著明なリンパ球，形質細胞の浸潤と線維化 　②IgG4 陽性形質細胞浸潤：IgG4/IgG 陽性細胞比 40% 以上，かつ IgG4 陽性形質細胞が 10/HPF を超える
＊1，2，3を満たすもの：確定診断群（definite） ＊1，3を満たすもの：準確診群（probable） ＊1，2のみを満たすもの：疑診群（possible） ＊Umehara H et al. Mod Rheumatol 2011

できる限り組織診断を加えて，各臓器の悪性腫瘍（癌，悪性リンパ腫など）や類似疾患（Sjögren 症候群，原発性硬化性胆管炎，Castleman 氏病，二次性後腹膜線維症，肉芽腫性多発血管炎，サルコイドーシス，好酸球性肉芽腫性多発血管炎など）と鑑別することが重要である．

本基準により確診できない場合にも，各臓器の診断基準によっても診断が可能である．また，包括診断基準で準確診，疑診の場合には，臓器特異的 IgG4 関連疾患診断基準を併用する．現在「IgG4 関連涙腺唾液腺炎（IgG4-Mikulicz 病）診断基準」，「IgG4- 自己免疫膵炎診断基準」，「IgG4 関連腎症診断基準」が公表されている．

Q4 サルコイドーシスの画像所見

1 リンパ節病変

　サルコイドーシスの病変のうち，画像診断の対象になるのは，頸部，肺門，縦隔のリンパ節，肺実質，肝臓や脾臓などの腹部実質臓器，心筋，中枢神経系，骨や骨格筋など多岐にわたります．

　最も頻度の高い胸郭内病変について画像を提示します．サルコイドーシスで最も多い画像所見はリンパ節腫脹です．サルコイドーシスでは，病変周辺部の滲出病変が軽度なために腫脹リンパ節相互の癒着に乏しいのが特徴です．非乾酪性肉芽腫性病変ですので，リンパ節内部の壊死による低吸収域が少ないことが多いのですが，CT でリンパ節内に石灰化像や造影 CT での造影不良域をみることもあります．BHL は，融合傾向に乏しくいわゆる八つ頭状（potato shaped）の形態を示します．リンパ節の腫脹は，両側対称性で系統的に生じることが多く，縦隔のすべての部位で腫脹し得ます．これらのリンパ節腫脹は大部分は胸部単純像で検出可能ですが，リンパ節の正確なサイズや小さいリンパ節腫脹の検出，左傍気管リンパ節腫脹の検出など単純撮影で検出できない部位のリンパ節腫脹の診断には，CT が必要になります（図 1a, b）．また，大動脈下リンパ節，右傍気管リンパ節，分岐部リンパ節腫脹が正面像でみられる場合など 1-2-3 サインなどと呼ばれています（図 1a, b）．

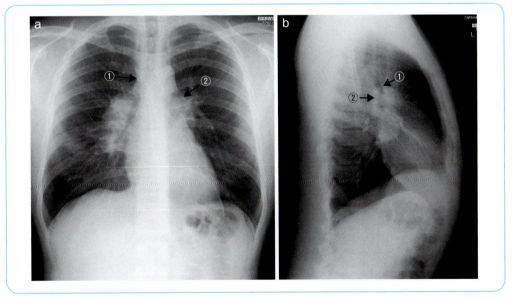

図 1　胸部単純 X 線像（2 方向）
　a：胸部単純正面像．右優位の BHL，右傍気管リンパ節（右傍気管帯の拡大①），大動脈下リンパ節（大動脈肺動脈窓内の腫瘤陰影②），分岐部リンパ節（右傍食道線の変位，気管分岐部下の透過性の低下，中間気管支内側のシルエットの消失）を認める．
　b：胸部単純側面像．BHL に相当する軟部組織腫瘤を認める．右上葉気管支口の明瞭化①，中間気管支幹後壁の軟部組織腫瘤②を認める．

2. サルコイドーシスの診断法

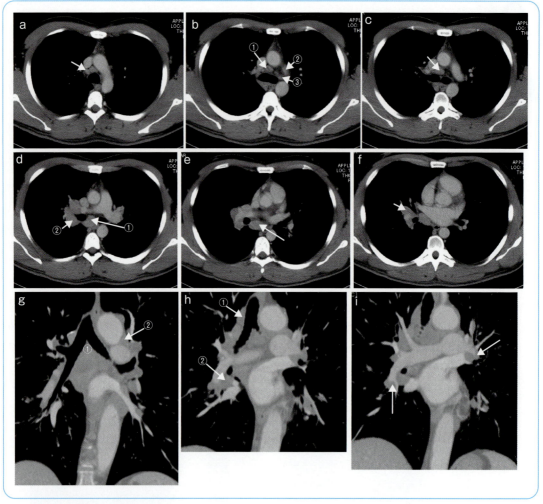

図2 リンパ節腫脹．造影CT像

　a：造影CT．右傍気管リンパ節腫脹（矢印）．胸部単純正面像で右傍気管帯の肥厚に相当する．
　b：造影CT．気管前リンパ節腫脹①，左傍気管リンパ節腫脹②．胸部単純正面像では描出されない．大動脈下リンパ節腫脹③．
　c：造影CT．気管前リンパ節腫脹（矢印），右主気管支周囲リンパ節（肺門リンパ節）腫脹．
　d：造影CT．分岐部リンパ節腫脹①，右肺門部リンパ節腫脹②．中間気管支幹後壁のリンパ節腫脹は，胸部単純側面像の所見に相当する．
　e：造影CT．分岐部リンパ節腫脹（矢印）．
　f：造影CT．右優位のBHL（矢印）．
　g：造影CT冠状断再構成像．分岐部リンパ節腫脹①と大動脈下リンパ節腫脹②．
　h：造影CT冠状断再構成像．右傍気管リンパ節腫脹①と右肺門部リンパ節腫脹②．
　i：造影CT冠状断再構成像．BHL（矢印）．

　　CTでは肺門縦隔リンパ節の腫脹を単純撮影よりも効率よく検出することができます（図2a〜i）．縦隔リンパ節については，単純CTでも十分な評価が可能です．肺門リンパ節腫脹は，サイズが大きくなれば単純CTでも検出可能ですが，血管とリンパ節の区別のために，サイズの正確な評価などのために造影CTが必要になります．CTでは，分岐部リンパ節，左傍気管リンパ

節（図2c），傍食道リンパ節（図2e）などの検出，小さな縦隔リンパ節腫脹の検出に優れています．サルコイドーシスのリンパ節腫脹は，CT画像においても癒合傾向に乏しい傾向があり，一個一個の腫脹リンパ節は明瞭な辺縁を持っていることが多いです．

　頻度は低いのですが石灰化を伴うこともあります．石灰化のパターンも様々で，結核に類似する粗大なものやじん肺に類似する卵殻様のものまでみられます．

　そのほかに，気管や主気管支などの上気道や中枢部気道の壁肥厚，腫瘤による狭窄もまれにみられます．

　核医学検査では，ガリウムシンチグラフィやFDG-PETで，高度の集積増加がみられ，病変の進展範囲の把握にはときに有用ですが，特異性はありませんので鑑別診断にはあまり役に立ちませんが，リンパ節病変が，系統的に生じていることを一見して把握することができます．

2 肺野病変

　サルコイドーシスの肺野病変の基本は0.2mmほどの大きさの非乾酪性類上皮細胞肉芽腫とその癒合病変です．病理学的に病変周囲の滲出病変に乏しいので，肉芽腫の境界は明瞭です．また，病変の分布に特徴があり，肺内の血管気管支や小葉間隔壁周囲，胸膜面のリンパ管に沿った分布を示します．病変が進行すると線維化に至ることもありますし，まれに囊胞を形成することがあります．これらの病理学的特徴が画像に反映されることになるわけです．

　胸部単純撮影では，陰影は小粒状陰影（図3）ないし斑状のすりガラス陰影や淡い浸潤影を示します（図4）．ときに肺胞性陰影に類似する陰影を示し，cotton wheel appearance（綿花様）と

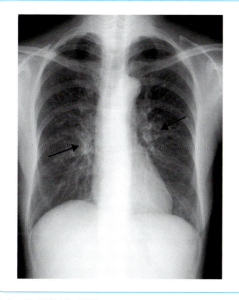

図3　胸部単純正面像
　肺門側優位の斑状ないし結節陰影，肺門リンパ節腫脹による肺門陰影や肺血管陰影の輪郭が不鮮明になっている．hilar haze（矢印）の所見である．

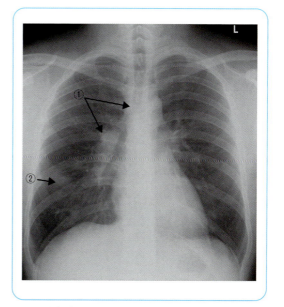

図4　胸部単純正面像
　肺門縦隔リンパ節腫脹①と右下肺野の限局性浸潤影②．

2. サルコイドーシスの診断法

か alveolar sarcoidosis と呼ばれますが，実はこれは間質陰影の集合で肺胞性陰影に類似するいわば pseudoalveolar shadow です．ときに，肉芽腫の融合による腫瘤状の陰影を示し塊状陰影と呼ばれることがあります．

陰影は上肺優位の病変を示し，特に上肺野外側に優位の分布を示しやすい傾向があります．病変が，肺門周囲に生じると，肺門陰影の輪郭が不鮮明になる hilar haze sign がみられます（図3）．また，気管支血管周囲の病変により，血管陰影の鮮明さが失われます（図3）．胸膜下に病変が分布して，胸膜肥厚様の所見を示すことがあります．肺門側よりは肺野末梢胸膜下に優位の分布を示すことがあり，逆蝶形分布 photographic negative shadow of pulmonary edema と呼ばれます．

サルコイドーシスのようないわゆるびまん性肺疾患の診断においては，CT 検査にあたって高分解能 CT（HRCT）による解析が有用です．サルコイドーシスの肺野病変は，リンパ路沿いに分布する 0.2 mm 程度の小粒状陰影が基本像ですから，気管支血管束周囲の境界の明瞭な小粒状陰影，血管束の不整な肥厚，気管支壁の肥厚などの所見を示します（図5，図6）．胸部単純撮影同様に上葉の外側領域に優位な傾向があります（図7）．このような粒状陰影が集合し，塊状陰影（図8）（galaxy sign と呼ばれます）や斑状の陰影を形成することがありますが，陰影の辺縁や内部で，気管支血管束周囲の粒状陰影や気管支血管束，小葉間隔壁の肥厚などを伴う点が特徴的です．比較的まれですが，これらの陰影内部に壊死による空洞を生じることがあります．

肺野病変はときに線維化に進展しますが，その場合でも線維化が気管支血管束周囲に進展する傾向があります（図9，図10）．また，構造破壊や気道壁の肥厚などによるチェックバルブ機構で，囊胞陰影の形成をみることがあります（図11）．

頻度は高くありませんが，肺実質の高度な破壊や肺血管病変による肺高血圧症を生じることがありますが，この場合は，中枢部肺動脈の拡張や右室などの右心系の拡張を認めます．鑑別診断で重要なものは，肺結核などの肉芽腫性感染症，リンパ腫や癌性リンパ管症などのリンパ

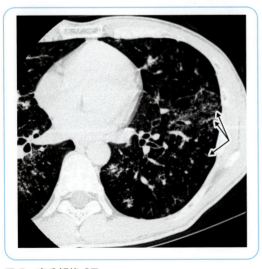

図5　高分解能 CT
　気管支血管束，小葉間隔壁周囲に分布する小粒状陰影（矢印）．

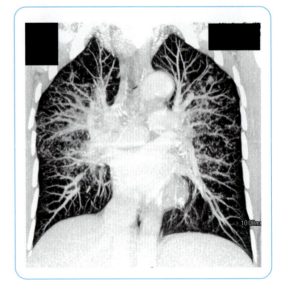

図6　冠状断再構成画像（図3症例）
　病変の気管支血管束周囲分布が明瞭である．

3. サルコイドーシスの診断・検査に関するQ&A

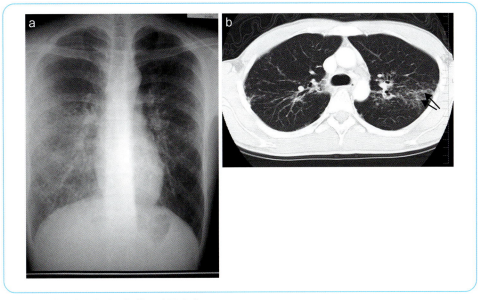

図7 両側上肺〜中肺野優位の肺野病変
　a：胸部単純正面像．肺野病変は，左では，上中肺野外側寄りに優位の分布を示す．
　b：CT像．気管支血管束周囲の小粒状陰影の散布（矢印）を認める．

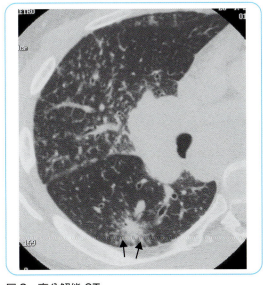

図8 高分解能CT
　塊状陰影；腫瘤陰影周囲に気管支血管束沿いの小粒状陰影（矢印）がみられる．

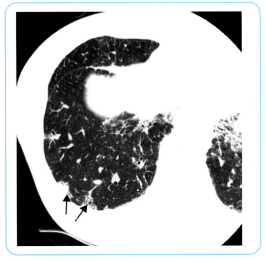

図9 高分解能CT
　胸膜下に収束傾向を持つ斑状の浸潤影（矢印）がみられる．

路沿いの病変進展を示す疾患，肺癌などになります．
　最近では，心臓イメージングの進歩により，心筋サルコイドーシスの画像所見の解析が進歩しています．診断基準のひとつに，造影CT/MRIにおける心筋の遅延造影があげられていますので，診断時に参考になります（図12）．

2. サルコイドーシスの診断法

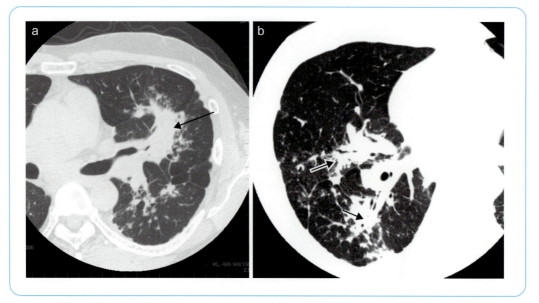

図10 気管支血管束周囲の線維化
　a：高分解能CT．気管支血管束沿いに進展する収束傾向を持つ浸潤影（矢印）がみられる．
　b：高分解能CT．気管支血管束沿いに進展する収束傾向を持つ浸潤影（矢印）がみられる．

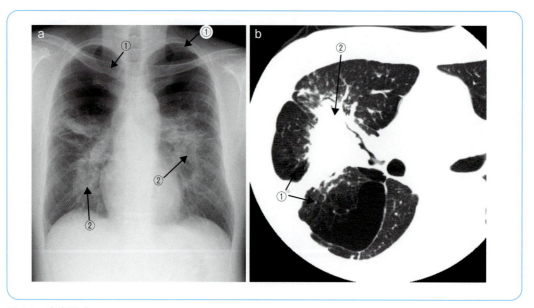

図11 囊胞形成
　a：胸部単純正面像．両側肺尖から上肺に透過性が亢進①している．中肺野から下肺野には，血管束沿いに進展する浸潤影②がみられる．
　b：高分解能CT．囊胞陰影①と収束を伴う浸潤影②を認める．

3. サルコイドーシスの診断・検査に関するQ&A

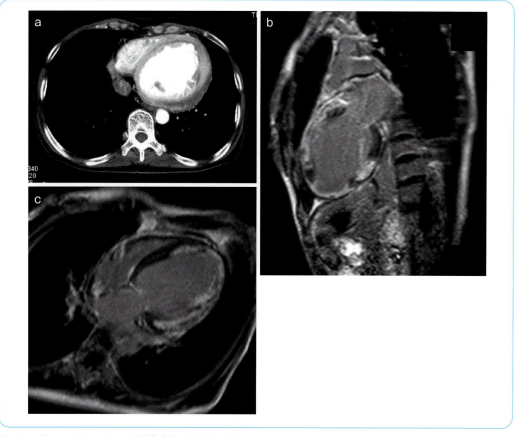

図12　サルコイドーシスの心筋病変（CT/MRI）
a：造影CT．心筋の肥厚と，心筋の不均一な造影効果を認める．
b：造影MRI 左室長軸像．Gd造影遅延相で心筋内部に造影を認める．
c：造影MRI 四腔像．Gd造影遅延相で心筋内部に造影を認める．

3 胸郭外病変

　サルコイドーシスは，多臓器疾患ですから，胸郭内リンパ節や肺，心臓以外にも，多数の臓器に病変をつくり得ます．それらのうちで，画像診断の対象になる臓器は脳脊髄などの中枢神経系，肝臓や脾臓などの腹部実質臓器，腹部リンパ節，涙腺，唾液腺，骨，筋肉などです．

　神経サルコイドーシスはサルコイドーシスの5％程に認められます．中枢神経病変，髄膜病変，水頭症，血管病変，末梢神経病変などが知られています（図13，図14）．中枢神経病変は軟膜や血管壁の肉芽腫により脳血液関門の破壊が起き血管周囲腔に沿って脳脊髄実質に病変が進展します．また，血管病変によって梗塞をきたすこともあります．画像所見では，造影CTやMRIでの髄膜のエンハンスメント，脳・脊髄実質内のエンハンスされる病変が代表的ですが，そのほかにびまん性白質病変を含め様々な像を取りえます．そのほかの部位にサルコイドーシスの病変がない場合，腫瘍などの他疾患との鑑別は困難なことが多く，確定診断が難しいです．

2. サルコイドーシスの診断法

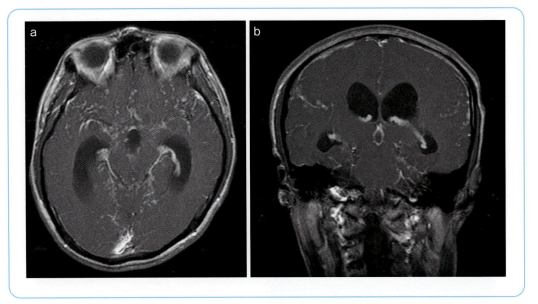

図13　頭蓋内病変（髄膜病変）MRI
　a：脳造影 MRI 横断像．主に，脳底部の髄膜中心の小結節状の造影効果を認める．
　b：脳造影 MRI 冠状断像．水頭症と髄膜中心の小結節状の造影効果を認める．

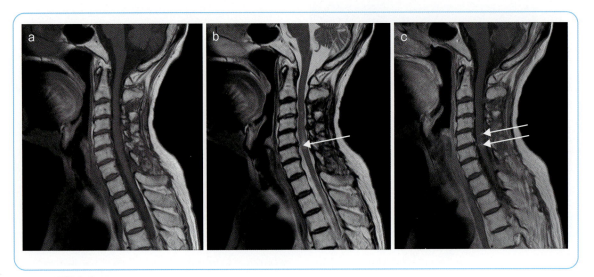

図14　頸髄病変 MRI
　a：脊髄 MRT1 強調矢状断像．脊椎管は後方へ開放されている．頸髄はやや腫脹している．
　b：脊髄 MRT2 強調矢状断像．頸髄内部に T2 強調像で高信号を示す領域（矢印）がみられる．
　c：脊髄造影 MR 矢状断像．髄内に造影効果を示す領域（矢印）を認める．

　頭頸部では，リンパ節腫脹以外に，涙腺や唾液腺の腫脹を示すことがありますし，鼻腔，副鼻腔や上気道にも病変が生じます．
　腹部病変（図15）では，肝臓や脾臓などの腹部実質臓器病変，腹部リンパ節病変が代表例で

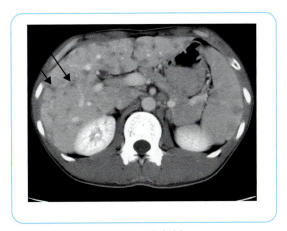

図15　腹部造影CT（肝・脾病変）
肝脾内に造影効果の低い低吸収域を認める．

す．サルコイドーシス剖検例における肝病変の頻度は，リンパ節，肺，心臓に続いて多く40％程度，肝生検では，24～90％の頻度と報告されていますが，CTやMRIで限局性の腫瘤ないし結節が描出されるのは0～20％前後と報告されています．CTでは，辺縁部に軽度の造影効果を示す低吸収域として描出され，MRI T1強調像で低信号，T2強調像で高信号を示しますが，門脈域の異常信号域（periportal lesion）としても認められる頻度が比較的高いとされています．脾病変は，剖検例で38～70％程度，針生検例では24～59％程度ですが，CTでの脾臓内の低吸収域は15％程度の頻度でみられるとされます．またMRでは，これらの病変はすべてのパルス系列で低信号にみられます．腹部リンパ節の腫脹は，CT上では，10mm程度の小さいリンパ節はすべてのサルコイドーシス患者の30％程度にみられますが，20mm以上の大きなリンパ節のみられる例は10％以下です．その他，膵病変はかなりまれで，剖検例での頻度は1％程度ですが，血清アミラーゼの上昇は9％の頻度でみられるとの報告があります．画像所見は，ほかの原因による膵炎と区別がつきにくいとされています．消化管の病変はやはり1％程度といわれていますが，無症状例はもう少し多い可能性があります．口腔から直腸までおかされる可能性がありますが，最も頻度が高いのは胃です．腎病変の頻度は，報告によって7～22％程度で，腎の腫脹，ネフローゼ症候群，糸球体腎炎など様々です．画像上胃に腫瘤がみられることはまれで，CTで，2～3cm程度の低吸収性の腫瘤性病変がみられます．

　そのほかに，筋肉，骨関節などがおかされることがありますが，骨病変では，骨透亮像や骨梁の減少としてみられることが多いのですが，骨硬化像を示すこともあります．筋病変は，骨格筋内の腫瘤性病変や，急性筋炎類似の所見あるいはミオパチーの所見を示します（図16）．筋肉内に腫瘤を形成するタイプは比較的まれです．このような胸郭外病変を主体として胸部病変を欠くサルコイドーシスの例もありうることに注意すべきです．

2. サルコイドーシスの診断法

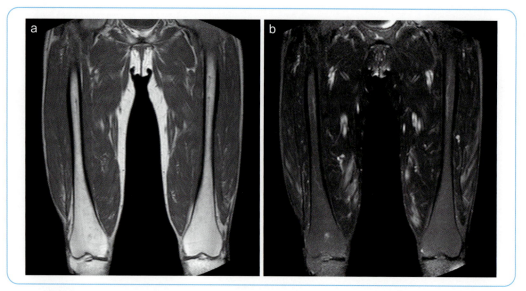

図16 筋病変 MRI
a：大腿部冠状断 T1 強調像．大腿部の筋肉内に結節性病変が多発している．信号強度は，骨格筋よりやや高い．
b：大腿部冠状断脂肪抑制 T2 強調像．病変部は，脂肪抑制 T2 強調画像で高信号を示す．

文献

1) 四元秀毅（監修），日本サルコイドーシス肉芽腫性疾患学会，安藤正幸（編）：サルコイドーシスとその他の肉芽腫性疾患，克誠堂出版，東京，2006
2) Koyama T et al: Radiologic manifestations of sarcoidosis in various organs. Radiographics 2004; **24**: 87-104
3) Warshauer DM, Lee JKT: Pespective; imaging manifestations of abdomonal sarcoidosis. AJR 2004; **182**: 15-28

Q5 サルコイドーシス診断のための呼吸器内視鏡検査

　サルコイドーシスの診断は，症状や画像所見，血液検査所見などから臨床診断できますが，確定診断には組織診断が必要です．サルコイドーシスの確定診断は，生検組織における非乾酪性類上皮細胞肉芽腫の存在をもってなされます．皮膚病変や表在リンパ節腫脹があれば，生検は容易ですが，ない場合は，古くは前斜角筋リンパ節生検などが行われていました．

　気管支鏡が普及してからは，経気管支肺生検（TBLB）が標準的な確定診断法となっています．しかし，TBLBの診断陽性率は，65％程度と報告されており，約1/3の症例は，TBLBを施行しても診断の確定はできません．特に，肺野病変が画像上明確でない病期Ⅰのサルコイドーシスでは，TBLB陽性率は，50％程度と低いです．したがって，気管支鏡検査を行っても組織診断の確定しない症例が多くありました．ただし，肺野病変が明らかでなくても縦隔肺門リンパ節腫脹があり，ぶどう膜炎があり，ACEの上昇などがあればサルコイドーシスの臨床診断は可能であり，侵襲性の高い縦隔鏡や胸腔鏡下リンパ節生検が行われることはあまりありません．まれに，サルコイドーシスの診療経験が少ない医師が縦隔肺門リンパ節腫脹をみて，すぐに悪性リンパ腫を疑い血液内科に紹介し，外科的生検が行われてしまう場合があります．しかし，サルコイドーシスが疑われる場合は，極力侵襲性の高い検査は避けたいです．

　近年，超音波気管支鏡ガイド下経気管支針生検（endobronchial ultrasound-guided transbronchial needle aspiration：EBUS-TBNA）の機器（図1）や技術が普及し，リアルタイムに超音波でリンパ節病変を確認しながら，安全確実に穿刺できるようになりました．また，処置具の進歩によって組織を採取できます（図2）．これによってリンパ節病変の診断は，格段に向上しました．サルコイドーシスでは，約9割の症例が，縦隔肺門リンパ節腫脹を伴っているので，経気管支的に縦隔肺門リンパ節にアプローチすれば，ほとんどの症例で組織診断が確定できるようになりました．

1 気管支鏡検査

a）気管支鏡所見

　気管支鏡所見では，気管分岐下リンパ節腫脹を反映して気管分岐部の鈍化開大がみられます．また，気管支粘膜は浮腫状となり，左右主気管支など中枢気管支を中心に網目状の細血管拡張が認められることが多いです（図3）．気管支内腔に淡黄色から白色の小結節を認めることもあります（図4）．大きさは，細顆粒状から米粒大のことが多いです．このような気管支病変は，生検すると肉芽腫が得られることが多いです．まれに葉気管支や区域気管支などに狭窄を認める場合もあります．

b）気管支粘膜生検

　気管支鏡的に明らかな気道病変が認められなくても気管支粘膜生検にて30～40％に肉芽腫病変が得られるともいわれますが[1]，一般的にはルーチン検査としては行われていません．

2. サルコイドーシスの診断法

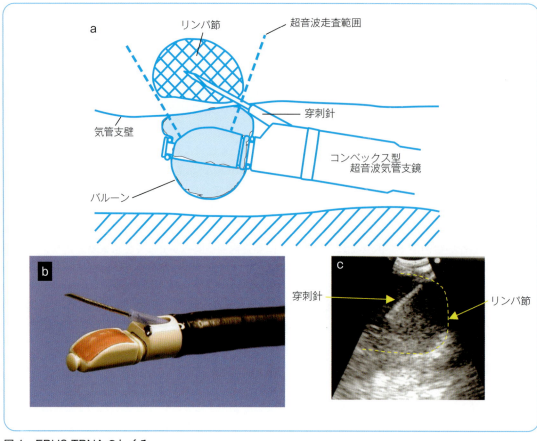

図1　EBUS-TBNA のしくみ
　a：模式図
　b：コンベックス型超音波気管支鏡と穿刺針
　c：リンパ節穿刺時の超音波画像

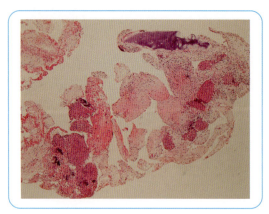

図2　サルコイドーシス症例のリンパ節穿刺で得られた組織の病理像（HE 染色）
　検体はひも状に連なって得られ，リンパ節組織のなかに肉芽腫組織が散在してみられる．上方には，気管支軟骨も認める．

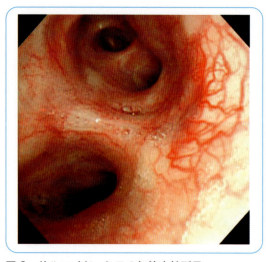

図3　サルコイドーシスの気管支鏡所見
　左右主気管支など中枢気管支を中心に網目状の細血管拡張が認められる．

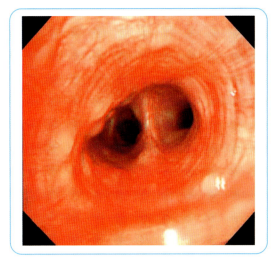

図4 サルコイドーシスの気管支鏡所見
気管支内腔に白色の小結節を散在性に認める.

c）気管支肺胞洗浄液（BALF）

BALFでは，リンパ球数の増加（リンパ球比率が20～60％程度）を認めて，表面マーカー解析でCD4/CD8比率が3～4以上に上昇します．BALF所見は，特異性が乏しいですが，組織診断が得られない場合には診断の参考所見となります．

d）経気管支肺生検（TBLB）

画像上肺野病変があれば，診断率は80％以上ですが，画像上肺野病変が明確でなくてもTBLBで50～60％は肉芽腫が得られます（図5）．通常，上中下葉の6～10箇所からランダムに生検を行います．下肺野より上肺野のほうが陽性率は高いです．

e）超音波気管支鏡ガイド下経気管支針生検（EBUS-TBNA）

気管支に接するリンパ節を経気管支的に針穿刺する方法は，古くから行われてきましたが，コンベックス型超音波気管支鏡と組織採取可能な穿刺針の開発によって診断能力が大きく進歩したため，サルコイドーシスの組織診断効率は大きく進歩しました．筆者らのサルコイドーシスにおけるTBLBとTBNAの診断率を比較した検討（表1）では，TBLB陽性率は，画像上肺野病変を認めない病期Ⅰでは，77例中45例（58.4％），画像上肺野病変を認める病期Ⅱでは，89例中72例（80.9％）であり，病期Ⅱと比較して病期Ⅰでは有意に低値でした．一方，TBNAの陽性例は，病期Ⅰでは，77例中62例（80.5％）で，病期Ⅱでは，89例中73例（82.0％）で有意差はありませんでした．全症例では，TBNA陽性率81.9％（136/166）は，TBLB陽性率71.1％（117/166）と比較して有意に良好でした．TBLBとTBNAの併用することで組織診断陽性率は，病期Ⅰで92.2％，病期Ⅱで97.8％とさらに向上しました．この結果からは，TBLBを単独で施行するならTBNAのみを行ったほうが有意に効率的であるし，気胸や出血などの合併症を考慮すると安全であると考えられます．可能であれば，TBLBとTBNAの両者を併用するのがよいと思われます．いずれにしても，TBNAは，サルコイドーシス診断の"gold standard"になった

2. サルコイドーシスの診断法

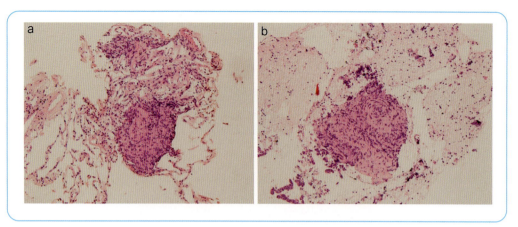

図5 TBLBで得られた肉芽腫（a）とTBNAで得られた肉芽腫（b）の比較
ほぼ同様な肉芽腫が得られる.

表1 TBLBとTBNAのサルコイドーシス病理診断効率の比較

	計	病期Ⅰ	病期Ⅱ
症例数	166	77	89
positive TBLB	117 (70.5%)	45 (58.4%)	72 (80.9%)
positive TBNA	136 (81.9%)	62 (80.5%)	73 (82.0%)
positive histology	158 (95.2%)	71 (92.2%)	87 (97.8%)

といえます.
　もちろん，まだEBUS-TBNAがすべてのサルコイドーシス診療施設に普及しているわけではなく標準的診断法とはいえませんが，手技はトレーニングを行えば気管支鏡施行医には容易にできる方法であるため今後普及が望まれます.
　当科では，気管支鏡検査をミダゾラムなどによる静脈麻酔下で施行しているため，サルコイドーシス症例では，BALF，TBLB，TBNAのすべてを1回の検査で同時に施行しています. BALFは，診断の補助としての使用以外に樹状細胞などの病態解析にも使用しているためルーチンに施行していますが，診断における意義は薄れています. 検査時間の短縮や検査の効率化を考えると，サルコイドーシスの診断において病期Ⅰ，ⅡではEBUS-TBNAを優先的に行い，状況に応じてTBLBを追加するのがよいかもしれません. TBNAは，検体採取ミスを避けるため最低2個以上採取します. 食道に接するリンパ節病変があれば，気管支鏡施行時に，超音波気管支鏡を用いて，同時に食道からも穿刺することでさらに診断率は向上しています.

f) 合併症

　気管支鏡検査に伴う合併症として，①リドカインに対するアレルギー反応や中毒症状（不安・興奮，ふらつき，血圧低下，不整脈，痙攣など）（発生率0〜0.21%），②生検時の出血（合併症発生率0〜1.19%），③気胸（発生率0.01〜0.62%）（通常は経度で安静のみで軽快しますが，肺の虚脱が強い場合は，胸腔チューブを挿入し脱気します），④その他の合併症として検査後の発熱や肺炎（合併症発生率0〜0.46%），心筋梗塞，不整脈などの心血管系の障害（合併症発生率0〜

0.04％）などがあります．

2 胸腔鏡検査

　サルコイドーシスで胸膜病変を呈し胸水貯留を認めることは1〜5％とまれです．胸水検査では，リンパ球優位で胸水中アデノシンデアミナーゼ（ADA）も上昇するため結核性胸膜炎との鑑別が必要です．このような場合，局所麻酔下胸腔鏡を施行し，直視下に胸膜生検を行うことが診断に有用です．サルコイドーシスの胸腔鏡所見は，びまん性白色小結節や胸膜毛細血管拡張像が報告されていますが，結核性胸膜炎や癌性胸膜炎と類似する所見を呈する場合もあり（図6），確実な生検による病理学的鑑別が重要です．

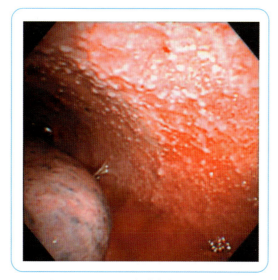

図6　サルコイドーシス胸膜病変の胸腔鏡所見
　壁側胸膜に白色小粒状病変を多数認め，結核性胸膜炎の所見に極めて類似しており肉眼的には鑑別できない．

文献
1) Armstrong JR et al: Endoscopic findings in sarcoidosis. Characteristics and correlations with radiographic staging and bronchial mucosal biopsy yield. Ann Otol Rhinol Laryngol 1981; **90** (4 Pt 1): 339-343

Q6 サルコイドーシスの呼吸機能

1 肺サルコイドーシスの病変部位と換気機能障害

　サルコイドーシスの肺病変の頻度は高く，90%以上の患者で何らかの病変が認められます[1]．肺病変としては，肺門・縦隔のリンパ節腫脹，気管・気管支粘膜の炎症・肉芽腫などによる気道病変，腫脹したリンパ節による中枢側気道の圧迫，胸膜下および気管支血管束に沿った間質，小葉間隔壁の肉芽腫および線維化がみられます．気道病変は，喉頭などの上気道，気管，葉・区域・亜区域気管支，さらに末梢の小気道（small airway）に至る全気道に病変がみられ，約 2/3 の患者で何らかの気道病変が観察されます[2]．上気道および中枢側気管支の病変は，嗄声や咳嗽の原因になりますが，ほとんどは気流制限をきたすまでには至りません．しかし，腫脹したリンパ節による壁外からの圧迫を含め，気管・葉気管支粘膜の病変が高度になり狭窄をきたした場合には，フローボリューム曲線においてピークフローが低下し，中枢側気道閉塞性パターンを示します．肺サルコイドーシスは一般的に拘束性換気障害をきたす疾患に分類されており，間質性病変の進行に伴い肺活量（vital capacity：VC）が減少し，拘束性換気障害となると考えられます．しかし，気道病変は肺サルコイドーシス発症の早期から認められ，60%以上の患者で気流制限が認められると報告されており，肺サルコイドーシスは閉塞性肺疾患のひとつでもあります[3~6]．

2 肺サルコイドーシスの呼吸機能

　サルコイドーシスの呼吸機能について，123名の非喫煙 black American を対象とした報告があります[7]．VC が対予測値の 80%未満を示す患者の割合は病期の進行とともに増加します．閉塞性換気障害についても同様の傾向を示しますが，明らかなリンパ節腫脹や肺野病変がない病期 0 の 45%に 1 秒率（FEV_1/FVC）<80%の気流制限を認め，1 秒率<65%の中等度以上の気流閉塞を示す割合は，病期 0：5%，Ⅰ期：14%，Ⅱ期：28%，Ⅲ期：24%，Ⅳ期：66%であったと報告されています．サルコイドーシスは人種，性別，年齢によって重症度や病変の広がりが異なり black American は最も重症化しやすいです[8]．また，ガス交換障害の指標である肺拡散能力（DLco）については，0 期の 40%に低下がみられ，病期の進行とともに DLco の低下を示す割合および障害程度は強くなります．しかし，線維化を含む間質性病変の顕著な Ⅳ 期の患者の 33%は DLco が正常であり，CT 画像上の病期と呼吸機能障害とは必ずしもパラレルではありません．

　閉塞性換気障害はサルコイドーシス患者全体の 30~50%に認められると報告されていますが[3~6]，この気流制限の原因として，①中枢側気管・気管支壁の肉芽腫や壁の線維性瘢痕による気道の狭小化，②腫脹したリンパ節による気道外からの圧迫，③small airway（末梢気道）における炎症，肉芽腫，細気管支周囲の線維化（peribronchiolar fibrosis）による内腔の狭小化，④間質性病変による気道の弯曲，⑤気道反応性亢進などが考えられています[9]．気管支生検にて多数の肉芽腫病変を認めること，経口ステロイド治療により ACE 値および気管支病変の改善とともに閉塞性換気障害が改善すること[10]から気管支の炎症，肉芽腫の形成および線維化が気流制限の

重要な原因であると考えられます．原因となる気流閉塞の局在に関しては，比較的中枢側の気道のみならず末梢気道病変が早期から重要に関与していることが示唆されています．動肺コンプライアンスの周波数依存性やクロージングボリューム（CV/VC）の増加を認める症例が多く観察されること[3]，末梢気道の閉塞を示唆する$\dot{V}_{50}$や$\dot{V}_{25}$の低下が62%に認められ，間質性病変のない患者の50%，ある患者の73%で末梢気道抵抗（upstream airway resistance）の上昇を認め，拘束性換気障害が出現する前の早期から末梢気道の機能障害（small airway dysfunction）が認められることが示されています[11]．さらに，呼気と吸気HRCT（high-resolution computed tomography）画像によるair trapping（AT）現象の評価では，呼吸機能が正常な患者も含め約80%の患者で肺野病変の分布とは無関係にびまん性のATが認められたと報告されています[12]．

3 自験例での検討

筆者らは信州大学医学部附属病院呼吸器・感染症内科を受診し呼吸機能検査が施行された喫煙歴のない33名のサルコイドーシス患者について，胸部HRCTにて病期分類を行い呼吸機能を比較しました（表1）．%VC＜80%を示したのは5名（15.2%）で，%VCの平均値は病期Ⅰと比較し，病期Ⅲ〜Ⅳで有意に低く37.5%に拘束性換気障害を認めました．1秒率＜70%を示したのは病期Ⅲ〜Ⅳの3名（9.1%）でした．肺気量の減少と閉塞性障害の両者に影響を受ける%FEV$_1$は病期Ⅲ〜Ⅳで最も低値を示しました．$\dot{V}_{50}/\dot{V}_{25}$はsmall airway diseaseを反映する指標であり，$\dot{V}_{50}/\dot{V}_{25}$＞3.5の末梢気道病変の存在を示唆する患者は全体で39.4%であり，病期Ⅱで最も多く66.7%にみられました．DLcoの低下を示した患者の比率は全体で42.4%であり，

表1　肺サルコイドーシスの病期と呼吸機能検査

Stage	Ⅰ	Ⅱ	Ⅲ〜Ⅳ
症例数（n）	16	9	8（4，4）
性別（男性/女性）	4/12	2/7	4/4
年齢（歳）	53±3（28〜72）	54±6（20〜72）	47±5（31〜68）
%VC（%）	101.6±4.3	96.1±4.8	84.2±2.6＊
%VC＜80%（n）（比率）	1名（6.3%）	1名（11.1%）	3名（37.5%）
%FEV$_1$（%）	102.8±4.0	97.5±5.3	77.6±4.3＊＊†
%FEV$_1$＜80%（n）（比率）	1名（6.3%）	0名	3名（37.5%）†
FEV$_1$/FVC（%）	80.0±1.2	82.2±2.5	73.7±1.3
FEV$_1$/FVC＜70%（n）（比率）	0名	0名	3名（37.5%）＊＊†
$\dot{V}_{50}$（L/sec）	3.30±0.26	3.32±0.48	2.46±0.47
$\dot{V}_{25}$（L/sec）	1.06±0.11	1.07±0.25	0.80±0.15
$\dot{V}_{50}/\dot{V}_{25}$	3.33±0.22	3.66±0.32	3.21±0.30
$\dot{V}_{50}/\dot{V}_{25}$＞3.5（n）（比率）	4名（25.0%）	6名（66.7%）	3名（37.5%）
%FRC（%）	110.0±8.6	117.5±12.9	102.9±3.6
%RV（%）	99.1±6.6	105.0±6.6	108.4±8.4
%TLC（%）	108.7±4.9	105.0±5.4	98.8±3.0
%DLco	82.1±4.0	77.0±2.9	86.1±8.6
%DLco＜80%（n）（比率）	7名（43.8%）	4名（44.4%）	3名（37.5%）

Values are mean ± SEM
＊$p < 0.05$ and ＊＊$p < 0.01$ vs. stage 1, †$p < 0.05$ vs. stage 2.

2. サルコイドーシスの診断法

呼吸機能検査	
VC (L)	2.52 (116.1%)
FEV_1 (L)	1.91 (112.4%)
FEV_1 %	75.8
$\dot{V}_{50}$ (L/sec)	1.96 (57.6%)
$\dot{V}_{50}/\dot{V}_{25}$	3.92 (>3.5)
FRC (L)	3.26 (197.6%)
RV (L)	2.20 (142.9%)
TLC (L)	4.87 (134.2%)
RV/TLC (%)	45.2
DLco (mL/min/mmHg)	9.94 (50.5%)
DLco/V_A	3.09 (71.2%)
ΔN_2 (%)	0.59
CV/VC (%)	19.3
Raw (cmH_2O/L/sec)	1.40

(対予測値)

フローボリューム曲線 — 予測される曲線、末梢気道病変を反映しやすい

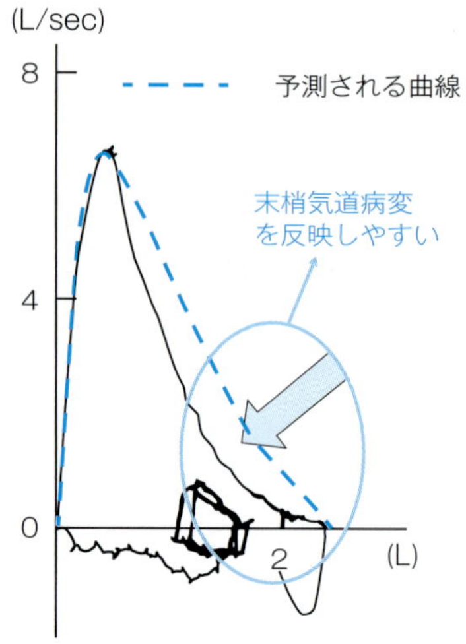

図1 72歳，女性．サルコイドーシス（病期Ⅰ）の呼吸機能検査

各病期間で差を認めませんでした．間質性病変を認めない病期Ⅰにおいても43.8％の患者で拡散能の低下がみられ，肺線維症でみられるような volume loss や alveolar-capillary block は原因ではないと考えられます．サルコイドーシス患者に外科的生検を行った組織の検討で，半数以上の患者で血管病変が検出され，肉芽腫と血管病変との関連性が報告されている[13,14]ことから，拡散能の低下に血管病変や血流障害が原因となっている可能性が考えられます．

ここで症例を提示します．症例は72歳の女性で喫煙歴はなく，縦隔・肺門リンパ節腫脹を認めますが明らかな肺野病変を認めない病期Ⅰのサルコイドーシスです．呼吸機能検査（図1）では，%VCが116.1％，1秒率は75.8％と換気機能障害を認めません．しかし，$\dot{V}_{50}$は1.96 L/sec（57.6%対予測値）と低値，$\dot{V}_{50}/\dot{V}_{25}$は3.92（>3.5）と高値，フローボリューム曲線の下降脚は下向きに凸の閉塞性パターンを示し，末梢気道病変の存在が示唆されます．さらに機能的残気量（FRC），残気量（RV），残気率（RV/TLC）は高値を示し，肺過膨張の存在が示唆されました．DLcoおよび単位容積あたりの拡散能であるDLco/V_Aは低値を示しました．

サルコイドーシスでは初期から末梢気道病変がみられ，これが病期の進行とともに閉塞性換気障害に進展します．しかし，ガス交換障害の指標であるDLcoやDLco/V_Aは決してCT画像で認められる肺野病変とはパラレルではありません．おそらくサルコイドーシスに伴う血管病変を反映しているのではないかと推測されます．

4 気道過敏性（反応性）亢進

　病期Ⅰ～Ⅱの肺サルコイドーシスでは，約50％に気道過敏性亢進が認められます．星野ら[15]は換気機能が正常内にある病期Ⅰ～Ⅲのサルコイドーシス患者20名を対象にメサコリンに対する気道過敏性をアストグラフ法にて検討し，感受性の指標であるDminは健常者と喘息患者の中間に位置し有意に低下していること，血清ACE値および気管支鏡による粘膜の炎症所見と関連していたことを報告し，サルコイドーシスによる気道炎症との関連を示唆しました．気道過敏性について気道に曝露する刺激物による違いを検討した報告[16]では，病期ⅠからⅢのサルコイドーシス患者の44％においてヒスタミンに対する気道反応性の亢進が認められますが，高張食塩水の吸入による気道炎症を介する間接刺激法では，11％の患者にしか気道反応性亢進が認められません．またヒスタミンによる気道反応性亢進と気流閉塞との間に有意な関係があることから，主に気流閉塞が気道反応性亢進に関与しており，肥満細胞を介する気道炎症の関与は少ないと報告されています．一方，気道反応性亢進とACEの遺伝子多型と関連があり，気道におけるブラジキニンの産生と関連があるとの報告もあります[17]．今後さらに検討する必要があります．

5 おわりに

　肺サルコイドーシスによる呼吸機能障害の合併頻度は人種差から黒人ほど多くはありませんが，気道病変，間質性病変，血管病変による呼吸機能への影響が早期の段階から認められ，画像所見とは決してパラレルではありませんが，活動性の一面を反映しており，画像だけでなく呼吸機能の評価も重要です．

文献

1) Muller NL et al: The CT findings of pulmonary sarcoidosis: analysis of 25 patients. AJR Am J Roentgenol 1989; **152**: 1179-1182
2) Polychronopoulos VS, Prakash UBS: Airway involvement in sarcoidosis. Chest 2009; **136**: 1371-1380
3) Levinson RS et al: Airway function in sarcoidosis. Am J Med 1977; **62**: 51-59
4) Harrison BD et al: Airflow limitation in sarcoidosis: a study of pulmonary function in 107 patients with newly diagnosed disease. Respir Med 1991; **85**: 59-64
5) Stjernberg N, Thunell M: Pulmonary function in patients with endobronchial sarcoidosis. Acta Med Scand 1984; **215**: 121-126
6) Thunell M, et al: Pulmonary function in patients with sarcoidosis: a three year follow-up. Sarcoidosis 1987; **4**: 129-133
7) Sharma OP, Johnson R: Airway obstruction in sarcoidosis: a study of 123 nonsmoking black American patients with sarcoidosis. Chest 1988; **94**: 343-346
8) Baughman RP et al: Clinical characteristics of patients in a case control study of sarcoidosis. Am J Respir Crit Care Med 2001; **164**: 1885-1889
9) Lynch JP et al: Pulmonary sarcoidosis. Semin Respir Crit Care Med 2007; **28**: 53-74
10) Lavergne F et al: Airway obstruction in bronchial sarcoidosis: outcome with treatment. Chest 1999; **116**: 1194-1199
11) Argyropoulou PK et al: Airway function in stage I and II pulmonary sarcoidosis. Respiration 1984; **46**: 17-25
12) Magkanas E et al: Pulmonary sarcoidosis. Correlation of expiratory high-resolution CT findings with inspiratory patterns and pulmonary function tests. Acta Radiol 2001; **42**: 494-501
13) Statement on sarcoidosis. Joint Statement of the American Thoracic Society (ATS), the European Respirato-

ry Society (ERS) and the World Association of Sarcoidosis and Other Granulomatous Disorders (WASOG) adopted by the ATS Board of Directors and by the ERS Executive Committee, February 1999. Am J Respir Crit Care Med 1999; **160**: 736-755

14) Takemura T et al: Pulmonary vascular involvement in sarcoidosis: a report of 40 autopsy cases. Hum Pathol 1992; **23**: 1216-1223
15) 星野重幸ほか：サルコイドージスの気道過敏性．日胸疾会誌 1987; **25**: 210-215
16) Young LM et al: The prevalence and predictors of airway hyperresponsiveness in sarcoidosis. Respirology 2012; **17**: 653-659
17) Niimi T et al: Bronchial responsiveness and angiotensin-converting enzyme gene polymorphism in sarcoidosis patients. Chest 1998; **114**: 495-499

第3章

サルコイドーシスの治療法

サルコイドーシスの治療総論

1 サルコイドーシス治療の基本的考え方

　本症は原因不明の疾患であり，現時点では完治させることができる特効薬はなく，本症の病態が遅延型アレルギーに基づく反応であることから，ステロイドをはじめとした多くの免疫抑制薬が病態のコントロールに使用されてきた．しかし，本症は臨床症状，自然経過，罹患臓器，重症度が多彩で，病変が自然にまたは治療により改善することも多い．患者の約半数は2年以内に自然に寛解し，5年以内に多くの患者が寛解する．5年以上遷延する場合は自然寛解の可能性は少ない[1]．おかされる臓器によって改善，増悪が異なったりするので治療効果の評価が難しく，治療法の確立のためのエビデンスとなる無作為対照試験（RCT）を行うことが難しいためエビデンスに基づく確立した治療ガイドラインはない．また，サルコイド肉芽腫が抗原と生体の免疫システムとの相互作用によって形成されることから[1]，生体にとって肉芽腫性炎症は抗原を排除するのに必要であり，治療によって肉芽腫性炎症を抑えることは，未知の抗原の排除に不利に働く可能性もある[2]．本症が必ずしも治療が必要というわけではないことは多くの医師が理解している．本症における治療は線維化などの不可逆的な変化を起こすのを一時的に抑え，良好な自然経過に戻るまでじっと待つというスタンスである．ステロイドを含めた全身性の免疫抑制薬を使用するにあたっては，患者の長期的な予後，背景因子を考慮に入れながら，長い経過をみる覚悟で治療にあたらなければならない．1999年に公表されたATS（米国胸部疾患学会）/ERS（欧州呼吸器学会）/WASOG（国際サルコイドーシス/肉芽腫性疾患学会）による本症に関する合同ステートメント[1]では，皮膚病変，前部ぶどう膜炎，咳などの軽症の病変に対しては局所ステロイドで対応すべきであり，心病変，神経病変，腎病変，ステロイドの局所投与が無効の眼病変，高カルシウム血症には全身性のステロイド投与が必要であると述べている．それ以外の肺病変や肺外病変については，全身性ステロイドの必要性については不明で，進行性の症状のある場合や，無症状でも肺野病変があり，呼吸機能が著しく悪化していく場合には治療したほうがよいと述べている．

2 ステロイド治療

　ステロイドはサルコイドーシスに対する治療薬として1950年代に有効性が報告され，本症の治療薬として導入されて以来，その効果および速効性から本症の治療の中心になっている．短期的には全身性ステロイドを使用して，症状や病変が改善することは確かめられているが[3]，長期的な有効性については不明である．ステロイド治療の二重盲検比較試験は，重症例では偽薬投与に倫理的問題があり，かつ重症例が少ないことにより，軽症例および中等症例で行われている．今まで米国，日本，東独での成績があるが，いずれもステロイド投与早期（3〜6ヵ月）ではステロイド群の病変改善率が高いが，1年以後では対照群と差はみられず，その後の長期の観

察でも両群に差はみられなかった．その他の報告でも，ステロイド治療はサルコイドーシスの自然経過に影響を与えるかどうかについては議論のあるところである[4]．長期予後に対する効果について否定的な報告が多いが，これらの報告のほとんどは対象例が軽症であり，極く一部にしかみられない重症サルコイドーシスについてもあてはまるかどうかは疑問のあるところである．Gibsonら[5]は，対象を限定してステロイドの投与を行えば有用性が高いとしている．一方，Gottliebら[6]は長期的に見た場合，ステロイド治療群のほうが自然寛解群よりも再発率が高かったとして，ステロイドが自然治癒を遷延させる可能性を指摘している．

したがって，現在のところ本症に全身性のステロイドを投与するのは，①ほかの薬剤ではコントロールが不可能な症状を有するとき，②局所的治療ではコントロールができない症状を有するとき，③著しく生活の質が脅かされるとき，④生命を脅かす著明な臓器障害が予想されるときに限定されるべきである．

サルコイドーシスに対していつ，どこで，どのように治療するかについてエビデンスに基づいたガイドラインは存在しないが，日本サルコイドーシス/肉芽腫性疾患学会は日本呼吸器学会，日本心臓病学会，日本眼科学会との共同研究として2003年に「サルコイドーシス治療に関する見解─2003」[7]を発表した．これは今までの報告を参考に，多くのサルコイドーシス患者を診療している専門家の合意による「コンセンサスレポート」であり，いわゆるRCTによるエビデンスによるものではないが，現段階における本症の治療指針として役に立つと思われ，肺サルコイドーシスに関して紹介する．ほかの臓器の治療指針は「サルコイドーシス治療に関する見解─2003」[7]を参照してもらいたい．

基本的には，肺サルコイドーシスにおいては，自覚症状，呼吸機能障害，画像所見の悪化について判断し，これらがないか軽度の場合には原則として内服ステロイドは投与しない．ACE活性，ガリウムシンチグラフィ所見，BALF所見は診断時点での活動性の指標であっても，予後の指標にはならず，またステロイド内服開始の指標にもならない．BHLのみ（I期）で，重大な肺外病変のない場合，リンパ節腫脹の悪化，持続のみではステロイド内服の適応にならない．サルコイドーシス肺病変（II期，III期）による自覚症状（特に息切れと咳）が強い場合にはステロイド内服の適応となる．ただし，胸部X線像で肺野の粒状影や綿花状陰影が主体で，症状が咳嗽のみの場合には，その多くは鎮咳薬のみで軽快するし，咳嗽が改善しない場合でも吸入ステロイドで改善する場合が多い．サルコイドーシス肺病変（II期，III期）によって明らかな呼吸機能障害をきたしている場合にはステロイド内服の適応となる．

一番の問題は，自覚症状や呼吸機能の障害が軽く，画像所見のみが悪化する場合である．胸部X線像で肺野の粒状影や綿花状陰影のみの増強は無治療で改善することが多いが，胸部CTでの太い気管支・血管周囲の肥厚，気管支の変形・拡張や無気肺の悪化（特に上葉において）の所見は難治化の指標である．しかし，このような患者が急速に悪化するかどうかは不明であり，効果，副作用を含め患者と話し合い，生活状況を踏まえたうえでステロイド内服を開始するかどうかを判断すべきである．最近では，健診の機会が減少しているためかBHLのみの軽症のサルコイドーシスの患者が減ってきており，自覚症状を主訴に受診する患者が増えていて全体的に重症化している印象を持っている．以前はサルコイドーシスに対するステロイド治療を安易に行う例が散見されていたが，最近では逆に，肺野病変が著明で，咳嗽，呼吸困難などの自覚症状や呼吸機能低下があるにもかかわらず，経過観察をしている例も散見される．治療適応に不安があるのならば，専門の施設にコンサルトするのが望ましい．また，長期に内服ステロイドを使用する場合，骨粗鬆症に注意が必要で，カルシウム製剤は血清カルシウム値や尿中カル

3. サルコイドーシスの治療法

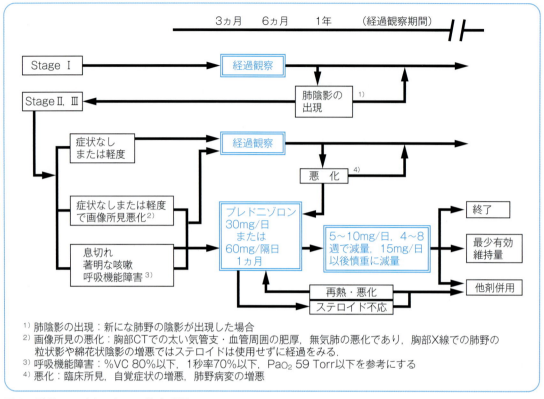

図1 肺サルコイドーシスの治療手順

シウム値を上昇させる可能性があるので避けるべきで，ビスホスホネート製剤の投与が必要である．

なお，一般的に眼サルコイドーシスでは肺サルコイドーシスに比べ内服ステロイド投与は短期で終了することが多く，心臓や神経では長期の投与が必要となる．内服ステロイドの初期投与量，減量方法について図1に示す．

3 ステロイド代替薬について

サルコイドーシスに対する長期的なステロイド治療の副作用を軽減する目的やステロイド不応性の患者おいてステロイド代替薬として以下に示す薬剤が欧米において単独あるいはステロイド内服との併用で使用されている[9]．これらの薬剤は効果に個人差が著明であり，罹患臓器によっても効果が違う．日本ではステロイド代替薬でサルコイドーシスに保険適用のある薬剤はなく，使用経験も少ないので欧米の文献を参考にステロイドを含めた主要な薬剤の使用法，副作用などを表1に示す．

a）細胞毒性薬

ステロイド代替薬として数種類の免疫抑制薬の使用の報告があるが，なかでもメトトレキサートは高い有効性により欧米ではサルコイドーシスでのステロイド代替薬として第一選択薬になっ

ている．日本でもメトトレキサートは抗リウマチ薬として広く使用され，使用方法，副作用などども確立されており，使いやすい薬剤で，サルコイドーシスに対しても使用例の報告が増えつつあるが，サルコイドーシスでは保険適用になっていない．難治性の肺病変を有する患者や心病変，神経病変，難治性の皮膚病変などに使用し効果があったという報告が散見される．しかし，効果の発現が遅く，急速な効果が必要なときにはまずステロイドを投与しその後本剤を追加する．投与方法はステロイドへの追加投与が中心であり，投与量も関節リウマチ治療に準じて行う．アザチオプリンも欧米で慢性のサルコイドーシスに対して単独使用またはステロイドとの併用でメトトレキサートと同様の効果があることが報告されている．その他，シクロホスファミド，レフルノミド，クロラムブシルなどを使用して効果がみられたと欧米から報告がされている．

表1　サルコイドーシスの治療薬

薬剤	投与量	主な副作用	コメント
副腎皮質ステロイド			
プレドニゾロン	初期投与量 20～40mg/日　維持量　5～10mg/日	体重増加，高血圧，糖尿病，骨粗鬆症，感染，神経精神反応	最も有効で，速効性あり．重症例には第一選択薬
ブデソニド	800～1,600μg	嗄声，口腔内カンジダ	吸入ステロイド，咳嗽に有効
トリアムシノロン			皮膚の局所に使用
細胞毒性			
メトトレキサート	5～15mg/週を週に1回，内服または筋注，消化器症状を防ぐため葉酸を併用	消化器症状，好中球減少，肝腎障害，間質性肺炎，脱毛	代替療法の第一選択薬，ステロイド不応性の患者やステロイド減量に有効，効果発現が遅い
アザチオプリン	50～250mg/日	消化器症状，好中球減少，メトトレキサートより好中球減少多い．	メトトレキサートと同様であるが妊娠希望の男女にも使用可能．妊婦でも使用可能
クロラムブシル	2～12mg/日	発癌性（特に骨髄腫瘍）	
レフルノミド	10～20mg/日	メトトレキサートに似ているが吐き気が少ない	データが少ない，メトトレキサートの有効性少ない患者に使用，メトトレキサートとの併用も可能
シクロホスファミド	50～150mg/日，経口または3～4週毎に500～2,000mg 静注	消化器症状，好中球減少，出血性膀胱炎，発癌性（特に膀胱癌）	重症の副作用あり，ステロイド不応性の神経病変，心病変に有効，効果発現が早い
抗菌薬			
ヒドロキシクロロキン	200～400mg/日	消化器症状，網膜症，筋力低下，皮疹	クロロキンに比べて網膜症を起こしずらい．効果発現が遅い．中等度の皮疹に有効
ミノサイクリン	100～200mg/日	消化器症状，貧血，免疫毒性はまれ．	中等度の皮疹に有効
免疫抑制薬			
ペントキシフィリン	400～2,000mg/日	悪心，下痢，消化器症状，	TNFを抑制するためには高用量必要，ステロイド減量時に有効
サリドマイド	50～200mg/日	催奇形性，眠気，静脈血栓症，便秘，	皮疹，特に lupus pernio に有効．効果発現が早い，妊娠に特に注意
インフリキシマブ	3～5mg/kg を 0, 2, 6 週に静注，その後 4～8週ごとに静注	アレルギー反応，結核などの重篤な感染，発癌性	ステロイド不応性の lupus pernio，眼病変，神経病変，肺病変に有効

（文献9および文献13の表を改変し作成）

b）抗菌薬

　抗マラリア薬であるクロロキンやヒドロキシクロロキンは抗炎症効果があり，本症による高カルシウム血症，神経サルコイドーシスに効果を示すことが欧米から報告がされている．ミノサイクリンやドキシサイクリンも皮膚サルコイドーシスに効果を現すが，その機序は不明で，抗炎症効果によるものと考えられている．

c）免疫抑制薬

　免疫抑制薬の多くは，慢性サルコイドーシスのキーサイトカインであるTNF（tumor necrosis factor）を抑制することにより効果を現す．ステロイド投与にもかかわらず，活動性を示すサルコイドーシス症例ではTNFの過剰な放出が認められることが報告されていて[10]，抗TNF薬が効果を示すと思われる．抗TNF薬は症例報告でも二重盲検比較試験でも有効性が報告されている[11]．抗TNF薬としてはインフリキシマブやエタネルセプトがあるが，インフリキシマブは特に，lupus pernio（顔面に肥厚性の皮疹を呈するタイプ）の症例，神経病変，肺病変[11]に有効である．また，インフリキシマブの二重盲検比較試験の後解析では投与前で長期の経過を有する患者，呼吸機能の低下が強い患者，呼吸困難の強い患者において偽薬に対して改善が認められ，不可逆的な変化を示しているような症例でも，まだ治療に反応する活動性の病変があることがわかる．ただし，ほかの抗TNF薬の有効性は乏しい．TNF-α G-308Aの遺伝子多型発現により抗TNF薬の有効性に違いが出ることが報告され[12]，将来的には患者ごとに臨床病態や遺伝的背景により使用する薬剤を選ぶ時代が来るかも知れない．今後このような研究が進歩することが期待される．

文献

1) Hunninghake GW et al: Statement on Sarcoidosis. Am J Respir Crit Care Med 1999; **160**: 736-755
2) Chen ES et al: Serum amyloid A regulates granulomatous inflammation in sarcoidosis through Toll-like receptor-2. Am J Respir Crit Care Med 2010; **181**: 360-373
3) James DG et al: Treatment of sarcoidosis: report of a controlled therapeutic trial. Lancet 1967; **2**: 526-528
4) Paramothayan S et al: Corticosteroids for pulmonary sarcoidosis. Cochrane Database Syst Rev 2005; **2**: CD001114
5) Gibson GJ et al: British Thoracic Society Sarcoidosis study: effects of long term corticosteroid treatment. Thorax 1996; **51**: 238-247
6) Gottlieb JE et al: Outcome in sarcoidosis: the relationship of relapse to corticosteroid therapy. Chest 1997; **111**: 623-631
7) 日本サルコイドーシス/肉芽腫性疾患学会サルコイドーシス治療ガイドライン策定委員会：サルコイドーシス治療に関する見解—2003．日サ会誌 2003; **23**: 105-114
8) Pietinalho A et al: Oral prednisolone followed by inhaled budesonide in newly diagnosed pulmonary sarcoidosis: a double-blind, placebo-controlled, multicenter study. Chest 1999; **116**: 424-431
9) Baughman RP et al: Therapy for Sarcoidosis. Eur Respir Mon 2005; **32**: 301-315
10) Ziegenhagen MW et al: Exaggerated TNF α release of alveolar macrophages in corticosteroid resistant sarcoidosis. Sarcoidosis Vasc Diffuse Lung Dis 2002; **19**: 185-190
11) Baughman RP et al: Infliximab therapy in patients with chronic sarcoidosis and pulmonary involvement. Am J Respir Crit Care Med 2006; **174**: 795-802
12) Wijnen PA et al: Association of the TNF-α G-308A polymorphism with TNF-inhibitor response in sarcoidosis. Eur Respir J 2014; **43**: 1730-1739
13) Valeyre D et al: Sarcoidosis. Lancet 2014; **383**: 1155-1167

2 標準的ステロイド治療について

　1950年代にサルコイドーシスに対するステロイドの有効性が報告されてから，ステロイドは本症の治療の中心となっている．しかしながら，ParamothayanらによるCochrane database review[1])によれば，肺サルコイドーシスのステロイド治療に関する150の研究のうちコントロール群または無治療群とステロイド治療を比較できたものは6つの研究しかなく，経口ステロイドは胸部X線像における肺陰影の改善には有効であるが呼吸機能での改善が明らかになっているのはわずかしかなく，また，長期間にわたるステロイドの有効性を示した報告はひとつもなかったとしている．このようにステロイドの有効性を示す論文が少ないのは，①サルコイドーシスの多様性，②患者のステロイド忌避，③有効性判定の困難さなどのために，これを証明するための前向き臨床研究を行うことが難しいからであろう．

　とはいえ，肺サルコイドーシスの治療において，ステロイドが少なくとも短期的に極めて有効であることは論を俟たない事実である．症状の強い肺または肺外のサルコイドーシスに対して，第一選択薬はステロイドであり，これが今後も処方され使い続けられていくことは間違いない．「サルコイドーシスに対してステロイドはどのように使用すべきか」を主眼として，以下にいくつかの論文の解説を行った．

1 ステロイドの適応と中止時期

　サルコイドーシスは，少なくとも短期的にはステロイドが有効な病態であるので，肉芽腫性炎症の重篤な症状に対しては十分な全身ステロイド治療を行うべきである．しかしながら，自覚症状がないあるいは乏しい例で機能的な障害もない場合には治療は行わなくてもよいと一般的に考えられている[2])（図1）．また，ステロイドを中止にする時期については，一般的には再燃に注意しながら慎重に減量していくものとされている．しかしながら，治療の継続によって本症の自然歴を変えられるものではないという意見がある[2])．すなわち，サルコイドーシスは何らかの抗原に対する肉芽腫性炎症であるので，おそらくはその抗原が身体に残っている限りは炎症が続くので，治療を早く中止にすると再発する．治療を中止にしたあとに再発しないのはすなわちすでに抗原が体内に残っていない時期であるからだとするものである．

2 Delphi法による治療コンセンサス

　前向き研究によって治療の標準化を得ることが難しいのであれば，サルコイドーシス治療のエキスパートへのアンケート（A Delphi consensus study）によって治療方法のコンセンサスを得ようという試みがある．

3. サルコイドーシスの治療法

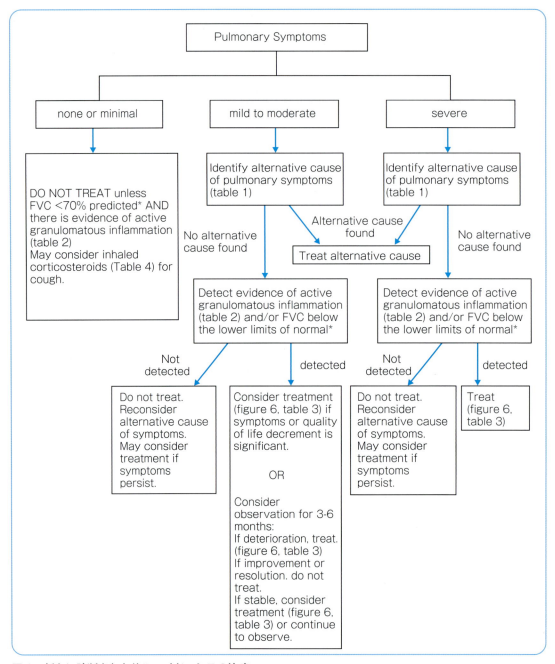

図1 新たに診断されたサルコイドーシスの治療
（文献2, p1354 より引用）

a) 米国で行われた結果[3]

① 経口ステロイドが第一選択薬である．
② 第一選択薬として吸入ステロイドは推奨しない．
③ 第二選択薬としてはメトトレキサートを勧める．

④急性肺サルコイドーシスに対する最大プレドニゾロン量は 40 mg/日.
⑤慢性例では 10 mg/日まで減量できれば治療成功とみなす.
⑥急性肺サルコイドーシスに対する初期量は不明.
⑦軽症のⅡ期肺サルコイドーシスにどのように使用するかは不明.

b) 日本で行われた結果[4]

①治療開始を考慮するときに重視する項目として,「呼吸困難の増悪」「CT 所見の悪化」「肺活量の低下」「PaO_2 の低下」があげられた.
②第一選択薬として内服ステロイドを連日で使用
③内服ステロイドはプレドニゾロン 30 mg (0.5 mg/kg) で開始する.
④第二選択薬としてメトトレキサートを使用する.
⑤内服ステロイドがプレドニゾロン 15 mg/日以下に減量できない場合にはメトトレキサートの投与を考慮する.

3 ATS/ERS/WASOG の合同ステートメント[5,6]

　1999 年の ATS (American Thoracic Society)/ERS (European Respiratory Society)/WASOG (World Association of Sarcoidosis and Other Granulomatous Disorders) の合同ステートメントでは，ステロイドは本症の短期治療薬として確かに有効であるが，病気の自然史を変えるものであるのか，またどのくらいの期間治療すべきであるのかはまだわかっていないと強調されて記されている．そして，進行性で症状のある場合や，無症状でも浸潤陰影があって肺機能が悪化していく場合には治療したほうがよいだろうと結論しているに過ぎない.
　治療方法として記載されている要点を以下に記す.
①初期量は 20～40 mg/日 (あるいは隔日投与でその相当量) のプレドニゾロンである.
②投与開始後 1～3 ヵ月で評価をする.
③治療反応例はゆっくりと漸減して 5～10 mg/毎日 (または隔日でその相当量) の投与となるようにする.
④そして再発に注意しながら最低 12 ヵ月間は治療する.
⑤吸入ステロイドは気道病変の症状に対しては有効かもしれない.
⑥3 ヵ月の治療でステロイドに不応の場合には，肺がすでに線維化している可能性はないか，量が不適切ではないか，薬が服用されていないのではないかなどを考えるべきである.

4 BTS (British Thoracic Society) ガイドライン[7]

　BTS のサルコイドーシスに関するガイドラインは，ATS/ERS/WASOG ステートメントと同じ年の 1999 年に発行されたが，「びまん性肺疾患の診断，評価，治療」の一部として出されたためかあまり注目されていない．しかし，治療方法の解説はより緻密である．治療方法として記載されている要点を以下に記す.
①肺サルコイドーシスの多くはステロイド治療を必要としない．特に BHL だけの例（病期Ⅰ）では，他臓器病変がない限りまず治療は必要ない.
②肺病変があっても症状がないか乏しい場合にはまず 6 ヵ月間観察をするべきである．これ

3. サルコイドーシスの治療法

は，自然改善傾向が多くの患者にみられるからである．
③息切れや咳が続くか，肺病変の改善がないか，あるいは肺機能の低下がみられる場合にはステロイド治療を考慮する．それでも，長期的にみて治療をすることが勝っているかどうかはわかっておらず，また，その後ステロイド治療を終了させるのは困難が伴うかもしれない，と強調されている．
④ステロイド初期投与量は最大プレドニゾロン 0.5 mg/kg/日であり，少なくとも 4 週間は継続し，その後ゆっくりと漸減するが十分効果が保たれていて症状もよくコントロールされていることが必要である．
⑤推奨される維持量はプレドニゾロン 5〜15 mg/日であり，さらに漸減する前にその量で数ヵ月は観察する．
⑥さらに漸減するとすれば，そのスピードはせいぜい 1 ヵ月に 2.5 mg/日であり，5 mg/日以降はせいぜい 1 ヵ月に 1 mg/日で漸減する．
⑦治療反応性と病態の活動性は，自覚症状，胸部 X 線所見，呼吸機能（特に肺活量と DLco）で検討する．
⑧ステロイド減量中の，または中止後の再燃はまれなことではなく，ステロイド中止による症状と病気の再燃の症状を鑑別することは難しいことがある．
⑨主治医はよく注意して疾患の活動性を判断し，それが最初の治療開始時と同程度になったらステロイド量の増量か再開をすることになる．
⑩初期治療として吸入ステロイドは勧めない（グレード A）．せいぜいブデソニドをステロイド治療でコントロールされている患者の軽い症状に対して維持療法として使うくらいのものである．

5 M. Judson の治療の考え方[8]

　各臨床家によっていろいろな考え方があるだろうが，M. Judson は急性期のサルコイドーシスのステロイド治療を 6 つの相にわけて記しているので紹介しておく．
①導入時投与（2〜6 週間）
　以前はプレドニゾロン 1 mg/kg/日が推奨されていたが，普通はプレドニゾロン 30〜40 mg/日で開始する．高用量のステロイドが必要なのは，神経，心筋，重症の眼，重症の高カルシウム血症などの病変の合併があるような場合である．
②維持量への漸減（1〜3 ヵ月）
　症状は 1 ヵ月以内に普通よくなるので，減量は 2 から 6 週間で開始する．もし 1 ヵ月以内に改善がみられないときには，病態がステロイド抵抗性であるのか，あるいはすでに肺病変がステロイドに反応しない状態になっていると考えられる．さらに長く治療を続けて効果が出てくるということは期待薄である．維持量にもっていくのに 6 ヵ月以上かけるという方法もいわれているが，1〜3 ヵ月でもっていけるのが一般である．減量の指標は肺機能（DLco は不要），胸部画像所見，そして呼吸器症状である．
③維持量の投与（3〜9 ヵ月）
　推奨される維持量はプレドニゾロン 0.25 mg/kg/日ともいわれているが，プレドニゾロン 10〜15 mg/日である．維持量で続ける期間については議論があり，治療開始後せいぜい 6 ヵ月でステロイドをやめたほうがよいという意見や，少なくとも 1 年間は続けたほうが再発が少ない

という意見がある．

④ステロイドの減量中止（1～3ヵ月）

「ステロイドを完全にオフにしよう」と決めたらさらに減量していくわけだが，一般に6週間から3ヵ月かけて中止にもっていく．治療が不十分であれば，最短2週間で再発してくるので，2週間よりも短い期間で型どおりの減量を進めていくのはよくない．

⑤治療中止後の観察

呼吸器症状と呼吸機能検査が，ステロイドの再開を考えるときには最も有効な指標になる．血清ACE値，BALF，ガリウムシンチグラフィなどは治療や再発や予後をみるための有効なガイドにはならないのでモニタリングの目的で使ってはならない．サルコイドーシスが落ち着いたとみえるまで，観察は1年間は続けるともいわれているが，20％の患者はステロイドを中止して1年以上経ってから再発しているし，10％は2年以上経ってから再発している．再発（または悪化）率ははじめの胸部画像の病期や人種には関係なく，ステロイド治療を行った群のほうが再発・悪化率が高いとされている[8]．また，結節性紅斑があると再発・悪化率が低いとされている．このように考えると2年以上ステロイド治療を受けた肺病変を有する患者は経過観察を続けたほうがよい．呼吸機能検査（スパイロメトリー）と呼吸器症状の観察を続けるべきである．

⑥再発

ステロイドを中止にした患者の20～50％で再発は起こる．再発が起こればまた同様に上記の治療を続けるが，より高容量で長期間行うべきだとの意見もある．もしステロイド量がプレドニゾロン20 mg/日よりも減量できなければ代替療法の追加を考えるべきである．

6 日本の「サルコイドーシスの治療に関する見解—2003」[9]

前項でも述べたごとく，合同ステートメントにおいてもステロイドの使用方法は「今後知りたいこと」として合意されているのが現状である．そのなかで日本サルコイドーシス/肉芽腫性疾患学会では他学会と協同で「サルコイドーシス治療に関する見解—2003」を発表した（図1）．これは今までの多くの報告を参考にし，多くの専門家の合意をえて作成された「コンセンサスレポート」であり，ATS/ERS/WASOGの合同ステートメントやBTSガイドラインの内容を包含しており，日常臨床においてはこれを治療の指針として差し支えない．

肺サルコイドーシスにおいては，自覚症状，呼吸機能障害，画像所見の悪化について判断し，これらがないか軽度の場合には原則としてステロイド治療は行わない．血清ACE値，ガリウムシンチグラフィ所見，BALF所見などはス剤治療開始の指標にはならない．BHLのみ（Ⅰ期）の場合は，リンパ節腫脹の持続，悪化だけでは治療の適応にならない．

Ⅱ，Ⅲ期でも無症状ないし咳嗽のみの場合，陰影の性状から改善が望める場合には経過観察を行う．息切れや咳嗽が強い場合，または陰影が増悪して症状の悪化や呼吸機能の低下がみられる場合には治療の適応になる．すでに線維化している状態（Ⅳ期）と思われても治療によってある程度改善することはある．

自覚症状や呼吸機能障害の程度が軽く，画像所見のみが悪化する場合は，ステロイドの治療は慎重に行う．粒状陰影，結節性陰影，綿花状陰影は多くが改善するが，太い気管支・血管周囲の肥厚，気管支の変形・拡張，無気肺への進行などは無治療では改善しないことが多く[9]，これらの所見は治療開始の指標となる．

投与方法は1年未満の経過で最小維持量になることが多い．安定していれば1～2年の時点で

3. サルコイドーシスの治療法

終了してみてもよい.

文献

1) Paramothayan NS et al: Corticosteroids for pulmonary sarcoidosis. Cochrane Database Syst Rev 2005; **18**: CD001114. Review
2) Judson MA: The treatment of pulmonary sarcoidosis. Respir Med 2012; **106**: 1351-1361
3) Schutt AC et al: Pharmacotherapy for pulmonary sarcoidosis: a Delphi consensus study. Respir Med 2010; **104**: 717-723
4) 千田金吾ほか：サルコイドーシス部門の活動報告．厚生労働科学研究費補助金難治性疾患克服研究事業「びまん性肺疾患に関する調査研究」平成22年度研究報告書；平成23年3月, p331-335
5) Hunninghake GW et al: ATS/ERS/WASOG statement on sarcoidosis. American Thoracic Society/European Respiratory Society/World Association of Sarcoidosis and other Granulomatous Disorders. Sarcoidosis Vasc Diffuse Lung Dis 1999; **16**: 149-173
6) 日本サルコイドーシス/肉芽腫性疾患学会雑誌編集委員会（編）：ATS/ERS/WASOGによるサルコイドーシスに関するステートメント．サルコイドーシス/肉芽腫性疾患 2001; **21**: 97-124
7) The diagnosis, assessment and treatment of diffuse parenchymal lung disease in adults: British Thoracic Society recommendations. Thorax 1999; **54** (Suppl 1): S1-S14
8) Judson MA: Clinical aspects of pulmonary sarcoidosis. J S C Med Assoc 2000; **96**: 9-17
9) 日本サルコイドーシス/肉芽腫性疾患学会サルコイドーシス治療ガイドライン策定委員会：サルコイドーシス治療に関する見解—2003．日サ会誌 2003; **23**: 105-114

3 肺サルコイドーシスにおける吸入ステロイドの使用について

　肺サルコイドーシスの治療は，1999年のATS/ERS/WASOGの合同ステートメント[1]，2003年の日本の「サルコイドーシスの治療に関する見解」[2]においても，経口ステロイドの使用についての記載が中心である．しかし，特に女性の頻度が高い日本においては，経口ステロイド使用を拒む患者も多く，経口ステロイド以外の代替使用を考慮せざるを得ない症例に遭遇する．

　吸入ステロイドは，気道炎症を特徴とする気管支喘息において，その治療の第一選択薬としての位置づけが確立しており，嗄声，口腔内カンジダ症などの副作用は認められるものの，経口ステロイドのような全身性の副作用はほとんど考慮しなくてよい．よって，サルコイドーシス患者に使用する際にも，全身ステロイドの投与を極度に嫌う患者にとっては，ひとつの選択肢として提示できる治療法である．しかし，その効果に対する明確なエビデンスが確立されておらず，どのような病態の患者に使用を考慮すべきかが大きな問題となる．

　1999年のATS/ERS/WASOGの合同ステートメントにおいても，肺サルコイドーシスに対する治療法のひとつとして吸入ステロイドが記載されており[1]，フルチカゾン（FP）とブデソニド（BUD）における二重盲験試験の結果が引用されている．FPにおいては，du BoisらとBaughmanらによる結果が報告されているが，前者は，主に経口ステロイド使用中の患者に対してFP 2,000 μg/日の追加は，呼吸機能，胸部X線所見における改善効果はないと報告されており[3]，Baughmanらは，FP 1,760 μg/日の使用で，併用する経口ステロイドの減量効果には影響を与えないとしている[4]．BUDにおいては，AlbertsらはBUD 1,200 μg/日の使用で呼吸機能の改善効果を報告しており[5]，Pietinalhoらは，経口ステロイドによる治療開始後，一定の効果が得られたところでBUD（800 μg/日）に変更できる可能性を示しているが[6]，一方で効果を認めないという報告も存在する[7]．興味深いことに，Ohnoらは，FP（400 μg/日）では効果を認めないが，BUD（800 μg/日）に変更後，自覚症状，画像，呼吸機能の改善を認めた症例を報告しており[8]，BUDはFPと比較し粒子系が小さいことが，両薬剤の効果の差であると考察している．

　サルコイドーシスにおいては，気道過敏性の亢進をきたすことが報告されており[9]，呼吸機能検査は正常所見であっても，慢性乾性咳嗽を訴える症例を経験する．このように慢性咳嗽を訴える症例に対しては，吸入ステロイドはひとつの選択肢として有用かもしれない．実際，呼吸機能の改善を主要評価項目とした2つのFPの二重盲験においても[3,4]，咳嗽などの自覚症状の改善という点では，FP使用群のほうが良好であったと記載されている．

　自然寛解を含め，その臨床経過が多彩な肺サルコイドーシスにおいては，経口ステロイドの使用方法すらいまだに確立されていない．吸入ステロイドについても，有効性は散見されるが，積極的に勧められるエビデンスはないというのが現段階での結論である．近年，気管支喘息，COPDなど種々の慢性炎症性肺疾患の治療においては，疾患全体を対象とするのではなく，臨床病型に基づいた個別化治療に向けた動きが進んでいる．まさに，サルコイドーシスは多様性を示す呼吸器疾患のひとつであり，患者個々における治療の選択が重要である．吸入ステロイドの効果においても同様で，疾患全体では明らかなエビデンスはないものの，明らかに効果を

3. サルコイドーシスの治療法

認め，恩恵を与えることのできる症例は存在することを念頭に，個々の症例に向かいあうべきと考えられる．

文献

1) Hunning GW et al: ATS/ERS/WASOG statement on sarcoidosis. Sarcoidosis Vasc Diffuse Lung Dis 1999; **16**: 149-173
2) 日本サルコイドーシス/肉芽腫性疾患学会サルコイドーシス治療ガイドライン策定委員会：サルコイドーシス治療に関する見解—2003．日サ会誌 2003; **23**: 105-114
3) DuBois RM et al: Randomized trial of inhaled fluticasone proprionate in chronic stable pulmonary sarcoidosis. Eur Respir J 1999; **13**: 1345-1350
4) Baughman RP et al: Use of fluticasone in acute symptomatic pulmonary sarcoidosis. Sarcoidosis Vasc Diffuse Lung Dis 2002; **19**: 198-204
5) Alberts C et al: vab der Mark TW et al: Inhaled budesonide in pulmonary sarcoidosis: a double-blind, placebo-controlled study. Eur Respir J 1995; **5**: 682-688
6) Pietinalho A et al: Oral prednisolone followed by inhaled budesonide in newly diagnosed pulmonary sarcoidosis: a double-blind, placebo-controlled multicenter study. Chest 1999; **116**: 424-431
7) Milman N et al: No effect of high-dose inhaled steroids in pulmonary sarcoidosis: a double-blind, placebo-controlled study. J Intern Med 1994; **236**: 285-290
8) Ohno S et al: Inhaled corticosteroid rapidly improved pulmonary sarcoidosis. Internal Med 2005; **44**: 1276-1279
9) Niimi T et al: Bronchial responsiveness and angiotensin-converting enzyme gene polymorphism in sarcoidosis patients. Chest 1998; **114**: 495-499

4 サルコイドーシスにおけるメトトレキサート治療

　全身疾患であるサルコイドーシスは多彩で多様な疾患であり，ステロイドが第一選択治療薬として位置づけられている．しかし，ステロイドに抵抗性の症例，有害事象を認め継続困難な症例，禁忌となる症例に代替薬が必要となる．

　サルコイドーシスにおいてステロイド代替薬として数種類の免疫抑制薬が使用されている．しかし，安全性と有効性の観点から，ほとんどの症例でメトトレキサートとアザチオプリンが選択され，シクロホスファミドは難治例のために残しておくべき薬剤とされている．また，欧米ではレフルノミド，ミコフェノール酸モフェチルもサルコイドーシスに使用されている[1,2]．しかし，関節リウマチ（RA）患者で使用した場合，欧米の報告に比較し，レフルノミド関連の間質性肺炎の発現率が高く，日本のサルコイドーシスにおいても steroid sparing agent として推奨できない薬剤となっている．また，ミコフェノール酸モフェチルは腎移植後の難治性拒絶反応のみに保険適用されており，適応外使用がループス腎炎で認められるだけであり，日本でのサルコイドーシスに対しても steroid sparing agent を期待して使用するのは難しい状況にある．

　欧米においてもサルコイドーシス症例に対しメトトレキサートが第一選択の steroid sparing agent として位置づけられている[3,4]．メトトレキサートは日本においてはサルコイドーシスの保険適用はなく，また適応外使用できる薬剤にもなっていない．しかし，その有用性を考えると使用頻度が増えると予想される．サルコイドーシスに対するメトトレキサートの使用は1968年の報告に始まり，1990年代から Baughman らによりサルコイドーシスに対するメトトレキサートの臨床検討が複数報告されている[1,5,6]．効果が認められる臓器病変部位としては，肺，皮膚，眼，神経などであり，サルコイドーシス症例では全症例への効果は望めないが，約2/3に有効であると報告し[5]，メトトレキサートをサルコイドーシスの慢性経過例ないしは再発例に対して検討するべき薬剤としている．さらに，Baughman らは急性経過のサルコイドーシスに対してもメトトレキサートの有効性を報告している[6]．日本のメトトレキサートに関する報告の多くは難治性肺サルコイドーシスや難治性心臓サルコイドーシスの学会報告や症例報告であったが，最近，日本でも観察研究ではあるが，サルコイドーシスに対してメトトレキサートの使用経験として2報が報告された[7,8]．メトトレキサート単独療法（7.5 mg/週が主な使用用量）や少量ステロイド（5〜15 mg/日）とのメトトレキサートとの併用療法（6 mg/週）で，日本においてもサルコイドーシスに対してもメトトレキサートは安全性が高い薬剤であるとされた．心臓病変合併例に対して少量のステロイドとメトトレキサート併用での長期療法が行われ，心臓病変が安定化されると報告された[7]．メトトレキサート単独療法は26例の肺，眼，皮膚，筋肉などの62臓器病変に対して使用され，有効率が症例ごとでは23％（臓器病変に対しては18％）と低かったが，6例の著効例があったことが報告された[8]．また，臓器ごとでは皮膚病変が36％，筋肉病変が33％，肺病変が9％，眼病変が6％で有効であった．

　メトトレキサートは RA に対する治療薬のなかでは最も確実に効果が期待できる DMARDs (disease modifying antirheumatic drugs) として日本において推定15万〜16万人に使用されている薬剤である．RA において日本人に対する使用方法は海外と異なる．日本リウマチ学会から

3. サルコイドーシスの治療法

表1　サルコイドーシスにおけるメトトレキサート診療ガイドライン（試案）

1）適応
　線維化を伴う肺サルコイドーシスや難治性とされる肺外病変（心病変，神経病変，lupus pernio のような皮膚病変など）においてステロイド標準療法で2～3ヵ月以上継続投与しても，ステロイドが減量できない場合や治療開始時点でステロイド治療が禁忌となる場合などが適応となる．感染症などのリスク・ベネフィットバランスに鑑みて，メトトレキサートを選択薬としてステロイドとの併用または単独での使用を考慮してもよい．

2）禁忌・慎重投与
　妊婦，本剤成分に対する過敏症，胸・腹水を認める患者や，重大な感染症や血液・リンパ系・肝・腎・呼吸器障害を有する患者は投与禁忌である．軽度の臓器障害を有する患者や，高齢者，低アルブミン血症を認める患者には，特に慎重に経過観察しながら投与する．

3）用法・用量
　①メトトレキサートは原則，1週間あたり6～7.5 mg で経口投与開始する．開始時投与量は副作用危険因子や疾患活動性，予後不良因子を考慮して，適宜増減する．メトトレキサート治療開始後，4～8週間経過しても効果が不十分であれば増量する．忍容性に問題なければ最大8～10 mg/週までは増量する．
　②1週間あたりのメトトレキサート投与量を1回または2～4回に分割して，12時間間隔で1～2日間かけて経口投与する．

4）葉酸の投与法
　葉酸製剤の併用投与は，用量依存性副作用の予防・治療に有効であり，必要に応じて考慮する．メトトレキサート8～10 mg/週投与する際や副作用リスクが高い症例では，葉酸併用投与が強く勧められる．葉酸製剤は5 mg/週以内を，メトトレキサート最終投与後24～48時間後に投与する．葉酸製剤は，通常，フォリアミン®を使用するが，重篤な副作用発現時には，活性型葉酸製剤ロイコボリン®を使用する．

5）投与開始前のスクリーニング検査
　投与開始前に，サルコイドーシスの活動性評価ならびにメトトレキサートの副作用の危険因子の評価に必要な末梢血検査，赤沈，一般生化学検査，免疫血清学的検査ならびに肝炎ウイルスのスクリーニング検査，胸部X線，胸部CT検査を実施する．

6）投与中のモニタリング
　投与開始後，安全性と有効性のモニタリングを行う．一般検査はメトトレキサート開始後あるいは増量後，6ヵ月以内は2～4週ごとに行うのが望ましい．項目として，末梢血検査（MCV，白血球分画を含む），赤沈，CRP，生化学検査（AST，ALT，アルブミン，血糖，Cr，BUN）および尿一般検査を実施する．投与量が決まり，有効性が確認されたあとは，4～8週ごとに検査を施行する．有効性の判定には，肺病変においてはサルコイドーシスの活動性と胸部画像の両者による評価が望ましい．

7）妊娠・授乳希望への対応
　メトトレキサート投与にあたり，児へのリスクを説明し，内服中は避妊を要請する．メトトレキサートを投与中のRAと同様にサルコイドーシス患者が妊娠を希望した場合には，女性でも男性でも妊娠計画の少なくとも3ヵ月前にはメトトレキサートを中止することが推奨される．授乳中はメトトレキサートの投与は禁忌である．

8）副作用への対応
　メトトレキサート開始時には，副作用予防，早期発見・治療のために，主な副作用の初期症状を十分説明し，投与継続中も患者教育を繰り返し実施する．骨髄障害，間質性肺炎，感染症などの重篤な副作用については，危険因子の評価と予防対策を実施し，発生時には適切な対処を速やかに行う．

　メトトレキサートを適正に使用することを目的にメトトレキサート診療ガイドラインが2010年9月に公表され，2011年3月に一部改定されている[9]．メトトレキサートは原則1週間あたり6～7.5 mg を経口で開始する．内服は12時間間隔で3回行う．開始投与量は副作用危険因子や疾患活動性などを考慮し，適宜増減する．RAでは16 mg/週まで増量可とされる．サルコイドーシスに対する投与方法は基本的に日本人のRAの投与方法に準ずるべきである．日本におけるサルコイドーシスでの適応および使用上の注意などに関するメトトレキサート診療ガイドライン（試案）を提案する（表1）．日本におけるサルコイドーシスでは安全性が確立するまでは最大8～10 mg/週としたい．

　メトトレキサートの有害事象としては，①骨髄障害：用量依存的で，軽症例では減量・中止により軽減する．②肝機能障害：用量依存的で重症例では肝線維症をきたす．③口腔粘膜障害：口内炎，舌炎など，④消化器障害：悪心，胃腸障害など，⑤薬剤性肺障害：用量依存性がない重篤な副作用であり，メトトレキサートの速やかな中止とステロイドの投与が必要とされる．

　用量依存的副作用とされるものについては，葉酸製剤（フォリアミン®）併用投与により予防・治療が可能である．メトトレキサートと葉酸製剤との投与方法については，フォリアミン®5～

10 mg をメトトレキサート最終服用後 24〜48 時間あけて投与するのが一般的である．

　全身性疾患であるサルコイドーシスでは，種々の臓器病変を有することがあり，非常に多彩で，かつそれぞれの臓器病変において自然軽快，病変持続，病変悪化があり，多様である．肺病変に関しても，数年で悪化する場合，十数年から数十年で悪化する場合があり，非常に多様であり，治療を行うかどうかの判断，また，治療の選択をどうするかが難しい症例が存在する．治療の第一選択はステロイドである．しかし，ステロイド治療のみでは治療が困難な難治症例や，感染症のリスクが高いが治療が必要な症例では，メトトレキサートをはじめとする免疫抑制薬や生物学的製剤の併用または単独使用が考慮される必要がある．

文献

1） Baughman RP et al: A concise review of pulmonary sarcoidosis. Am J Respir Crit Care Med 2011; **183**: 573-581
2） Lazar CA et al: Treatment of sarcoidosis. Semin Respir Crit Care Med 2010; **31**: 501-518
3） Schutt AC et al: Pharmacotherapy for pulmonary sarcoidosis: a Delphi consensus study. Respir Med 2010; **104**: 717-723
4） Kiltz U et al: Use of methotrexate in patients with sarcoidosis. Clin Exp Rheumatol 2010; **28**: S183-S185
5） Baughman RP et al: A clinical approach to the use of methotrexate for sarcoidosis. Thorax 1999; **54**: 742-746
6） Baughman RP et al: Methotrexate is steroid sparing in acute sarcoidosis: results of a double blind, randomized trial. Sarcoidosis Vasc Diffuse Lung Dis 2000; **17**: 60-66
7） Nagai S et al: Treatment with methotrexate and low-dose corticosteroids in sarcoidosis patients with cardiac lesions. Intern Med 2014; **5**: 427-433
8） Isshiki T et al: Usefulness of low-dose methotrexate monotherapy for treating sarcoidosis. Intern Med 2013; **52**: 2727-2732
9） 日本リウマチ学会 MTX 診療ガイドライン策定小委員会（編）：関節リウマチ治療におけるメトトレキサート（MTX）診療ガイドライン 2011 年版，羊土社，東京，2011

5 治療に関する Q&A

Q1　サルコイドーシスの治療薬による副作用について

　サルコイドーシスの治療薬の主流は免疫抑制を目的としたステロイドですが，ほかの免疫抑制薬も投与されることがあります．最近では抗菌薬や生物学的製剤が試みられることもあり，肺高血圧併発例では血管拡張薬が投与されることもあります．以下，それらの副作用と防止策について解説します．

1 ステロイド

a）局所療法
　ステロイドは若干吸収されるものの，過剰投与をしなければ，全身的な影響はほとんどないものと考えられます．
　眼の病変に対する点眼薬では局所的な感染に気をつける程度でよく，予防的にキノロンなどの抗菌点眼薬が併用されることが多いようです．
　吸入ステロイドは，気管支病変や咳症状に対する局所療法として使われます．また一般的ではありませんが，肺病変に対しても試みられることがあります．製剤の種類にもよりますが，吸入ステロイドの副作用として咽頭刺激症状，咳，口内乾燥，口腔（〜気道，食道）カンジダ症，嗄声などがあります．対策としては吸入後のうがい励行，スペーサーの使用などがあります．カンジダ症に対してはアムホテリシン B シロップやミコナゾールゲルを口腔内に数分含んだあと嚥下する治療をします．これらにても副作用をコントロールできなければ吸入ステロイドは中止すべきです．

b）全身療法
　主に経口内服の場合ですが，投与量が中等量以下であっても数ヵ月〜年単位の長期投与になると副作用の問題が生じてくる場合があります．したがって，十分な対策を講じておかなければいけません．治療開始前には，患者さんに治療の必要性のみならず，効果（メリット）と副作用（デメリット）および治療中断による影響（病状の悪化と場合によっては副腎不全症状の出現）についてよく説明し，十分に理解していただく必要があります．
　外見上の副作用としては，体幹性肥満・満月様顔貌・多毛・四肢やせ・皮膚易出血性などがあります．いずれも重篤なものではありませんが，女性では治療中断の一大要因となっており，ないがしろにはできません．減量・治療終了で改善しますが，それ以外には格別な方策がありません．症状をよく聞きていねいに説明するなどして，患者さんと良好な信頼関係を築き，不安や不満の解消に努めましょう．

重要な副作用としては，①胃潰瘍，②骨粗鬆症，③易感染性，④高血圧，⑤糖尿病，⑥高脂血症，⑦精神症状，⑧無菌性骨壊死などがあげられます．予防することが重要ですが，発症後はそれぞれに対し適切な治療を開始し，可能であればステロイド減量～中止を考慮します．

①潰瘍に対しては抗潰瘍薬，②骨粗鬆症に対しては骨粗鬆症防止薬（ビスホスホネート製剤・カルシウム剤・ビタミンD製剤・抗RANKLモノクロナール抗体など）の予防投与が推奨されています．特に高齢者ではこれら予防は必須となりますが，カルシウム剤，ビタミンD製剤は避けて，ビスホスホネート製剤が推奨されます（第1章-Q18参照）．

③易感染性については，細菌性肺炎・ニューモシスチス肺炎・肺結核など日和見感染をはじめ様々な感染症に罹患する機会が増します．通常はニューモシスチス肺炎に対するST合剤（バクタ錠®）の予防内服が推奨されています．また，ステロイド投与前には結核感染の有無をチェックすべきであり，最近ではツベルクリン皮内反応よりも結核特異性の高いIGRA（QFTやT-SPOT）検査が推奨されています．IGRAが陽性と判明，あるいは胸部画像で石灰化像がみられるなど結核既感染が強く疑われ，かつ未治療の場合には，発症防止としてイソニアジドを6ヵ月間内服します．もちろん感染症は発症すると重症化しやすいので，予防措置だけでなく，胸部X線写真などで厳重に定期的検査をして，早期発見・早期診断に努める必要があります．

④高血圧，⑤糖尿病，⑥高脂血症についてはこまめな血圧測定と定期的な体重測定を指導し，診察時に確認します．また，HbA1c，血糖，血清アルブミン・クレアチニン・尿酸・コレステロール類（HDL，LDL・中性脂肪）・ALP・γ-GTPなどを，治療開始前と開始後は定期的検査する必要があります．リスクが高いと思われる患者においては栄養指導（減塩食励行，場合によってはカロリー制限食）を行い，厳重な指導が必要です．治療開始前すでに発症している場合はステロイド減量に応じて治療薬の追加・変更も考慮した継続治療を要します．

⑦精神症状としては不安・不眠・躁あるいはうつが多いとされ，きめの細かい問診による早期発見が重要です．治療は専門医に託すべきですが，用量依存性なので治療の原則はステロイドの減量・中止となっています．

大腿骨頭に生ずる⑧無菌性骨壊死は頻度的には少ないものの，ステロイドによって引き起こされる重大な副作用です．ステロイドの総投与量に関係なく発症するとされ，外科治療を要する場合が多いため，股関節痛を生じたときはすぐに整形外科を受診して早期診断を心掛ける必要があります．

2 免疫抑制薬

ステロイドが効きにくい場合や副作用のための代替えとして使用されるのが免疫抑制薬（メトトレキサート，アザチオプリン，シクロホスファミドなど）です．単独投与の場合もありますが，ステロイドと併用する場合もあります．やはりそれぞれ副作用があり，慎重に投与しなければなりません．第一選択薬として最も多く使われているのがメトトレキサートで，関節リウマチの治療に準じて管理されています．メトトレキサートの副作用としては，①骨髄障害，②間質性肺炎，③易感染性，④肝障害，⑤リンパ増殖性疾患などがあげられます．②③⑤については，診断が困難な場合も少なくありません．いずれにせよ発症が疑われた時点で直ちに投薬中止とします．診断確定後は適切な治療に移りますが，②間質性肺炎あるいは⑤リンパ増殖性疾患が発症した場合，メトトレキサートは以後禁忌となります．

①骨髄障害の予防としては葉酸製剤（フォリアミン®）を内服とし，腎障害者や高齢者では低用

量の慎重投与とします．血液検査や腎機能検査を定期的に行って，副作用の早期発見に努めます．

メトトレキサートは②間質性肺炎をきたしやすいことがよく知られています．本剤は通常週1日で間欠的に内服します．治療開始後の初発症状としては，増強する感冒様症状・咳・息切れがみられやすいので，このような症状が出現した場合はすぐに受診してもらうように患者にあらかじめよく説明しておきます．発症が疑われる場合は，ニューモシスチス肺炎などの他の間質性肺病変との鑑別診断を速やかに行う必要があります．

③易感染性については，単剤の場合はステロイドほど神経質にならなくてもよいようです．しかしながら，併用時には抵抗力が落ちるので，ステロイドと同様慎重でなければなりません．

④肝障害については，肝障害者や肝炎ウイルスキャリアでは慎重に投与すべきとされています．特に後者ではウイルスの再活性化を招くとの理由で，投与を回避することが多いようです．早期発見のため，定期的に採血検査をする必要があります．

メトトレキサート投与で⑤リンパ増殖性疾患を発症することがあります．予防としては既往に血液系増殖性疾患があれば投与を回避します．発熱，消耗症状，リンパ節腫脹，肝脾腫など，リンパ増殖性疾患を疑わせる症状がみられたら，リンパ節生検などの精査を行って診断します．

3 抗菌薬

治療としてテトラサイクリン系のミノサイクリン，ドキシサイクリンが使われることがあります．副作用が比較的少なく長期投与に適していますが，ときに過敏症・光線過敏症・めまい・胃腸障害・肝障害が出現する場合もありますので，投与中は慎重に観察し，症状が出現した場合は速やかに中止とします．

4 生物学的製剤

最近，ステロイドの代替治療薬として生物学的製剤が試みられるようになってきました．主にTNF阻害薬のインフリキシマブですが，エタネルセプトやアダリムマブの報告もあり，今後盛んに使用される可能性があります．

TNF阻害薬は感染症に対する防御機能を強力に阻害しますので，事前に副作用を熟知し対策を立てておく必要があります．特に結核対策は重要で，投与前にはスクリーニングとして詳細な病歴聴取・胸部画像・IGRA検査が必須です．IGRAが陽性と判明，あるいは胸部画像で結核既感染が強く疑われ，かつ未治療の場合には，TNF阻害薬を投与すべきではありません．しかし，投与が不利益を凌駕すると判断された場合には慎重に投与となります．結核発症予防として阻害薬開始の3週間前からイソニアジド内服を開始し，6～9ヵ月間内服します．その他はステロイドと同様に対処します．

関節リウマチにおけるTNF阻害薬市販後全例調査では，副作用としての間質性肺炎が0.5％前後にみられたと報告していますが，メトトレキサート併用例や基礎にリウマチ関連の間質性病変を有する症例が含まれていると思われ，詳細は不明です．TNF阻害薬の作用機序からみるとサルコイドーシスの肺病変には有効と思われますが，間質性肺炎発症は別の問題ですので，慎重に経過をみるべきです．発症が疑われた場合は投与を中止し，状況に応じステロイド投与などを考慮します．

5 血管拡張薬

　エンドセリン受容体拮抗薬のボセンタンやPDE-5阻害薬シルデナフィルなどがサルコイドーシスの肺高血圧症に対する治療として試みられており，今後投与する症例が増える可能性があります．相互作用のある薬剤が多いので注意が必要ですし，肝障害がないことを確認して治療を開始します．副作用としては頭痛・めまい・紅潮・低血圧・心不全などがあります．なお，ボセンタンでは肝障害と汎血球減少がみられることがあり，定期的な採血検査が欠かせません．

参考文献
1) 津田富康：サルコイドーシスの治療．サルコイドーシスとその他の肉芽腫性疾患，安藤正幸，四元秀毅（監修），日本サルコイドーシス/肉芽腫性疾患学会（編），克誠堂出版，東京，2006: p190-201
2) 鈴木康夫：副作用とその対策．実地医家のためのステロイドの上手な使い方，川合真一（編），永井書店，大阪，2004: p23-37
3) 西村勝治：ステロイド精神病．内科 2013; **112**: 91-95
4) 山本卓明，岩本幸英：ステロイド性大腿骨頭壊死の診断・治療・予防．内科 2013; **112**: 85-90
5) 日本リウマチ学会MTX診療ガイドライン策定小委員会（編）：関節リウマチ治療におけるメトトレキサート（MTX）診療ガイドライン2011年版，羊土社，東京，2011
6) 須田隆文：肺サルコイドーシス/最近の話題．呼吸器内科 2014; **25**: 147-155
7) 日本呼吸器学会（編）：生物学的製剤と呼吸器疾患 診療の手引き，日本呼吸器学会，東京，2014

Q2 特殊治療法（ペースメーカー，除細動器，CRT，メトトレキサートなど）

　心臓サルコイドーシスに対する治療は，①ステロイドを中心とした免疫抑制療法，②ペースメーカーを中心とした不整脈治療，③エビデンスに基づいた心不全治療に要約されます[1,2]．ステロイド以外の免疫抑制薬としてはメトトレキサートが用いられることが多いです．本症では心室性不整脈による突然死が問題となることから植込み型除細動器（ICD）の適応決定は重要です．最近，Heart Rhythm Society（HRS）から Expert Consensus Statement[3] として本症の不整脈に関する診断と治療指針が出されています．

1 高度房室ブロックに対するペースメーカー治療

　心臓サルコイドーシスは伝導障害の頻度が高く，高度房室ブロックで発症する症例がしばしばみられます[4]．特に，日本では中高年女性の完全房室ブロックをみたら，心臓サルコイドーシスを念頭に置くことが重要と考えられます[4]．左室駆出率が良好な症例のなかに，プレドニゾロンを投与後，房室伝導が改善する症例を経験しますが，プレドニゾロン投与後も完全房室ブロックが改善しない場合は，高用量のプレドニゾロンを内服したまま，ペースメーカーを挿入せざるを得ないことになり，創傷治癒の遅延や感染の問題もあることから，一般にはペースメーカー挿入が優先されます．最近，1.5テスラの MRI のみ撮影可能なペースメーカーが使用可能となっており，ペースメーカー挿入のデメリットがひとつ解消されました．HRS における Statement によると本症においてはペースメーカーの適応がある場合は ICD の植込みが容認されうる（Class Ⅰa）とされますが[3]，日本では心機能が保たれた症例については通常のペースメーカーが使用されます[4,5]．

2 特殊なペースメーカー治療：植込み型除細動器（implantable cardioverter defibrilator：ICD）と両室ペーシング（cardiac resynchronized therapy：CRT）

　一般の心疾患でも心室細動から蘇生された症例や，血行動態の破綻する持続性心室頻拍を有する症例は二次予防として ICD の植込みが行われます[5,6]．HRS における Statement では心室性不整脈の重症度いかんにかかわらず左室駆出率35％未満の低心機能症例に対して Class Ⅰ として ICD を推奨しています．心室を電気的に刺激して，心室頻拍や心室細動が誘発される症例は二次予防として ICD の植込みが考慮されます（Class Ⅰa）．ICD 植込みが行われた心臓サルコイドーシスでは，経過観察中の作動率が他疾患に比べ高いとされ，突然死予防における ICD の有用性が示されています[7]．CRT とは心室再同期療法とも呼ばれ，図1a に示したように右室のリード A と冠静脈の左室側リード B とで左室を挟んで同時にペーシングし同期不全を修正する方法です．左室拡張と収縮不全を呈する症例で，心不全症状が改善せず，心電図で QRS 幅が広い症例に考慮され，僧帽弁閉鎖不全が軽減することもしばしば経験されます．一般には，心室性不整脈による突然死予防も含めて，ICD 付きの CRT が選択されます（CRT-D）．図1b のよう

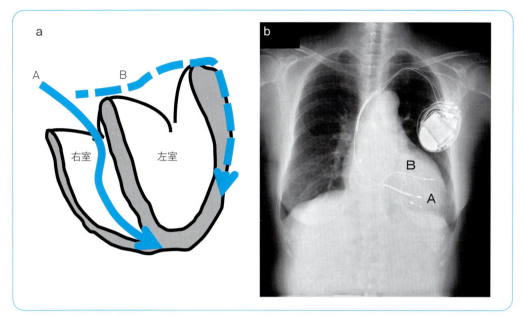

図1 両室ペーシング
a：右室のリード（A）と左室のリード（B）
b：DDD より CRT-D への変更を行った症例．

に，過去に完全房室ブロックに対して通常の DDD ペースメーカーを挿入された症例が，左室拡張と収縮不全を呈した場合は，将来の心室性不整脈や重症心不全の出現を考え，ジェネレータ交換時に CRT-D へのグレードアップを行います．

3 メトトレキサート（methotrexate）について教えてください

　メトトレキサートは葉酸拮抗薬として血液悪性腫瘍や関節リウマチなどに対して使用されます．本症では，関節リウマチと同様，7.5 mg を週1日内服するのが一般的です．ある種の自己免疫疾患ではメトトレキサートをプレドニゾロンと併用することにより，再燃なくステロイドの総投与量を減らすことが可能であり（steroid sparing effect），副作用も明らかに減少したと報告されています[8]．プレドニゾロン内服中に心病変が再燃あるいは進展した場合のみならず，ステロイドの副作用でプレドニゾロンを減量したい場合などに併用することがあります．メトトレキサートの副作用として，白血球減少，肝機能障害，間質性肺炎があるため，定期的に血液検査や胸部 X 線写真によるチェックが必要であり，患者さんにも副作用を説明しておく必要があります．心病変に対して，メトトレキサート単独での効果，はじめからプレドニゾロンと併用すべきか，どのくらい長く使用すべきかなど不明な点も多いです．Isshiki ら[9] は 26 例のサルコイドーシス患者に週1回 7.5 mg のメトトレキサート単独投与の効果を検討しています．26 例中 6 例（23％）にサルコイドーシス病変の改善がみられ，特に皮膚病変で高率であったと報告しています．この報告のなかでは，軽度の肝機能障害などを 10 例（39％）に認めましたが，生命にかかわるような重篤な副作用は認められなかったと報告しています．Nagai ら[10] は 2006 年の心サルコイドーシス診断の手引きを満たす 17 例をプレドニゾロン単独 7 例とプレドニゾロンおよ

3. サルコイドーシスの治療法

びメトトレキサート併用の10例で5年間経過観察しました．併用群は単独群に比し，左室駆出率，心胸郭比，NTproBNPは保たれており，重篤な副作用は認められなかったと報告しています．筆者らも，ステロイド治療経過観察中に臨床的に心病変が再燃しかつステロイドの副作用が問題となっている症例にメトトレキサートを追加投与しています．今後，はじめからメトトレキサートを併用したほうがよいのかどうか更なる症例の蓄積が必要です．

文献

1) 日本サルコイドーシス/肉芽腫性疾患学会サルコイドーシス治療ガイドライン策定委員会：サルコイドーシス治療に関する見解—2003．日サ会誌 2003; **23**: 105-114
2) Yazaki Y et al: Prognostic determinants of long-term survival in Japanese patients with cardiac sarcoidosis treated with prednisone. Am J Cardiol 2001; **88**: 1006
3) Birnie DH et al: HRS expert consensus statement on the diagnosis and management of arrhythmias associated with cardiac sarcoidosis. Heart Rhythm 2014; **11**: 1304-1323
4) 矢崎善一ほか：第5章 肺外サルコイドーシス：心サルコイドーシス．最新医学別冊 新しい診断と治療のABC3，最新医学社，東京，2012: p219-227
5) 不整脈の非薬物療法ガイドライン2011年改訂．循環器病の診断と治療に関するガイドライン（2010年度合同研究班報告）
6) Epstein AE et al: 2012 ACCF/AHA/HRS focused update incorporated into the ACCF/AHA/HRS 2008 guidelines for device-based therapy of cardiac rhythm abnormalities: are port of the American College of Cardiology Foundation /American Heart Association Task Forceon Practice Guidelines and the Heart Rhythm Society. Circulation 2013; **127**: e283-e352
7) Schuller JL et al: Implantable cardioverter defibrillator therapy in patients with cardiac sarcoidosis. J Cardiovasc Electrophysiol 2012; **23**: 925-929
8) Cimmino MA et al: Prednisone plus methotrexate for polymyalgia rheumatica: a randomized, double blind, placebo controlled trial. Ann Inten Med 2004; **141**: 493-450
9) Isshiki T et al: Usefulness of Low-dose methotrexate monotherapy for treating sarcoidosis usefulness of low-dose methotrexate monotherapy for treating sarcoidosis. Intern Med 2013; **52**: 2727-2732
10) Nagai S et al: Treatment with methotrexate and low-dose corticosteroids in sarcoidosis patients with cardiac lesions. Intern Med 2014; **53**: 427-433
11) 矢崎善一：心臓サルコイドーシスに対するメトトレキサート/抗菌薬治療の実態—全国調査と自験例の経過について．日サ会誌 2010; **30**: 89-91

第4章

症例から考えるサルコイドーシスの実践治療

4. 症例から考えるサルコイドーシスの実践治療

1 無治療—改善例

症例1　両肺に結節影を認め，診断後6ヵ月で自然消失をみた一例

症例：29歳（初診時），男性．
生活歴：特記すべきことなし．
嗜好：喫煙歴　20本/日　10年．
現病歴：2003年5月に健康診断で胸部異常影を指摘され，2003年6月当院を受診．胸部X線像上，BHLと肺病変を認めた（図1〜3）．自覚症状なし．TBLBで肉芽腫を認め，病期Ⅱのサルコイドーシスと診断．ACE 29.2 IU/L（施設正常値23.7 IU/L以下），リゾチーム18.0μg/mL（施設正常値11.5μg/mL以下）であり，BALF所見はリンパ球8％，CD4/CD8 3.62であった．
病変部位：肺　肺門リンパ節　病期Ⅱ．初診時肺外病変；表在リンパ節．
臨床経過：呼吸器症状を含め自覚症状がないため，外来経過観察としていた．胸部X線像上，6ヵ月後の胸部X線像でBHLおよび肺野病変は著明に改善していた（図4）．

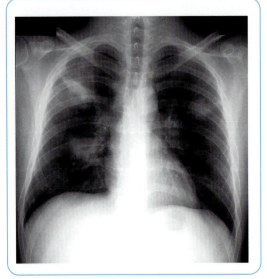

図1　初診時（2003年6月）の胸部X線像
　BHLと肺野病変を認める．

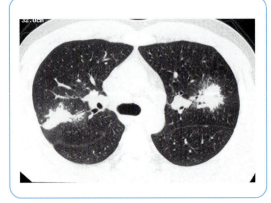

図2　初診時の胸部CT
　両上葉に綿花状影を認める．

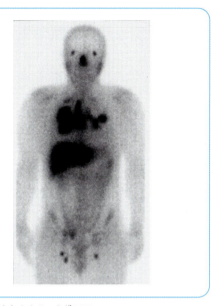

図3 ガリウムシンチグラフィ
　肺門，肺野に集積があり，パンダサインがあり，鼠径リンパ節にも集積を認めた．

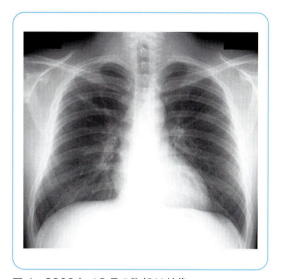

図4 2003年12月の胸部X線像
　初診から6ヵ月後の胸部X線像でBHLおよび肺野病変は著明に改善．

考案：
　サルコイドーシスでは，BHLのみの症例は自然軽快率が高く，予後不良と関連する病変として，気管支・血管束周囲病変，囊胞性変化，牽引性気管支拡張や気管支変形，肺の正常構造を破壊改変する線維化などがあげられる．しかし，肺野の微細粒状影，綿花状陰影と呼称される濃厚陰影や結節状陰影などは数ヵ月から数年で自然消褪する場合があり，経過観察すべき陰影とされる．

本症例のポイント：
- 肺野に綿花状陰影と呼称される濃厚陰影や結節状陰影を認めたサルコイドーシス症例で，初診から6ヵ月後に無治療で自然軽快を認めた症例である．

症例2　肺野に粒状影を認め，診断後15ヵ月で自然消失をみた一例

症例：25歳(初診時)，男性．
生活歴：特記すべきことなし．
嗜好：喫煙歴　なし．
現病歴：2002年8月に健康診断で胸部異常影を指摘され，2002年9月当院を受診．胸部X線像上，BHLと肺野病変を認めた(図1〜3)．自覚症状なし．TBLBで肉芽腫を認め，病期Ⅱのサルコイドーシスと診断．ACE 25.2 IU/L(施設正常値23.7 IU/L以下)，リゾチーム17.2μg/mL(施設正常値11.5μg/mL以下)であり，BALF所見はリンパ球45%，CD4/CD8 3.57であった．
病変部位：肺　肺門リンパ節　病期Ⅱ．初診時肺外病変；なし．
臨床経過：呼吸器症状を含め自覚症状がないため，外来経過観察としていた．胸部X線像上，15ヵ月後の胸部X線でBHLおよび肺野病変は著明に改善していた(図4)．

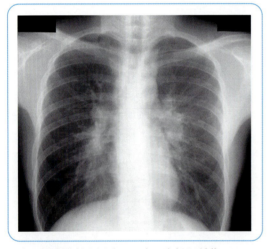

図1　初診時(2002年9月)の胸部X線像
BHLと左肺に肺野病変を認める．

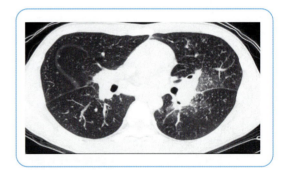

図2　初診時の胸部CT
左肺に粒状影を認める．

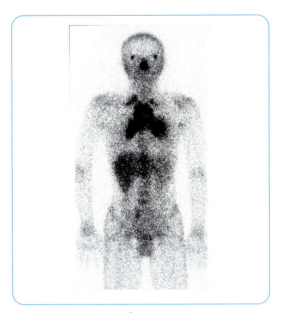

図3　ガリウムシンチグラフィ
肺門，肺野に集積を認めた．

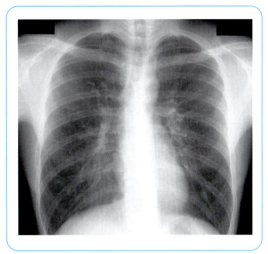

図4　2004年1月の胸部X線像
初診から15ヵ月後の胸部X線像でBHLおよび肺野病変は著明に改善．

考案：
　サルコイドーシスでは，BHLのみの症例は自然軽快率が高い．無症状で肺野の微細粒状影のみの場合も数ヵ月から数年で自然消褪する場合があり，経過観察すべき陰影とされる．

本症例のポイント：
- BHLと肺野の微細粒状影を認めたサルコイドーシス症例で，初診から15ヵ月後に無治療で自然軽快を認めた症例である．

症例 3　両肺に小結節影をびまん性に認め，診断後 23 ヵ月で自然軽快をみた一例

　症例：71 歳（初診時），男性．
　生活歴：特記すべきことなし．
　嗜好：喫煙歴　21 年前に禁煙．20 本/日　30 年．
　現病歴：高血圧で通院中に両手，左前腕，臀部に皮疹があり，生検で類上皮細胞肉芽腫があり，胸部異常影を指摘され，2009 年 9 月に当院を紹介受診．胸部 X 線像上，BHL と両肺に粒状影を認めた（図 1～3）．呼吸器症状なし．TBLB で肉芽腫を認め，病期 II のサルコイドーシスと診断．ACE 11.3 IU/L（施設正常値 23.7 IU/L 以下），リゾチーム 16.7 μg/mL（施設正常値 11.5 μg/mL 以下）であり，BALF 所見はリンパ球 30％，CD4/CD8 17.1 であった．
　病変部位：肺　肺門リンパ節　病期 II．初診時肺外病変；皮膚．
　臨床経過：呼吸器症状がないため，外来経過観察としていた．皮膚病変の改善と併行して，胸部 X 線像上，23 ヵ月後の胸部 X 線像で BHL および肺野病変は著明に改善していた（図 4）．CT 像（図 5）で初診時と 23 ヵ月後の粒状影の改善の程度を提示した．

　考案：
　サルコイドーシスでは，BHL のみの症例は自然軽快率が高い．予後不良と関連する病変として，気管支・血管束周囲病変，囊胞性変化，牽引性気管支拡張や気管支変形，肺の正常構造を破壊改変する線維化などがあげられる．しかし，呼吸器症状があり，両肺に広範に細粒状影に認めても，数ヵ月から数年で自然消褪する場合があり，経過観察すべき陰影とされる．

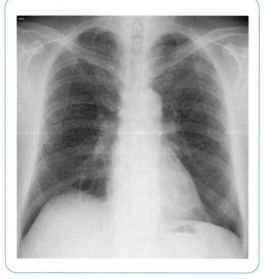

図 1　初診時（2009 年 9 月）の胸部 X 線像
　BHL と両肺に粒状影を認める．

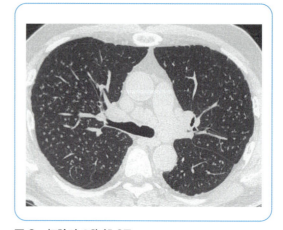

図 2　初診時の胸部 CT
　両肺に経気道散布性分布を示す粒状影をびまん性に認める．

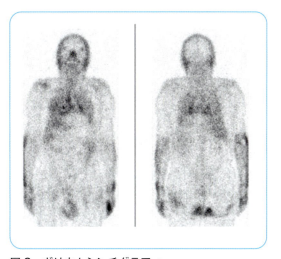

図3　ガリウムシンチグラフィ
　肺門，肺野に集積を認め，皮膚病変にも一致し集積を認めた．

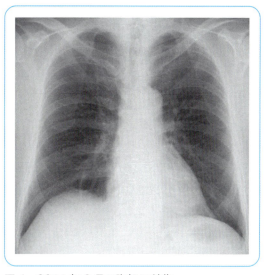

図4　2011年8月の胸部X線像
　初診から23ヵ月後の胸部X線像でBHLおよび肺野病変は著明に改善している．

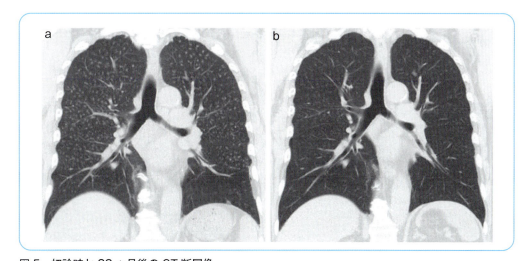

図5　初診時と23ヵ月後のCT断層像
　両肺に経気道散布性分布を示す粒状影をびまん性に認めたが，著明に自然軽快している．

本症例のポイント：
- 両肺に広範に細粒状影を認めたサルコイドーシス症例で，当院初診から23ヵ月に無治療で自然軽快を認めた症例である．

4. 症例から考えるサルコイドーシスの実践治療

症例4　両肺に綿花状影を認め，診断後9ヵ月で自然消失をみた一例

症例：26歳（初診時），男性．
生活歴：特記すべきことなし．
嗜好：喫煙歴　20本/日　6年．
現病歴：2007年8月に健康診断で胸部異常影を指摘され，2007年9月当院を受診．胸部X線像上，BHLと肺野病変を認めた（図1～3）．自覚症状なし．TBLBで肉芽腫を認め，病期IIのサルコイドーシスと診断．ACE 54.1 IU/L（施設正常値23.7 IU/L以下），リゾチーム17.7 μg/mL（施設正常値11.5 μg/mL以下）であり，BALF所見はリンパ球37％，CD4/CD8 3.0であった．
病変部位：肺　肺門リンパ節　病期II．初診時肺外病変；なし．
臨床経過：呼吸器症状を含め自覚症状がないため，外来経過観察としていた．胸部X線像上，9ヵ月後の胸部X線像でBHLおよび肺野病変は著明に改善していた（図4）．

考案：
サルコイドーシスでは，BHLのみの症例は自然軽快率が高い．しかし，綿花状陰影と呼称される濃厚陰影も数ヵ月から数年で自然消褪する場合があり，経過観察すべき陰影とされる．

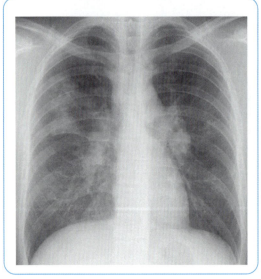

図1　初診時（2007年9月）の胸部X線像
　　BHLと左肺に肺野病変を認める．

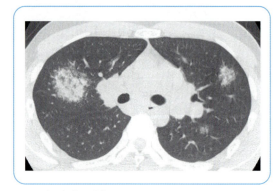

図2　初診時の胸部CT
　　両肺に綿花状影を認める．

1. 無治療―改善例

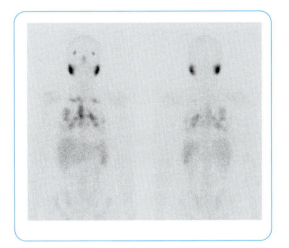

図3 ガリウムシンチグラフィ
　肺門, 肺野に集積を認めた.

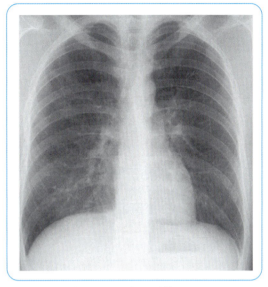

図4　2008年6月の胸部X線像
　初診から9ヵ月後の胸部X線像でBHLおよび肺野病変は著明に改善している.

本症例のポイント：
- 綿花状陰影と呼称される濃厚陰影を認めたサルコイドーシス症例で, 初診から9ヵ月に無治療で自然軽快を認めた症例である.

症例5　4年の経過で肺野陰影の悪化と改善がみられた一例

　症例：27歳（初診時），男性．会社員．
　生活歴：喫煙　20歳から20本/日．
　現病歴：1996年3月ごろから咳嗽あり．近医を受診し「陳旧性の陰影がある」といわれていた（図1）．同年7月の健診の胸部X線像で異常を指摘され，8月に当科を受診した．咳嗽は消失し，特に自覚症状はなかったが，肺野陰影の悪化がみられ入院精査となった．
　身体所見：身長173cm，体重59kg．血圧116/74mmHg，脈76/分・整．心音，呼吸音に異常を認めず．その他特記すべきことなし．
　病変部位：肺　病期Ⅲ．初診時肺外病変；なし．
　臨床経過：入院時の血液ガスは，pH 7.414，PaO_2 89.1 Torr，$PaCO_2$ 43.1 Torrと正常で呼吸機能検査も正常範囲であった．ACE 18 IU/L/37℃．ツ反陰性．ガリウムシンチグラフィで肺門縦隔および肺野に集積がみられた．気管支内視鏡検査で，BALFの総細胞数の増加，リンパ球分画の上昇（62％），リンパ球CD4/CD8比の上昇（3.7）がみられ，TBLBにて，壊死を伴わない類上皮細胞肉芽腫が認められ，サルコイドーシスと確定診断された．

　自覚症状はほとんどなかったが，咳嗽が出ると長く続くことが多く鎮咳薬などで対応した．症状は軽微でステロイド忌避があり，外来で経過観察としたが1997年7月頃まで肺野陰影は徐々に悪化していった（図2）．しかし，その後1998年6月には肺野陰影の改善がみられ（図3），1999年1月にはほぼ肺野陰影は消失した（図4）．その後，全身倦怠感や前胸部痛などの全身症状などがあり経過観察としているが，胸部陰影の悪化はみられていない．

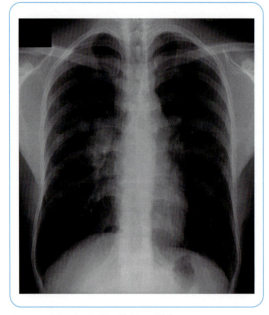

図1　1996年3月の胸部X線像
　肺門縦隔リンパ節の腫脹と右肺野優位の多発結節性陰影を認める．

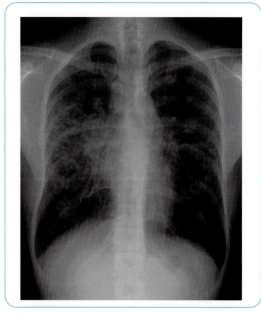

図2　1997年4月の胸部X線像
　肺門縦隔リンパ節の腫脹と右肺野優位の粒状陰影の増加を認める．

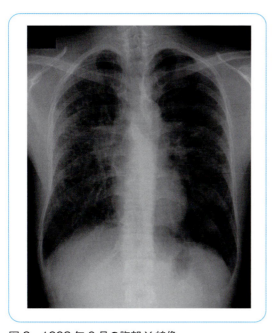 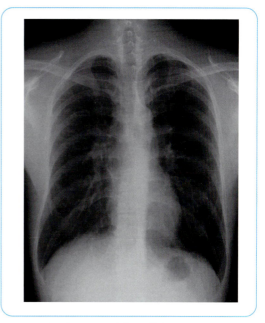

図3　1998年6月の胸部X線像　　　　　　　　　図4　1999年1月の胸部X線像
　肺野陰影の減少が認められる．　　　　　　　　　　ほぼ改善している．

考案：
　サルコイドーシスは自然改善のみられる疾患であり，自覚症状の乏しい場合には自然改善を期待して積極的な治療を行わないことが多い．サルコイドーシス治療に関する見解—2003[1]を参照すると，本症例は「病期Ⅱで，症状なしまたは軽度で画像所見悪化」に相当する．この場合に「経過観察とする」か，「副腎皮質ステロイドで治療する」かの判断は難しいことが多い．一般的には，自覚症状が軽微で粒状陰影が主体で肺野の収縮傾向がなければできるだけ無治療で観察して改善を期待する．しかし，自覚症状の増加，陰影の増加と肺野の収縮傾向，呼吸機能検査所見の悪化（閉塞性障害が出現することが多い）などがみられれば積極的治療（主に経口ステロイド治療）を進めるべきである．
　サルコイドーシスの肺野病変の治療に関しては，「Ⅱ期，Ⅲ期のサルコイドーシスであれば積極的ステロイド治療の適応になる」[2,3]とする報告もあるが，「個々の症例をみながらその適応を慎重に決めていく」というしかないであろう．

本症例のポイント：
- 自覚症状の軽微なサルコイドーシス肺野病変（Ⅱ期）症例．
- 3年の経過で悪化と自然改善が観察された．
- 肺野陰影は悪化していったが，粒状陰影が主体で肺野の収縮傾向はなく，無治療で経過観察しその後改善した．

文献

1) 日本サルコイドーシス/肉芽腫性疾患学会サルコイドーシス治療ガイドライン策定委員会：サルコイドーシス治療に関する見解—2003. 日サ会誌 2003; **23**: 105-114
2) Pietinalho A et al: Early treatment of stageIIsarcoidosis improves 5-year pulmonary function. Chest 2002; **121**: 24-31
3) Miller A: Of time and experience: sarcoidosis revisited. Comment on: Chest 2002; 121: 24-31. Chest 2002; **121**: 3-5

症例 6　一過性のびまん性粒状影の出現と消失をみた一例

症例：23歳（初診時），女性．アルバイト勤務．
生活歴：喫煙　18歳から20本/日．
現病歴：1997年9月に眼のかすみ，充血で近医を受診し，ぶどう膜炎と診断され当科を紹介受診された．
病変部位：肺　初診時病期 I．初診時肺外病変；眼．
臨床経過：来院時の胸部 X 線像で縦隔・肺門リンパ節腫脹が認められ（図1），血清 ACE 23.1 IU/L/37℃，血清リゾチーム 11.4 μg/mL（正常値＜10.3 μg/mL）と上昇，ツ反陰性，ガリウムシンチグラフィで肺門縦隔に集積が認められ精査の目的で入院となった．

入院時身体所見は身長 158 cm，体重 47 kg，血圧 124/72 mmHg，脈 72/分・整．心音，呼吸音に異常を認めず．その他特記すべきことなし．

気管支内視鏡検査で，BALF の総細胞数の増加，リンパ球分画の上昇（33%），リンパ球 CD4/CD8 比の上昇（5.99）がみられ，TBLB にて，壊死を伴わない類上皮細胞肉芽腫が認められ，サルコイドーシスと確定診断された．

特に自覚症状はなく，退院後は特にかわりなく外来で経過観察とした．

1998年1月（初診後3ヵ月）にテレビ番組制作の仕事に転職し，非常に忙しく生活が不規則となり，睡眠不足，食事摂取が不十分な生活が始まった．そのころから胸部の圧迫感と動悸，息苦しさなどを訴えるようになり近医を受診したが特に問題なしとされた．同様の症状は続いていたという．その後当科への来院はなく，1998年8月に同症状が強くなり近医に一泊入院している．

1998年9月にやはり動悸，息切れ，疲労感を訴え，咳嗽が強くなって当科を緊急受診した．

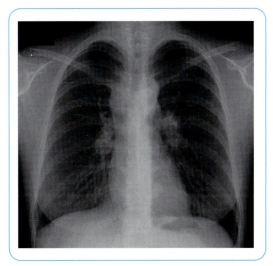

図1　1997年10月．初診時胸部 X 線像
肺門縦隔リンパ節の腫脹が認められる．

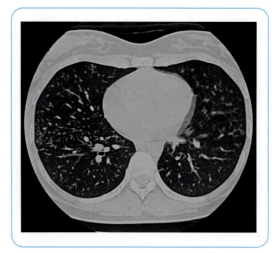

図2　1998年9月．悪化時の胸部CT像
びまん性小粒状陰影の撒布が認められる．

心音呼吸音に異常なし．その他の身体所見，一般血液尿所見に異常なし．ACEは16.5 IU/L/37℃と正常範囲内．血圧135/70 mmHg，脈拍110/分・整．SpO_2 99%．心電図所見は洞性頻脈のみであった．胸部X線像では，全肺野，下肺野優位に小粒状陰影の撒布が認められ，胸部CT像でもびまん性小粒状陰影の撒布が認められた（図2）．

仕事が厳しく，生活不規則，睡眠不足，食事摂取不十分などが今回の悪化の原因と考え，別の安定した仕事に転職するように指導した．その後，店舗の店番などの規則的な生活を送れて十分な睡眠がとれる仕事に就き，自覚症状は無治療で落ち着いた．

1998年12月の胸部X線像では，3ヵ月前のびまん性粒状陰影の改善と肺門リンパ節腫脹の改善が認められ（図3），胸部CT像でもそれが確認された（図4）．

その後は問題なく改善し，14年後の現在，2児の母となり再発の徴候は認められてない．

考案：
サルコイドーシスにおいて，このようなびまん性小粒状陰影の撒布が出現して，比較的短期間に消失することはときに経験される[1]．

これまでに，精神的，肉体的ストレスによるライフスタイルの変化がサルコイドーシスの発症に影響したり，病像を悪化させたりすることが報告されている[2,3]．本症例も転職後の過激な仕事，生活不規則，睡眠不足，食習慣の乱れや摂食不良などが始まった時期に一致して，自覚症状の悪化，肺野陰影の悪化がみられている．もとの規則的な生活ができる仕事に戻ってからは，自覚症状も肺野陰影も急速に改善しており，本症の治療，管理において，ライフスタイルを安定させることが大切であることが示されているといえよう．

本症例のポイント：
- 眼所見とBHL（I期）を呈する若年女性サルコイドーシス．
- 転職による過激な仕事，生活不規則，睡眠不足，食習慣の乱れや摂食不良の時期に一致し

1．無治療─改善例

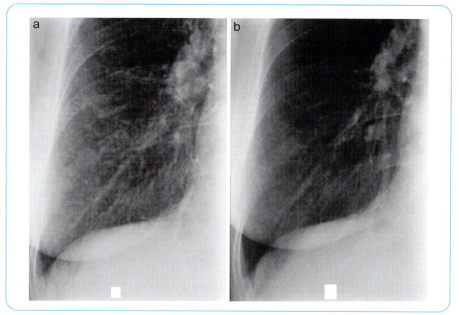

図3　悪化時（1998年9月）(a)と改善時（1998年12月）(b)の胸部X線像
3ヵ月間で肺門リンパ節腫脹とびまん性小粒状陰影の改善がみられている．

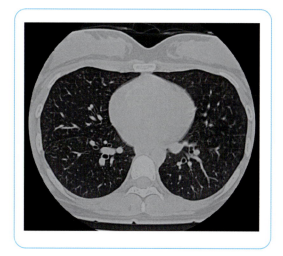

図4　改善時（1998年12月）の胸部CT像
びまん性小粒状陰影の改善が認められる．

て肺野にびまん性小粒状陰影が出現した．
- ライフスタイルを改善させたあとに，急速に自覚症状の改善，肺野陰影の消失が認められた．

文献
1) 小林英夫ほか：肺野陰影が急速に出現および改善したサルコイドーシスの1例．日胸臨 1992; **51**: 721-724
2) 山田嘉仁ほか：精神的ストレスの負荷に伴って病勢の悪化をみたサルコイドーシスの2症例．日サ会誌 1999; **19**: 75-80
3) Yamada Y et al: Influence of stressful life events on the onset of sarcoidosis. Respirology 2003; **8**: 186-191

4. 症例から考えるサルコイドーシスの実践治療

無治療—不変〜悪化例

症例7 肺野に粒状影を認め，その後，気管支血管束周囲の病変を認めたが，無治療で改善をみた一例

症例：28歳（初診時），女性．
生活歴：特記すべきことなし．
嗜好：喫煙歴　なし．
現病歴：1999年5月，頸部リンパ節腫脹があり，生検され，類上皮細胞肉芽腫を認めた．皮膚病変も左上腕にあり，生検で類上皮細胞肉芽腫を認め，サルコイドーシスの疑いで6月に当科紹介となった．胸部X線像でBHLと肺野病変を認めた（図1, 図3）．病期IIのサルコイドーシスと診断．ACE 45.1 IU/L（施設正常値23.7 IU/L以下），呼吸機能はVC 2.83 L（92.8％），FEV_1 2.44 L（FEV_1/VCpred 80％），DLco 18.8（91.1％）であった．その他，検査は2臓器で組織学的診断があるため，行っていない．呼吸器症状はなかった．

病変部位：肺門リンパ節　肺　病期II．初診時肺外病変；皮膚，表在リンパ節．

臨床経過：外来で経過観察し，胸部X線像上，胸部CT上に囊胞性変化，気管支血管束周囲病変を伴った肺野病変の悪化があり（図2, 図4），ステロイド内服治療を勧めるが，呼吸器症状

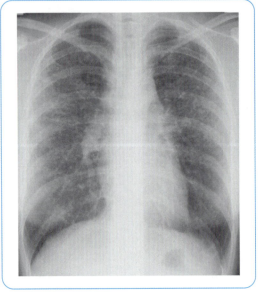

図1　初診時（1999年6月）の胸部X線像
　BHLと肺野病変を認める．

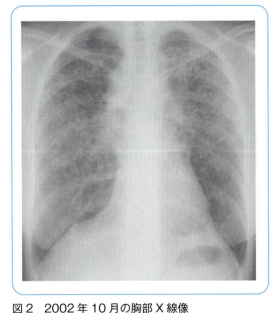

図2　2002年10月の胸部X線像
　肺野病変は囊胞性変化と線状網状影となり，収縮性変化が加わっている．

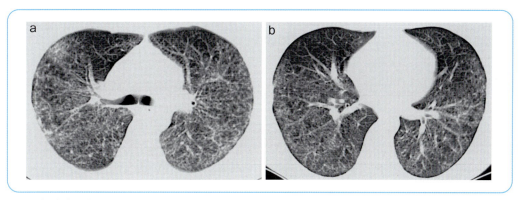

図3　初診時の胸部 CT
両肺に網状粒状影を認める．

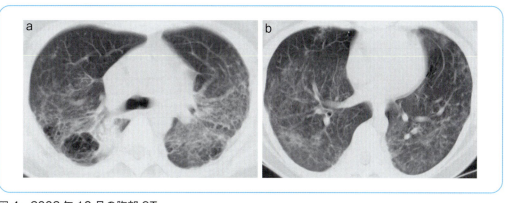

図4　2002年10月の胸部 CT
囊胞性変化と気管支血管束周囲の収縮性変化を両上葉に認める．

はなく，拒否された．2002年の呼吸機能は VC 2.73 L (91.0%)，FEV_1 2.09 L (FEV_1/VCpred 69.7%)，DLco 17.2 (81.1%) であった．その後，無治療で外来経過観察をしていたが，頸部リンパ節腫脹，皮膚病変も改善し，胸部 X 線像上粒状影も徐々に改善した (図5)．2007年の呼吸機能は VC 2.88 L (98.6%)，FEV_1 1.75 L FEV_1/VCpred 62.7%)，DLco 16.3 (75.2%) であった．2010年の胸部 X 線像と CT では両上葉に囊胞性変化と収縮性変化が残存するが，両下葉の陰影はほぼ消失している (図6, 図7)．

考案：
本症例は当院受診時，病期 II であり，診断から3年後には気管支血管束周囲の病変の悪化により，囊胞性変化，収縮性変化を認め，ステロイド内服適応と考えられる．しかし，若年女性で，ステロイド内服治療を忌避されたため，無治療で経過観察を行った．皮膚病変，表在リンパ節病変の改善と併行して，下葉の粒状影は改善し，両上葉に限局性に囊胞性変化，収縮性変化が残存しているが，それ以外の部分はほぼ陰影は消失しており，著明に軽快している．サルコイドーシスの肺野病変は非常に多様である．

4. 症例から考えるサルコイドーシスの実践治療

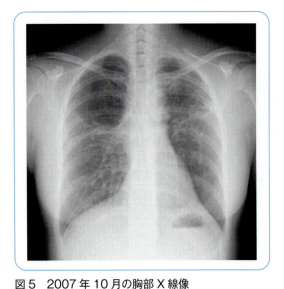

図5　2007年10月の胸部X線像
　上肺野の嚢胞性変化と線状影は認めるが，下肺野の陰影は改善している．

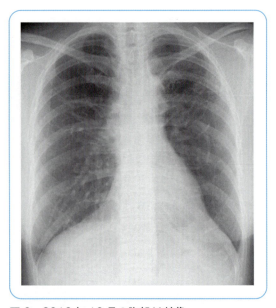

図6　2010年10月の胸部X線像
　上肺野の嚢胞性変化と線状影は残存しているが，下肺野の陰影は著明に改善している．

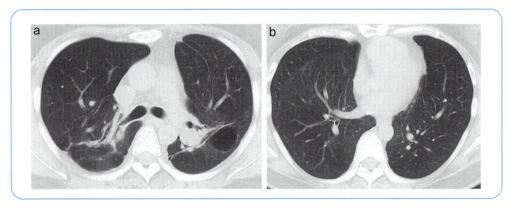

図7　2010年10月の胸部CT
　両上葉の嚢胞性変化，収縮性変化を認めるが，粒状影と線状影は改善し，ほぼ消失している．

本症例のポイント：
- 診断時病期Ⅱの症例が3年後には気管支血管束周囲の病変の悪化により，嚢胞性変化，収縮性変化を認めたが，無治療で粒状影は軽快した症例ある．収縮性変化は残存するが，自覚症状もなく，呼吸器機能の悪化も認めない．

症例8 呼吸困難出現後も4年間ステロイド治療が行われず，進展・死亡した一例

症例：38歳（初診時），男性．アルバイト勤務．
生活歴：喫煙 20本/日．20歳から34歳まで．
現病歴：1994年7月（28歳時）に健康診断で胸部異常陰影を指摘され某大学病院を受診した．気管支鏡検査で組織学的にサルコイドーシスと診断された．心臓カテーテル検査も受けて特に異常なしとのことであり，その後は無治療で定期的に経過観察のみされていた．夜に咳嗽が出るなどの症状はあったが息切れはなく，1996年4月からは通院が途絶えていた．

その後，次第に咳嗽，HJⅡ度程度の呼吸困難が出現するようになり，2000年3月に再度同病院を受診したが，やはり無治療で経過観察とされていた．咳嗽，喘鳴，息切れ（HJⅢ度）が強くなってきたが，特に積極的な治療は勧められず経過観察のみであったために不安になり，2004年10月に自ら当科を受診した．

病変部位：肺　病期 Ⅲ/Ⅳ．肺外病変；なし．
臨床経過：呼吸機能検査では，β_2刺激薬の吸入前後で一秒量が1.1Lから1.44Lに改善し，肺サルコイドーシスに気管支喘息の合併と診断した．胸部X線像では，両側肺野にはすでに線維化していると思われる広範な陰影があり，肺囊胞性変化も合併していた（図1）．胸部CT像でも同様の所見が認められる（図2）．

持続的気管支喘息症状による息切れが認められたため，2004年10月からステロイドの吸入，β_2刺激薬の吸入，継続的経口ステロイド（プレドニゾロン30mg/日）の投与を開始したところ，

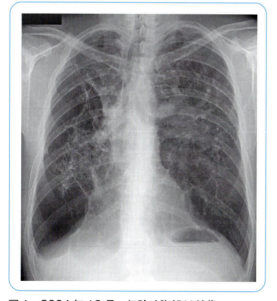

図1　2004年10月．初診時胸部X線像
　全肺の網状陰影，索状陰影，上肺野収縮像があり，また囊胞状陰影と過膨脹所見が認められる．

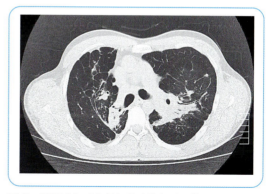

図2　2004年10月初診時胸部CT像
　線維化後と思われるコンソリデーションと囊胞形成が認められる．

自覚症状はかなり改善した．しかし，その後内服ステロイドの減量とともに気管支喘息症状の再燃が起こり，入退院を繰り返すようになった．ときに肺炎も合併した．プレドニゾロンはほぼ5 mg/日で維持されて，ステロイドによる糖尿病も併発してインスリン治療が開始された．このころから，肺の移植を考慮して本人と話し合いを始めた．呼吸機能検査は2005年6月にVC 3.12 L（74.5％），FEV_1 1.13 L（31.3％），FEV_1/FVC 36.69％と著明な閉塞性障害が認められた．

2007年11月に右気胸が発症し，胸腔鏡下ブラ縫縮・切除術が施行されたがエアリークがとまらず自己血による胸膜癒着術を数回繰り返した．また，同時期の血中のアスペルギルス抗原が1.4（+）と陽性になり，その後β-Dグルカンも高値となり，真菌感染症が合併したものと考えて治療した．その後は，継続的ステロイドの量は増加し，2009年6月からは喀痰から非結核性抗酸菌が持続して排菌されるようになり，肺高血圧症も合併して（RVSP 58 mmHg），脳死肺移植の登録申請は断念せざるを得なかった．

2010年12月にサルコイドーシス発症後16年の経過で他界された．剖検肺の所見では肺の線維化・嚢胞化，および感染の所見のみで，サルコイドーシスによると思われる肉芽腫は認められず，他臓器にもサルコイド肉芽腫は認められなかった．

考案：
本症例は，1994年の健診発見時の胸部画像が得られてないが，おそらく肺野型のサルコイドーシスであったと推測される．2000年には呼吸困難を訴えており，気管支喘息の合併とあわせて，ステロイド治療の適応であったものと推測される．2004年まで息切れが増加しながら無治療であったことは悔やまれる．2004年に当科受診後，気管支喘息の治療とあわせて経口ステロイド治療を開始したが，すでに肺野病変は線維化して，閉塞性障害が著しく，病変は不可逆的であった．

本症の肺野病変は，長期間にわたって線維化が進行する場合には10〜30％で肺構築の改変をきたすとされる．肺構築改変の主たる要因は気管支・血管束に存在する肉芽腫がリンパ管や血管を巻き込み，あるいは気管支周囲肺胞の虚脱をきたし，その結果としての線維化が最も重要である[1]．本症例が早期からステロイド治療を開始していれば改善しえたかどうかは明らかにできないが，「サルコイドーシス治療の見解—2003」に則って，息切れ増悪時からは早期に十分な治療を行うべき症例であったと思われる．

また，日本ではまだ症例は少ないが，すでに線維化に至った比較的若年者のサルコイドーシス肺野病変に対しては，移植治療[2]も積極的に考えていくべきものと思われる．

本症例のポイント：
- 肺野型サルコイドーシスで閉塞性換気障害を伴い次第に息切れの増加を訴えているが，その後4年間無治療で経過観察とされている．
- 肺野病変に伴って，息切れの出現・増加，肺野の収縮がみられれば積極的にステロイド治療を行うべきである．
- 肺野病変による換気障害が重篤ですでに不可逆となった場合には，肺移植も早くから考慮してよい．

文献
1) 武村民子：サルコイドーシス肺の肉芽腫ならびに非肉芽腫病変の特性と転帰に関する病理学的研究（学会賞受賞記念論文）．日サ会誌 2006; **26**: 3-12
2) 三浦佳代ほか：両肺移植を施行したサルコイドーシスの1例．日サ会誌 2010; **30**: 21-26

症例9 著明な両側肺門リンパ節腫脹（BHL），肺野病変を有するも，診断後12年間変化を認めない一例

症例：28歳（初診時），女性．（職業歴）美容師．

嗜好：喫煙歴　なし．

現病歴：1994年8月頃より霧視を自覚していた．同年10月の健康診断にて胸部異常影を指摘され，精査目的のため当科紹介となった．呼吸器自覚症状は認めていない．

病変部位：肺　病期Ⅱ．初診時肺外病変；眼．

臨床経過：血清ACE活性24.7 IU/L（正常値8.3〜21.5）と高値であり，胸部単純X線写真では，BHLと，両側全肺野に網状影，粒状影を認めた（図1a）．胸部CTでは，両側肺門縦隔リンパ節の腫脹と，両側全肺野，特に気管支血管側に沿って小粒状影を認めた（図1b）．呼吸機能検査（スパイロメトリー）では，VC 3.05 L，%VC 100.0%，FEV_1 2.50 L，FEV_1/FVC 85.9%と正常であった．TBLBにて類上皮細胞肉芽腫を認め，サルコイドーシス病期Ⅱと診断された．肺野病変を有するも，呼吸器症状は一切なく無加療にて経過観察中である．診断後12年が経過しているが，血清ACE活性は依然として高値であるが，画像上肺門・縦隔リンパ節腫，肺野病変は変化を認めていない（図2）．また，呼吸機能検査上も診断12年後において，VC 2.92 L，%VC 103.3%，FEV_1 2.48 L，FEV_1/FVC 85.7%と初診時と比較し変化を認めていない．

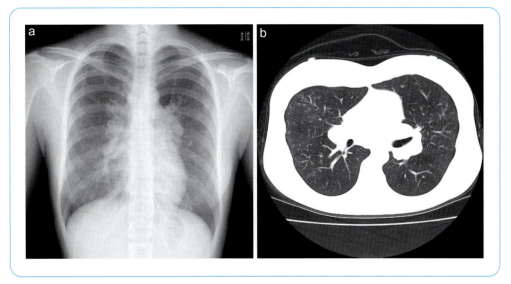

図1　初診時（28歳時）
a：胸部X線像．BHLと肺野に網状影を認める．
b：胸部CT．両肺野に小粒状影を認める．

4. 症例から考えるサルコイドーシスの実践治療

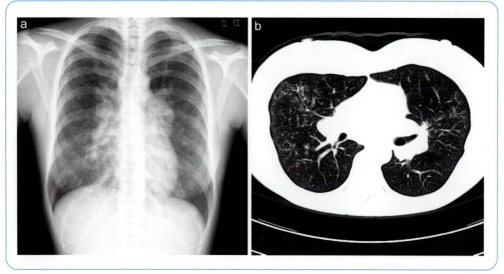

図2　40歳時
a：胸部X線像
b：胸部CT
28歳時と比較しBHL, 肺野の小粒状影の程度はほとんど変わらない.

考案：
　症例14と比較し，本症例は，診断当初より胸郭内病変（BHL, 肺野病変）を認めるものの，診断後12年間の経過で，画像所見はほとんど変化を認めず，進行性の病変ではない．また，呼吸機能検査上も，初診時より軽度の拡散能障害を認めているが，経過中悪化はなく，またVC, FEV_1 も著変ない．サルコイドーシスの臨床経過は多様性があり，肺線維化への進行を認める例がある一方で，自然寛解を認める例，本症例のように無治療で長期間の経過でまったく変化を認めない例が存在する．長期間の経過で非常に緩徐に肺線維化が進行する際には，どのような治療を行うべきか明確なエビデンスはない．

本症例のポイント：
- 著明なBHL, 肺野病変を認めるものの，長期間の経過で変化を認めない一例
- 無加療で経過観察可能な症例である．
- 症例14と合わせ，サルコイドーシスの臨床経過の多様性を示唆する症例である．

3 ステロイド標準治療—改善例

症例 10　診断 10 年後に気管支血管束周囲の病変を認め，治療により改善した一例

　症例：24 歳（初診時），男性．
　生活歴：特記すべきことなし．
　嗜好：喫煙歴　20 本/日　6 年．
　現病歴：1993 年 9 月に霧視があり，眼科でブドウ膜炎と診断され，当院を紹介受診．TBLB で肉芽腫を認め，病期 I のサルコイドーシスと診断（図 1）．ACE 42.2 IU/L（施設正常値 23.7 IU/L 以下），リゾチーム 20.3 μg/mL（施設正常値 11.5 μg/mL 以下）であった．眼病変に対し，点眼ステロイド治療が行われた．
　病変部位：肺門リンパ節　病期 I．初診時肺外病変；眼．
　臨床経過：1994 年以降通院されず，2003 年 1 月腹痛のため，他院を受診．胸部異常影を指摘され，2003 年 2 月に当院を再受診．呼吸器症状は認めなかった．胸部 X 線像上（図 2，図 3），病期 III，眼病変の悪化，両上肢に皮膚病変を認めた．UCG 上全周性に左室壁肥厚を認め，心筋シンチグラフィでは前壁中隔の限局性の集積低下を認めた．ACE 66.7 IU/L，リゾチーム 28.4 μg/mL であった．呼吸機能検査では VC 2.44 L（%VC 64.9%），FEV_1 1.83 L（FEV_1/VC pred 48.7%）であった．肺野病変の悪化のため，治療が必要であり，プレドニゾロン 30 mg/日から治

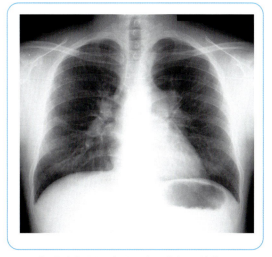

図 1　初診時（1993 年 9 月）の胸部 X 線像
　BHL を認める．

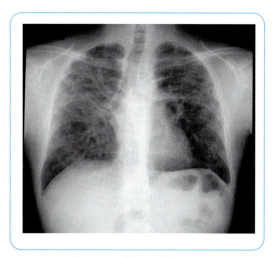

図 2　2003 年 2 月の胸部 X 線像
　上肺野優位に網状粒状影を認める．病期 III と診断．

4. 症例から考えるサルコイドーシスの実践治療

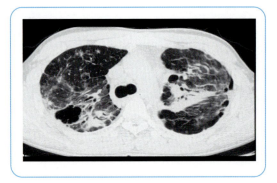

図3　2003年2月の胸部CT
　気管支・血管束に沿った含気減少性変化を伴った浸潤影と粒状影を認め，囊胞性変化を認める．

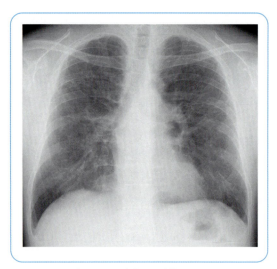

図4　2009年4月の胸部X線像
　胸部X線像上，網状粒状影は改善している．

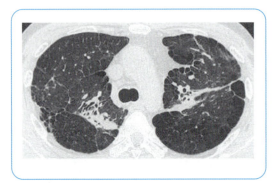

図5　2009年4月の胸部CT
　CT上，網状粒状影は改善しているが，線維化病変は残存している．

療を開始した．4週間後，肺野病変の改善を認め，25 mg/日に減量．その後，漸減し，5 mg/日で維持している．ACEは軽度の上昇（27.2 IU/L）を認めるが，眼病変，肺野病変，皮膚病変，心病変は安定している．2007年6月の呼吸機能はVC 3.37 L（%VC 91.3%），FEV_1 2.20 L（FEV_1/VC pred 67.3%）と改善した．2009年4月の胸部X線像．胸部X線像上，網状粒状影は改善している（図4）．CT上，線維化病変は残存している（図5）．

考案：
　2003年のサルコイドーシス治療に関する見解ではサルコイドーシス肺野病変（病期Ⅱ，Ⅲ）によって明らかな呼吸機能障害をきたしている場合にはステロイド投与の適応となる．本症例のように胸部CTでの太い気管支・血管周囲の肥厚，気管支の変形・拡張や無気肺の悪化（特に上葉において）が投与開始の指標となる．本症例では呼吸器症状は自覚せず，診断から10年後に，肺野病変の悪化，呼吸機能の低下が認められ，ステロイド標準療法で治療が行われた．プレドニゾロン開始用量は0.5 mg/kg/日（20〜40 mg/日）が標準療法とされ，1ヵ月間継続後，4〜8週ごとに5〜10 mg/日ずつ減量する．維持量は2.5〜10 mg/日・連日または隔日とされる．全体の治療期間が1〜2年となった時点で終了してみてもよいとされる．サルコイドーシスにお

いても十分な症例でのランダム化比較試験を行うのは症例数の確保およびサルコイドーシスの多様性から考えても困難であり，経験に頼るところが大きいのが現状である．本症例は治療後もACE高値であること，心病変を有することから5mg/日で維持療法が継続させている．

本症例のポイント：
- 本症例は診断時，眼病変を伴った病期Ⅰであったが，10年後，眼病変，皮膚病変，心病変を有する病期Ⅲの肺サルコイドーシスとしてプレドニゾロン30mg/日から治療が行われ，肺野病変の改善を認め，5mg/日で維持療法が継続させている症例である．

症例 11　上葉に囊胞および牽引性気管支拡張像の残存はあるが，治療により改善した一例

症例：26歳（初診時），男性．
生活歴：特記すべきことなし．
嗜好：喫煙歴　10本/日　6年．
現病歴：1995年12月，検診でBHLを認め，前医での精査の結果，組織学的に病期Iのサルコイドーシスと診断された（初診から4ヵ月後の胸部X線像：図1）．ブドウ膜炎もあり，点眼ステロイドのみで治療をされていた．
病変部位：肺門リンパ節　病期I．初診時肺外病変；眼．
臨床経過：1998年4月に肺野病変の悪化があり（図2），当院を紹介受診．呼吸器症状がなく，経過観察されていた．2002年8月から吸入ステロイド治療がブデソニド800μg/日で開始された．徐々に悪化したため（図3，図4），2003年1月からプレドニゾロン30mg/日から開始された．徐々に減量し，現在，プレドニゾロン5mg/日・週5日の投与となっている（図4～6）．ステロイド治療後，数回，上葉の囊胞に感染を併発し，抗菌薬治療で改善している．また，イトラコナゾール100mg/日を併用している．

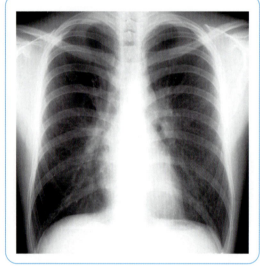

図1　初診より4ヵ月後（1996年4月）の胸部X線像
　　BHLを認める．

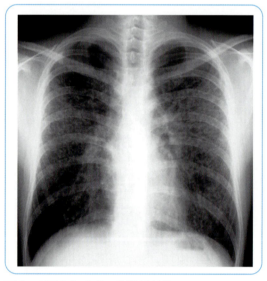

図2　1998年4月の胸部X線像
　　BHLに加え，両肺に網状粒状影を認める．

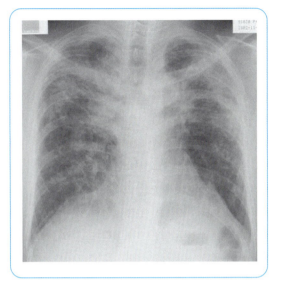

図3 2002年11月の胸部X線像
　肺野病変は線状網状影となり，収縮性変化が加わっている．

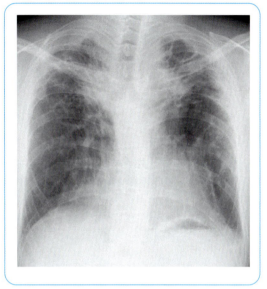

図5 2011年3月の胸部X線像
　上肺野の収縮性変化は認めるが，下肺野の陰影は改善している．

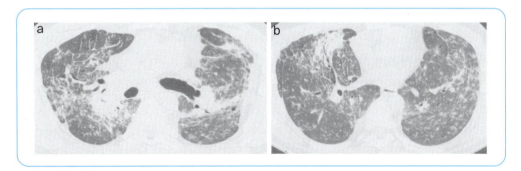

図4 2002年11月の胸部CT
　肺構造の収縮を伴う塊状影，粒状影と線状影を認める．

考案：
　本症例は診断時は病期Iであり，診断から2年後に肺野病変は粒状影の出現を認め，7年後に肺構造の収縮性変化を認め，プレドニゾロン30mg/日から治療を開始した．その後，漸減し，プレドニゾロン5mg/日・週5日で維持している．ステロイド治療に対し，下葉の病変はよく反応し，改善している．上葉の病変は囊胞性変化，牽引性気管支拡張像を認め，収縮性変化が著しい．細菌，真菌などの感染症の合併に注意を要する症例である．

4. 症例から考えるサルコイドーシスの実践治療

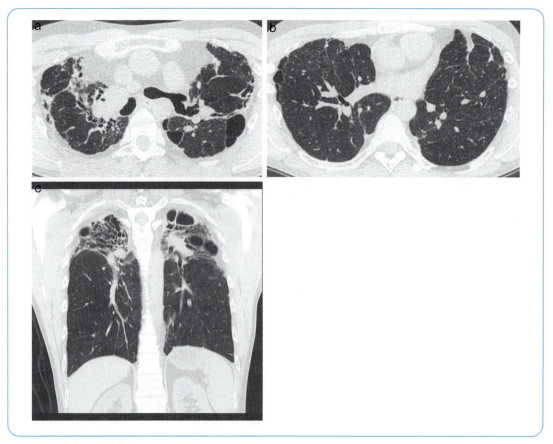

図6　2011年3月の胸部CT
両上葉の囊胞性変化，牽引性気管支拡張像を認め，収縮性変化は著明である．粒状影と線状影は改善している．

本症例のポイント：
- 診断時病期Ⅰの症例が2年後，肺野に粒状影が出現し，7年後には肺構造の収縮を伴う病変を認め，ステロイド治療が行われ改善をみた症例である．上葉の囊胞性変化，牽引性気管支拡張像はステロイド治療では改善していない．

症例12　びまん性陰影が急速に進行し，ステロイド治療により改善し，中止できた一例

症例：53歳（初診時），男性．（職業歴）事務員．

嗜好：喫煙歴　なし．

現病歴：2006年11月に霧視があり，眼科でブドウ膜炎と緑内障と診断されていた．眼病変に対し，点眼ステロイド治療が行われていた．2007年1月急速に悪化する肺野病変のために紹介入院となった．

病変部位：肺　肺門リンパ節　病期Ⅱ（リンパ管症型）．初診時肺外病変；眼，耳下腺．

臨床経過：入院後の検査でTBLBを行い，肉芽腫を認め，病期Ⅱのサルコイドーシス（リンパ管症型）と診断（図1，図2）．眼病変と耳下腺腫脹を認めた．ACE 57.8 IU/L（施設正常値23.7 IU/L以下），リゾチーム11.4 μg/mL（施設正常値11.5 μg/mL以下）であった．BALFリンパ球比率39％，CD4/CD8 2.40であった．動脈血ガス分析ではPaO_2 74.4 Torr，$PaCO_2$ 43.9 Torrであり，呼吸機能はVC 2.71 L（%VC 77.9％），FEV_1 2.24 L（FEV_1% 83.0％）であった．6分間歩行テストで酸素飽和度は88％まで低下した．肺野病変の急速な悪化により，治療が必要であり，プレドニゾロン20 mg/日から治療を開始した．2週間後，肺野病変の改善を認め，15 mg/日に減量．4週間後の呼吸機能はVC 3.13 L（%VC 90.2％），FEV_1 2.50 L（FEV_1% 83.3％）であった．その後，漸減し，10 mg/隔日で維持していた．2010年12月の胸部CT上病変を認めず，ACEは14.3 IU/Lと正常であり，糖尿病，脂質異常症を併存したため，プレドニゾロンを中止した．2011年11月現在，肺野病変の再燃はなく（図3，図4），ACEは18.6 IU/Lと正常である．

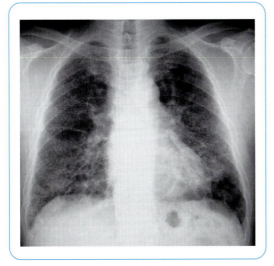

図1　初診時（2007年1月）の胸部X線像
BHLと両肺に網状影を認める．

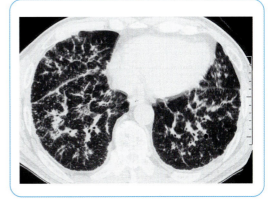

図2　初診の胸部CT
気管支・血管周囲の不整肥厚を認め，粒状影および小葉間隔壁の肥厚を認める．葉間胸膜の不整肥厚を認める．リンパ管症型の肺サルコイドーシスと診断．

4. 症例から考えるサルコイドーシスの実践治療

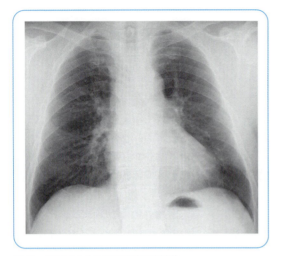

図3　2011年5月の胸部X線像
陰影は消失している．

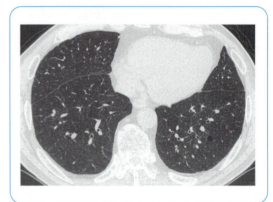

図4　2011年5月の胸部CT
肺野病変は消失している．

考案：
　サルコイドーシスの肺野病変は多彩であるが，一般に自覚症状は軽度のものが多い．呼吸不全に至る例もあるが，そのほとんどは長期の経過を経て病期Ⅳへと進行した肺の線維化を呈した症例である．短期間にびまん性間質性陰影を認め，急速進展型の症例は比較的まれである[1]．2003年のサルコイドーシス治療に関する見解では急速進行型肺サルコイドーシスに関しては言及されていないが，ステロイド治療適応の画像所見の悪化とともに自覚症状が増強している場合に相当し，ステロイド内服治療を開始するのが一般的である．報告の多くではステロイド反応性は良好であり，中止できる症例や自然軽快した症例も報告されているが[2]，慢性化し，肺の線維化が進行した症例も報告されており[1]，注意深い経過観察が必要である．

本症例のポイント：
- 本症例は両肺にびまん性陰影が急速に進展した肺サルコイドーシス症例であり，ステロイド治療が著効し，ステロイド中止できた症例である．

文献
1) 望月吉郎：肺急速進展型サルコイドーシス．サルコイドーシスとその他の肉芽腫性疾患．安藤正幸，四元秀毅（監修），日本サルコイドーシス/肉芽腫性疾患学会（編），克誠堂出版，東京，2006：p226-228
2) 坂口恵美ほか：急性呼吸不全で発症したサルコイドーシスの1例．日サ会誌 2009; **29**: 47-53

症例 13　急速に肺野病変が増悪し，ステロイド内服を開始した一例

症例：62歳（初診時），女性．
嗜好：喫煙歴　なし．
現病歴：2007年5月の健康診断にて胸部異常影を指摘され近医紹介となり，精査目的のため同年7月入院となった．胸部 CT では，BHL に加え，右 S^1, S^4, 左 S^6 に小結節影，斑状影を認め（図1），また，軽度縦隔リンパ節の腫脹を認めた．TBLB にて類上皮細胞肉芽腫を認め，サルコイドーシスが疑われ，8月当科紹介となった．血清 ACE 活性は 13.6 IU/L と正常であったが，BALF では，リンパ球分画 76.3％，CD4/CD8 9.85 でありサルコイドーシスに矛盾しない所見であった．9月に入り，咳嗽，呼吸困難感が出現．胸部 X 線像にて，肺野結節影の新たな出現，増大を認め（図2），当科入院となった．

病変部位：肺　病期 II．初診時肺外病変：なし．

臨床経過：2007年9月の胸部 CT では，右 S^1 の結節影は増大し，また S^4, 左 S^6 には新たな浸潤影，斑状影を認めた（図3）．8月の血清 ACE 活性は 13.6 IU/L と正常範囲内であったが，9月では 19.1 IU/L と上昇を認めた．呼吸機能検査では，VC 2.52 L, %VC 103.3％, FEV_1 2.01 L, FEV_1/FVC 80.7％, %DLco 69.1％, %DLco/VA 83.2％と軽度拡散能の低下を認めた．動脈血液ガス分析では，室内気にて pH 7.43, PaO_2 69.6 Torr, $PaCO_2$ 43.2 Torr であり，労作にて SpO_2 の低下を認めた．2007年10月より経口プレドニゾロン 30 mg/日を開始したところ，肺野陰影は速やかに改善し（図4），血清 ACE 活性も速やかに低下を認め，また労作時呼吸困難感は消失した．プレドニゾロンは 30 mg/日を4週間使用後，2週間ごとに 5 mg ずつ減量し，プレドニゾロン 10 mg/日以後は徐々に減量し，計 24 ヵ月治療を行い，2009年9月で中止とした．2011年11月現在，再燃なく無加療で経過観察中である．

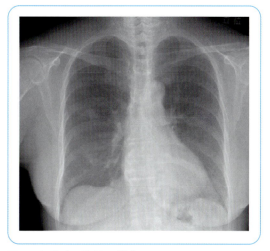

図1　初診時の胸部 X 線像
BHL と軽度の肺野病変を認める．

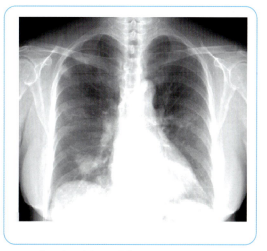

図2　増悪時の胸部 X 線像
両肺野に多発する浸潤影を認める．

4. 症例から考えるサルコイドーシスの実践治療

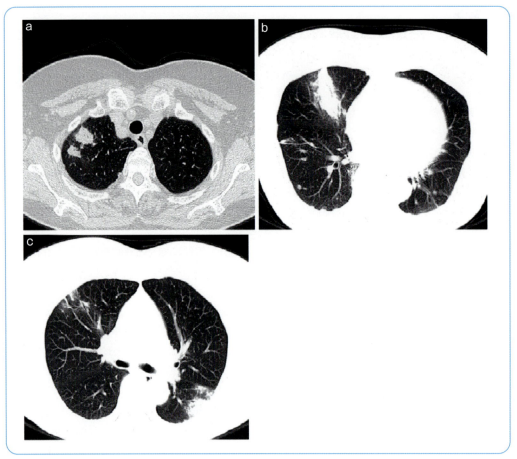

図3　増悪時の胸部 CT
　両側肺野に多発する結節影，浸潤影を認める．

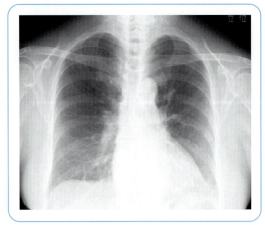

図4　プレドニゾロン加療1年後の胸部 X 線像
　肺野陰影の消失を認める．

考案：
　本症例は，サルコイドーシスと診断後2ヵ月後に，肺野病変の増悪を認め，咳嗽，呼吸困難，低酸素血症を呈した一例である．サルコイドーシスは自然寛解例があり，陰影の程度のみでは，経口ステロイドの適応にはならないが，本症例のように，著明な咳嗽や呼吸困難がある場合には，経口ステロイドの適応となる．本症例は，プレドニゾロンの開始に伴い速やかに自覚症状は改善し，肺野陰影の消失を認め，24ヵ月間治療を行い，プレドニゾロン中止後2年間，再燃を認めない症例である．

本症例のポイント：
- 呼吸器症状の急速の悪化を認め，経口ステロイドの適応と考えられた一例である．
- プレドニゾロン30 mg/日の使用で速やかな改善がみられ，その後のプレドニゾロンの漸減，中止後も再燃を認めていない症例である．
- 本症例のように，急速に発症し，器質化肺炎様の陰影（浸潤影，斑状影）を呈する症例が知られているが，このような症例では，ステロイドの反応性は良好で，速やかに改善を認める例が多いとされている[1]．

文献
1) Battesti JP et al: Pulmonary sarcoidosis with an alveolar radiographic pattern Thorax 1982; **37**: 448-452

4. 症例から考えるサルコイドーシスの実践治療

症例 14　3 年間の通院自己中断の間に，急速に閉塞性換気障害が進行した一例

症例：30 歳（初診時），男性．
嗜好：喫煙歴　18〜30 歳，1 日 20 本．
現病歴：27 歳時，甲状腺癌にて手術歴あり．その当時より全肺野の陰影を指摘されていたが，特に精査はされていなかった．30 歳時（平成 14 年）にはじめて肺野病変の精査のために当科紹介となった．呼吸器症状の自覚は一切ない．
病変部位：肺　病期Ⅱ．初診時肺外病変；なし．
臨床経過：当科初診時の胸部 X 線像では，両側全肺野に網状影を認め，両側肺門，上縦隔陰影の腫脹を認めた（図 1）．CT では，両側上中葉中心に，気管支血管側に沿って網状影を認めた（図 2）．呼吸機能検査（スパイログラム）では，VC 4.03 L，%VC 96.2%，FEV_1 3.13 L，FEV_1/FVC 75.2% と拘束性換気障害，閉塞性換気障害いずれも認めなかった．TBLB により類上皮細胞肉芽腫を認め，サルコイドーシスと確定診断された．呼吸器症状は一切なく定期的に経過観察されていた．診断 2 年後（32 歳時）の呼吸機能検査では，FEV_1 2.91 L と軽度低下し，F-V 曲線では下降脚が軽度下に凸であり閉塞性換気障害の進行が疑われていた．その後，通院が自己中断され，3 年後（35 歳時）に，特に自覚症状に変化はなかったが再受診された．胸部 CT では，両側上葉優位に，気管支血管束に沿った濃度上昇を認め，呼吸機能検査では，VC 4.00 L，%VC 98.0%，FEV_1 1.83 L，FEV_1/FVC 46.0% と閉塞性換気障害の急速な進行を認めた．プレドニゾロン内服開始を勧めたが，ステロイドに対する恐怖観念があり，経口投与は行わず吸入ステロイド（ブデソニド 1,600 μg/日）を開始した．しかし，吸入ステロイド使用 10 ヵ月間の経過で，閉塞性換気障害の更なる進行を認めた（VC 3.74 L，%VC 92.1%，FEV_1 1.53 L，

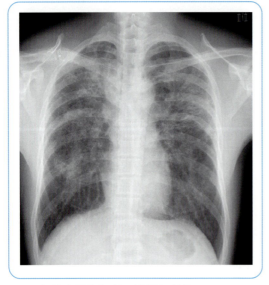

図 1　初診時（30 歳時）の胸部 X 線像
上縦隔陰影の拡大と両肺野に網状影を認める．

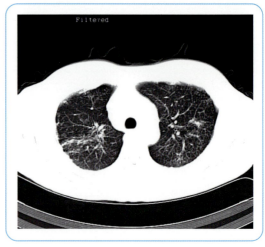

図 2　初診時（30 歳時）の胸部 CT
両側上中葉を中心に気管支血管束に沿って網状影を認める．

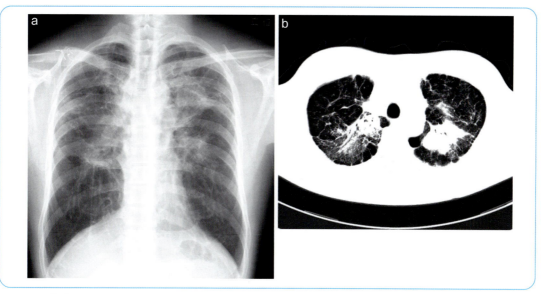

図3 36歳時
 a：胸部X線像
 b：胸部CT
両側上葉優位に気管支血管束に沿った濃度上昇の増悪を認める．

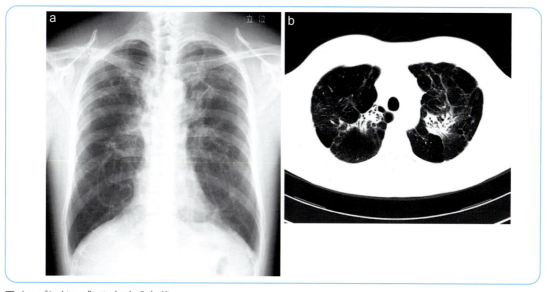

図4 プレドニゾロン加療2年後
 a：胸部X線像
 b：胸部CT
陰影の改善を認める．

　　 FEV_1/FVC 40.5％）（図3）．その後，自覚症状の出現はないものの，2008年（36歳時）よりプレドニゾロン30 mg/日の内服を開始した．プレドニゾロン開始後，肺野陰影の改善（図4），血清ACE活性の低下を認め，その後，閉塞性換気障害の進行を認めず，プレドニゾロンは徐々に減

量された．2011年7月の呼吸機能検査では，VC 4.11 L，%VC 103.3%，FEV_1 1.60 L，FEV_1/FVC 40.7%であり，2012年1月現在プレドニゾロン5 mg/日で経過フォロー中である．

考案：
　診断1年経過観察後，3年の受診自己中断の間に，急速に閉塞性換気障害の進行した一例である．本症例は，労作時呼吸困難を含め呼吸器症状は一切認めていないが，呼吸機能の悪化に対しプレドニゾロン30 mg/日を導入した．サルコイドーシスの悪化例には，このような経過をたどる症例が存在し，治療開始のタイミングを考えさせる一例である．

本症例のポイント：
- 上肺野の塊状影，線維化の進行および著明な閉塞性換気障害の進行を呈した一例．
- 呼吸器症状はないものの，呼吸機能検査上の悪化を認め，プレドニゾロンの適応と考えられた．
- 定期受診の必要性を患者に説明する重要性を示唆する一例である．

3. ステロイド標準治療—改善例

症例 15　吸入ステロイドが有効であった一例

　症例：76歳（初診時），女性．
　生活歴：特記すべきことなし．
　嗜好：喫煙歴　なし．
　現病歴：2004年眼科で虹彩炎を指摘され，胸部X線像でBHLを呈し，ACE値が24.9 mU/mLと高値であり，サルコイドーシスが疑われた．組織診は希望されず経過観察となっていたが，2005年7月皮膚病変が出現し，皮膚生検によりサルコイドーシスの確定診断に至った．2006年1月，心臓サルコイドーシス（完全房室ブロック）疑いでペースメーカー挿入．プレドニゾロン内服開始．減量されて2007年8月からはプレドニゾロン7.5 mg/日となり，以降ずっとこの量を維持されてきた．2010年心エコーで左室収縮能は良好であった．しかしながら，2011年3月頃から咳と労作時の息切れが増強してきたため，専門医の受診を希望され5月に当科を受診した．
　病変部位：肺　X線病期Ⅱ期．肺外病変；眼，皮膚，心臓．
　臨床経過：心病変のために，4年間以上経口ステロイドが入っており，ここ4年間は7.5 mg/日で維持されてきた．ここ数ヵ月で明らかに呼吸器症状（咳・労作時呼吸困難）のみが悪化していた．ACE値も21.9 mU/mLと上昇（2011年5月）しており，胸部X線像，CTでも縦隔リンパ節の腫脹と，気管支血管束の肥厚・粒状影が目立っていた（図1，図2）．安静時室内気SpO_2は96％と保たれていたものの，呼吸機能では，FEV_1，1秒率の軽度低下がみられていた（表1）．
　もともと心病変に長く経口ステロイドが入っていたが，咳症状が強かったので，経口プレドニゾロンを増量する前にまずは吸入ステロイド（ブデソニド・ホルモテロール合剤1日2吸入）をスタートした．1ヵ月後の再来ですでに咳の減少があり，呼吸も楽になったという．胸部X

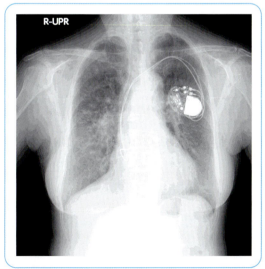

図1　吸入ステロイド使用前の胸部X線
　肺野病変（＋）

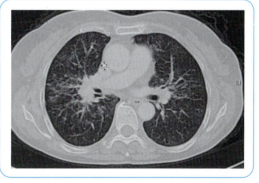

図2　吸入ステロイド使用前（2011年5月）のCT
　肺野病変として粒状影，気管支血管束の肥厚が著明．縦隔リンパ節腫脹もみられた．

4. 症例から考えるサルコイドーシスの実践治療

表1 吸入ステロイド使用前後での臨床検査値の推移

吸入ステロイド	（使用前）	（使用後）			
	2011/5月	8月	10月	2012/2月	6月
赤血球沈降速度	19		14	10	5
KL-6	667		477	483	412
ACE	21.6	14.6	17.2	16.0	12.5
VC	1.80L				1.83L
FEV$_1$	1.11L				1.20L
FEV$_1$%	63.1%				66.7%
DL/VA	119.6%				131.5%

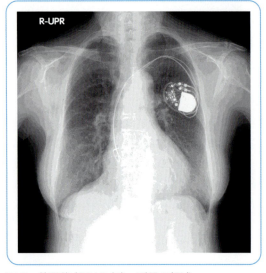

図3 使用後（2012年）．所見の軽減

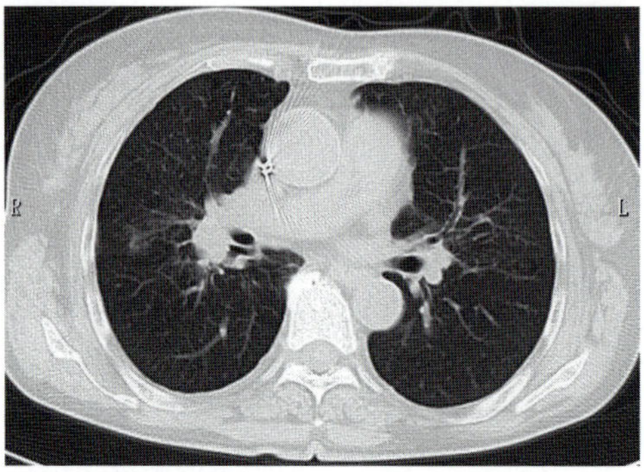

図4 2012年2月上記所見の軽減がみられる

線像でも改善のきざしがみられ，赤沈，ACE値も低下したので，経口プレドニゾロンは増量せず，吸入ステロイドの追加のみで経過観察した．その後，途中でブデソニド・ホルモテロール合剤からシクレソニド1日1吸入へ変更したが，赤沈，ACE値，KL-6値の正常化，胸部X線像，CTの改善が続き，呼吸器症状は増悪することなく，ほぼ消失した（図3，図4）．SpO$_2$も97％と改善，呼吸機能もわずかだが改善し，本人のQOLも大変よくなったため，吸入ステロイドが有効であると判断し，これを続行，経口プレドニゾロンは7.5mg/日のままで維持した．2014年まで同様の安定した状態が持続した．

考案：

肺サルコイドーシスに対しての吸入ステロイド有効性の明らかなエビデンスはない．しかしながら，本例では呼吸器症状の明らかな増悪によって紹介受診し，それに対しての吸入ステロイド導入で短期間での自他覚症状の著明な改善をみており，自然軽快とは考えられない経過であった．経口ステロイドの増量が必要な状況だったが，高齢の女性で骨粗鬆症などのリスクを考えると，このタイミングでプレドニゾロンの増量をせずに呼吸器症状を改善させることがで

きたメリットは極めて大きいと思われる.

　肺サルコイドーシスに対しての吸入ステロイド療法については，咳症状に対して有効であるとの報告[1]や，肺野病変の著明な改善をみた2症例の報告[2]がある．サルコイドーシスの治療では，ステロイドの副作用と得られる効果を常にてんびんにかける必要があり，患者にとっての最良の方法を選ぶ必要がある．そういう意味からも，高齢女性，糖尿病などの合併症を持つ例などリスクのある例ではまず，吸入ステロイドを試みることも選択肢のひとつと考える.

本症例のポイント：
- 眼病変，皮膚病変，心臓病変のある高齢女性で，プレドニゾロン7.5 mg/日の内服下に，呼吸器症状の悪化と顕在化がみられた.
- 本例において，プレドニゾロン量を維持したまま吸入ステロイドを追加することによって呼吸器症状の著明な改善と，ACE値・KL-6値，画像所見の改善安定が長期間得られた.

文献
1) Baughman RP et al: Use of fluticasone in acute symptomatic pulmonary sarcoidosis. Sarcoidosis Vasc Diffuse Lung Dis 2002; **19**: 198-204
2) Ohno S et al: Inhaled corticosteroid rapidly improved pulmonary sarcoidosis. Intern Med 2005; **44**: 1276-1279

4 ステロイド標準治療—不安定〜悪化例

症例 16　１年間のステロイド標準治療後，非常に緩徐に肺病変が悪化した一例

症例：40歳（初診時），女性．
生活歴：特記すべきことなし．
嗜好：喫煙歴　なし．
現病歴：1985年5月に検診で胸部異常影を指摘され（図1），開胸肺生検でサルコイドーシスと診断された．肺病変の悪化を認め，1986年11月に当院を紹介受診された．BHLと肺野病変を有する病期Ⅱのサルコイドーシスであった．ACE 14.6 IU/L（施設正常値23.7 IU/L以下），リゾチーム13.6 μg/mL（施設正常値11.5 μg/mL以下）であり，BALF所見はリンパ球25.6％，CD4/CD8 4.90であった．
病変部位：肺，肺門リンパ節　病期Ⅱ．初診時肺外病変；なし．
臨床経過：外来で経過観察されていたが，肺野病変の悪化があり（図2），1987年5月からプレドニゾロン30 mg/日から治療を開始した．4週間後，肺野病変の改善を認め，25 mg/日に減

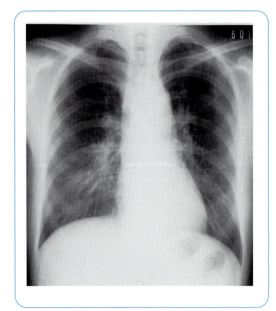

図1　1985年5月の診断時の胸部X線像
　BHLと肺野病変を認める．

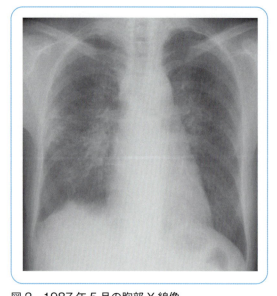

図2　1987年5月の胸部X線像
　ステロイド治療前の写真．両肺に網状粒状影を認める．

4. ステロイド標準治療—不安定〜悪化例

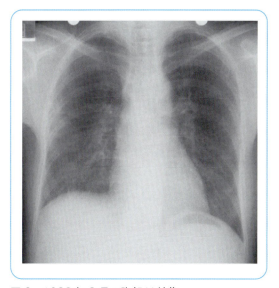

図3 1988年8月の胸部X線像
　ステロイド治療により，網状粒状影はほぼ消失している．

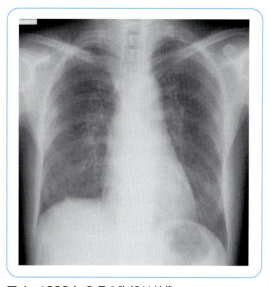

図4 1993年9月の胸部X線像
　胸部X線像上，肺野病変の悪化はごく軽度である．

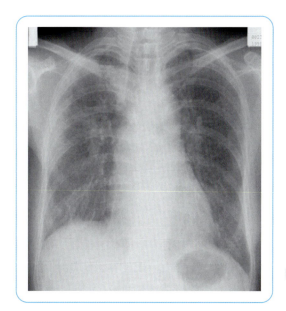

図5 1998年10月の胸部X線像
　肺野病変が徐々に広がっている．

量．その後，漸減し，1988年5月には陰影はほぼ消失し，プレドニゾロンを中止している（図3）．その後，外来で経過観察をしていた．胸部X線像上，肺野病変は非常にゆっくり悪化していたが（図4〜8），自覚症状に関しては体重減少を2005年頃から認め，労作時の息切れを認めた．ステロイド再治療の必要性を説明するが，希望されなかった．2009年3月2週間持続する発熱のために入院．ステロイド，抗菌薬，抗真菌薬などで治療を行うが，改善せず，2009年7月に死亡した．

4. 症例から考えるサルコイドーシスの実践治療

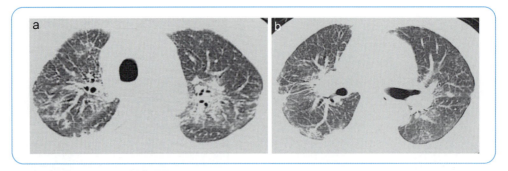

図6　1998年10月の胸部CT
　気管支・血管束周囲に病変が広がっている．

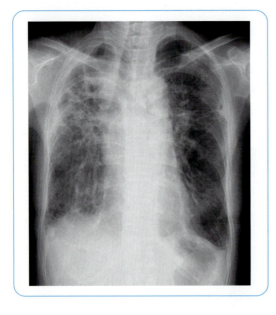

図7　2008年10月の胸部X線像
　右上肺野の囊胞性変化と収縮性変化を伴う肺野病変を認める．

考案：

　本症例は肺野病変の悪化に対して，1987年からプレドニゾロン30mg/日から徐々に減量し，1年間治療を行った．2003年の「サルコイドーシス治療に関する見解」ではステロイド反応性が良好な場合には全体の治療期間が1〜2年となった時点で終了してみてもよいとされる．再燃に関する記載は維持量投与中，投与終了後6ヵ月以内に出現しやすいとされ，再燃時には原則として初回投与量くらいまで増量し，初回の投与スケジュールに準ずるのが原則であるが，再燃の程度により，増量の程度を調整するべきであるとされる．肺サルコイドーシスの悪化は十数年から数十年に及ぶ症例もあり，注意を要する．ステロイド忌避患者に対してメトトレキサートなどの免疫抑制薬を用いた代替療法の有用性の検討も必要である．

　難治性サルコイドーシスに関して，以下の3群が考えられている[1,2]．①経口ステロイドまたは免疫抑制薬での全身投与による治療が必要なサルコイドーシスで，治療を行っても改善せず，進行，悪化する症例．②糖尿病，感染症などの併存症または合併症により，十分な治療が行え

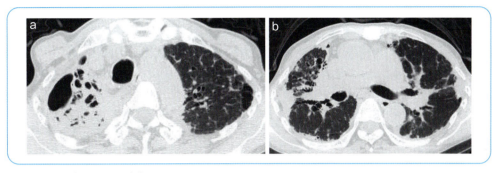

図8　2008年10月の胸部CT
　囊胞と牽引性気管支拡張と著しい含気減少性変化を右上葉に認め，左上葉に気管支・血管束周囲の病変を認める．

ず，そのためにサルコイドーシスが改善せず，進行，悪化する症例．③ステロイド忌避患者で病状が進行する症例で，適切な治療が行えないままに病変が進行した症例．本症例は③に相当すると考えられる．

　肺サルコイドーシスの典型的な画像所見はリンパ路に沿った多発粒状影であるが，進行した場合，小葉間間質や気管支血管束に沿う帯状の線維化を生じ，難治性サルコイドーシスの肺野病変は非常に多彩な画像所見を呈することがある[1]．

本症例のポイント：
- 本症例は診断時は病期IIであった．2年後に肺野病変の悪化ためにプレドニゾロン30 mg/日から治療を1年間行い，肺野病変の著明な改善を認め，中止できた症例である．治療5年後でも効果は持続していたが，10年後には悪化し，20年後には息切れが出現し，肺の線維化が進行して24年の経過で死亡した症例である．

文献
1) 四十坊典晴，山口哲生：びまん性肺疾患の画像—多彩なプロファイル—サルコイドーシス—難治例とその画像．日呼吸会誌 2013; **2**: 521-526
2) 四十坊典晴，山口哲生：サルコイドーシスの難治例への取り組み．成人病と生活慣習病 2013; **43**: 1261-1264

4. 症例から考えるサルコイドーシスの実践治療

症例 17　ステロイド標準治療後，漸減し，17年後に中止，その後，非常に緩徐に肺病変が悪化した一例

症例：21歳（初診時），女性．
生活歴：特記すべきことなし
嗜好：喫煙歴　なし
現病歴：1964年12月，検診でBHLを指摘され，当院受診．ダニエル生検でサルコイドーシスと診断．病期Iであった（図1）．
病変部位：肺門リンパ節　病期I：初診時肺外病変；なし
臨床経過：徐々に肺病変の悪化があり（図2），1974年2月に治療が必要と判断され，プレドニゾロン 30 mg/日から治療が開始された．肺病変の改善を認め（図3, 図4），その後，漸減し，5 mg/日で維持していた．1991年10月に患者の希望によりプレドニゾロンを中止した．その後，外来で経過観察を行っている．肺病変は徐々に悪化しているが（図5～8），自覚症状はほとんどない．気管支拡張症に対し，2007年6月よりエリスロマイシン少量投与を行っている．その後，肺炎を併発し，入院し，抗菌薬治療により改善したが，労作時に低酸素血症を認めるようになり，在宅酸素療法を導入している．

考案：
　本症例は1964年に21歳で病期Iのサルコイドーシスと診断され，緩徐な肺病変の悪化があり，1974年からプレドニゾロン 30 mg/日から投与され，漸減し，5 mg/日で維持療法が行われ

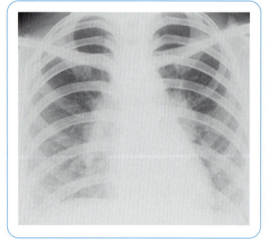

図1　初診時（1964年12月）の胸部X線像
　BHLを認める．

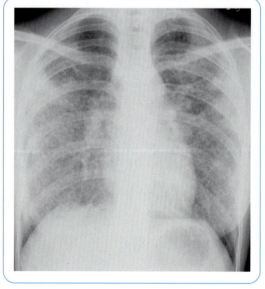

図2　1974年2月の胸部X線像（ステロイド治療前）
　両肺に網状粒状影を認める．

4. ステロイド標準治療—不安定〜悪化例

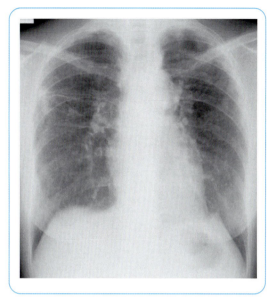

図3　1991年9月の胸部X線像
　ステロイド治療中止直後では両肺の網状粒状影は改善している.

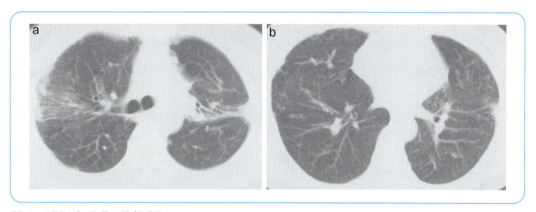

図4　1991年9月の胸部CT
　気管支・血管束周囲の陰影を認める.

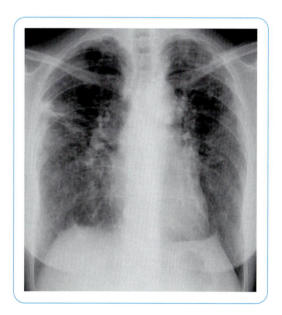

図5　1998年8月の胸部X線像
　下肺野にも網状粒状影を認める.

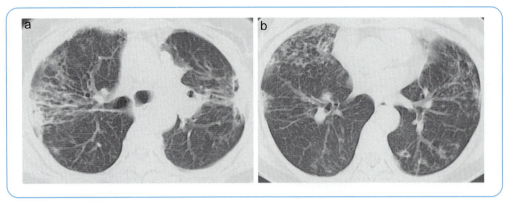

図6　1998年8月の胸部CT
気管支・血管束周囲の陰影を認め，牽引性気管支拡張像を認める．

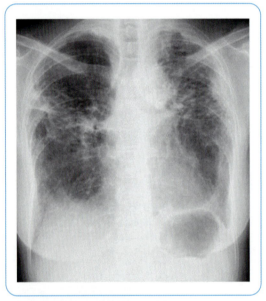

図7　2009年4月の胸部X線像
両肺に肺構造の収縮性変化を伴う陰影を認める．

た．1991年10月に患者の希望で中止となった．治療中止後，非常に緩徐な気管支・血管束の周囲の病変の進行があり，18年の経過で牽引性気管支拡張と肺構造の収縮性変化を伴ってきている．自覚症状は2011年3月からときどき血痰を認めるようになったが，呼吸困難は認めない．治療の必要性を説明するが，患者はステロイド再治療を希望していない．1974年の時点ではステロイド治療への反応は良好であったが，治療中止後，非常にゆっくりと肺の線維化が進行している症例である．悪化の判定をどの時点で行うか，再治療を行う場合はどの程度の量で再開するか非常に難しい問題である．

4. ステロイド標準治療—不安定〜悪化例

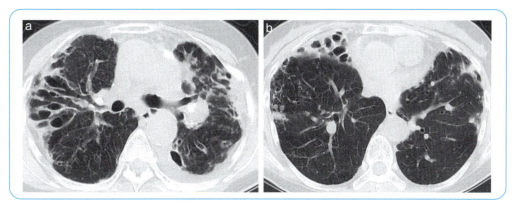

図8　2009年4月の胸部CTと断層CT
気管支・血管束周囲の陰影を認め，牽引性気管支拡張像を認め，肺構造の収縮性変化を伴う．

本症例のポイント：
- 21歳で病期Ⅰのサルコイドーシスと診断され，緩徐な肺病変の悪化があり，10年後に肺野病変の悪化に対しプレドニゾロン30 mg/日から治療が行われ，いったんは肺病変の改善が認められた．18年間ステロイド維持療法が行われ，中止後，非常にゆっくりと肺の線維化が進行している症例である．

症例18 ステロイド標準治療後,漸減中に自己中断し,肺病変が悪化した一例

症例:23歳(初診時),男性.
生活歴:特記すべきことなし.
嗜好:喫煙歴 20本/日 7年.
現病歴:2003年4月に霧視があり,眼科でブドウ膜炎と診断され,当院を紹介受診.胸部X線像上,BHLと肺野病変を認めた(図1).TBLBで肉芽腫を認め,病期Ⅱのサルコイドーシスと診断.ACE 35.2 IU/L(施設正常値23.7 IU/L以下),リゾチーム 19.6μg/mL(施設正常値11.5μg/mL以下)であり,BALF所見はリンパ球35%,CD4/CD8 2.39であった.呼吸機能検査ではVC 4.43 L(%VC 99.3%),FEV_1 3.69 L(FEV_1/VC pred 83.9%)であった.眼病変に対し,点眼ステロイド治療が行われた.

病変部位:肺 肺門リンパ節 病期Ⅱ.初診時肺外病変;眼.

臨床経過:呼吸器症状がほとんどなかったため,外来経過観察としていた.胸部X線像上,徐々に肺病変は悪化し,空洞形成も認められ,皮膚病変も認められるようになった.ステロイド治療を勧めるが,希望されなかった.2009年6月右上腕に筋腫瘤を認め,労作時の息切れを自覚した.2009年8月の胸部X線像で囊胞性変化と網状粒状影の悪化を認めた(図2,図3).ACE 48.4 IU/Lであり,呼吸機能検査ではVC 2.89 L(%VC 69.0%),FEV_1 2.20 L(FEV_1/VC pred 52.5%)と著しく悪化した.肺野病変の悪化により,治療が必要であり,プレドニゾロン30 mg/日から治療を開始した.5週間後,肺野病変の改善を認め,25 mg/日に減量.その後,漸減し,5 mg/日で維持していた.2010年7月のACEは21.1 IU/Lであった(図4).その後,

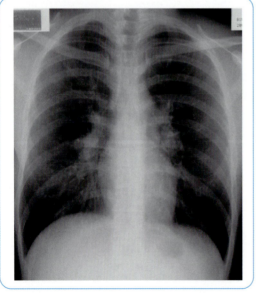

図1 初診時(2003年5月)の胸部X線像
BHLと軽度の肺野病変を認める.

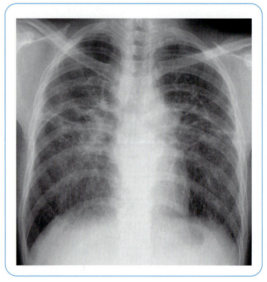

図2 2009年8月の胸部X線像(ステロイド治療開始前)
両肺に網状粒状影と囊胞性変化を認める.

4. ステロイド標準治療—不安定～悪化例

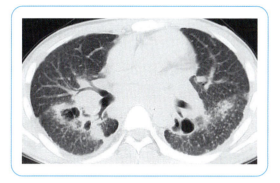

図3　2009年8月の胸部CT
　気管支・血管束に沿った含気減少性変化を伴った浸潤影と粒状影を認め，囊胞性変化を認める．

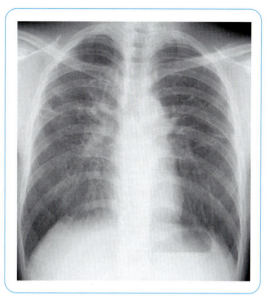

図4　2010年7月の胸部X線像
　胸部X線像上，囊胞性変化は残存しているが，網状粒状影は改善している．

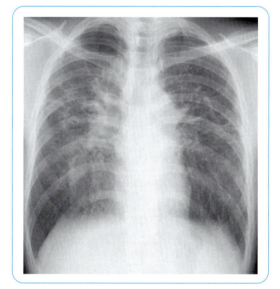

図5　2011年7月の胸部X線像（ステロイド自己中断後6ヵ月）
　胸部X線像上，網状粒状影の悪化を認める．

　2011年1月より，プレドニゾロン内服は自己中断された．2011年7月に皮膚病変の悪化があり（図5），受診．プレドニゾロン10 mg/日から再投与された．

　考案：
　本症例は診断時軽度の肺野病変とBHLを認めるのみで，自覚症状もなく治療適応はない．数年の経過で，気管支・血管束周囲の病変が進行し，囊胞形成が認められ，労作時の息切れと呼吸機能の悪化が認められ，プレドニゾロン30 mg/日から投与され，治療反応性はよく，順調に減量できた症例である．患者の自己中断により，皮膚病変と肺病変の悪化を認め，少なくともプレドニゾロン5 mg/日程度の維持療法が必要であったと考えられる症例である．自己中断

4. 症例から考えるサルコイドーシスの実践治療

後の再投与量に関しては 2003 年のサルコイドーシス治療に関する見解にも記載がなく，本症例は 6ヵ月程度の中断であったので，10 mg/日から再投与した．今後，可能であれば減量する予定である．

本症例のポイント：
- 本症例は診断時，眼病変と病期 II であったが，7 年後，眼病変，皮膚病変を有する病期 III の肺サルコイドーシスとしてプレドニゾロン 30 mg/日から治療が行われ，肺病変の改善を認め，5 mg/日で維持療法を継続していたが，自己中断後，悪化を認めた症例である．

症例 19　ステロイドの減量に伴って肺病変の悪化を繰り返した一例

症例：発症時 21 歳（2011 年 56 歳），男性．会社員．
生活歴：喫煙　なし．
現病歴：1977 年 5 月，ブドウ膜炎，硝子体出血などのために眼科で点眼治療を受けた．その後，両下腿に紅斑が出現して皮膚生検でサルコイドーシスと確定診断された．BHL あり，ツベルクリン反応は陰性で，血清 ACE は 61 IU/L と高値であった．

1977 年 8 月，皮膚病変と眼病変のためにプレドニゾロン 60 mg 隔日投与を開始されたが，両側の眼底出血などがあり，プレドニゾロンは中止にできなかった．

1981 年 1 月，プレドニゾロン 5 mg/日．全身皮下結節，眼静脈炎の悪化あり．ACE 58 IU/L と増加し，プレドニゾロン 30 mg/日に増量となり漸減された．その後も眼底出血や肺野陰影の悪化などで 1982 年 6 月から 1989 年 4 月まで計 5 回プレドニゾロン 30 mg への増量，漸減が繰り返されているがいずれも 2～3 ヵ月間の短期間で減量されその後の増悪が起こっている．1989 年に紹介受診されたあとにも全肺野に斑状陰影がみられたが（図 1），息切れも肺野の収縮もなく，経過観察とした．

臨床経過：1990 年 7 月，しかし，肺野陰影はゆっくりと悪化傾向にあり（図 2），走ると息切れが出るようになった．皮下結節増加．PaO_2 73 Torr，$PaCO_2$ 43 Torr，%VC 91%，FEV_1/FVC 74%，ACE 44 IU/L．プレドニゾロン 30 mg/日を開始し，ゆっくり漸減とした．

1991 年 3 月，プレドニゾロン 10 mg/日まで減量．胸部陰影の悪化なし．バドミントンの試合に出られた．

その後，プレドニゾロンを 5 mg/日まで減量して安定していた（図 3）．しかし，1992 年 8 月

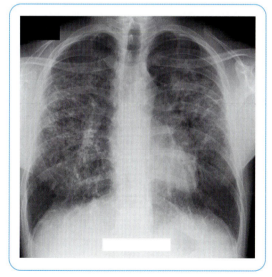

図 1　1989 年 6 月の胸部 X 線像
無治療の時期，Ⅲ期．

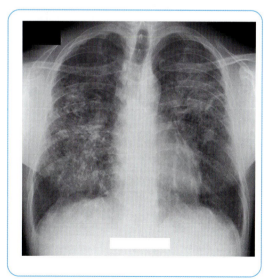

図 2　1990 年 6 月の胸部 X 線像
無治療で陰影の悪化あり．

4. 症例から考えるサルコイドーシスの実践治療

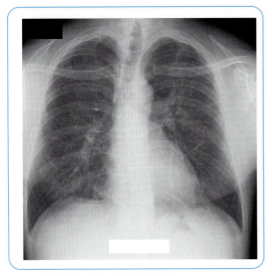

図3　1992年7月の胸部X線像
プレドニゾロン使用にて改善．

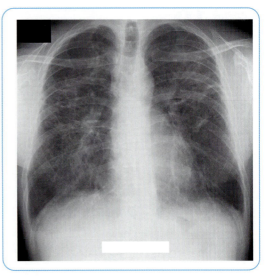

図4　1993年1月の胸部X線像
プレドニゾロン減量で陰影の悪化あり．

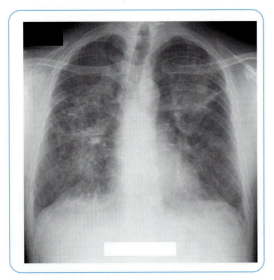

図5　1994年10月の胸部X線像
治療を強化せず，陰影の悪化あり．

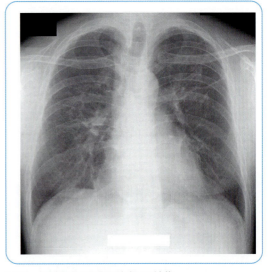

図6　1996年2月の胸部X線像
プレドニゾロン20mg/日から治療を開始して改善．

から胸部陰影は次第に悪化し(図4)，皮下結節が多発し始めた．1993年4月にはプレドニゾロン5mg/日のままで全身倦怠感の増加，右手皮膚にlupus pernioが出現，皮下結節の増加あり．その後1994年1月には尿崩症を発症し，デスモプレシン点鼻を開始した．

1994年10月，体調の不良，軽度の喘鳴，胸部陰影の悪化あり(図5)．%VC 90%，FEV_1/FVC 62%，%DLco 68%，ACE 61 IU/Lと高値．この悪化に対してプレドニゾロン20 mg/日を開始したところ短期間で著明に改善した(図6)．その後もゆっくりとプレドニゾロンを減量して，

4. ステロイド標準治療―不安定～悪化例

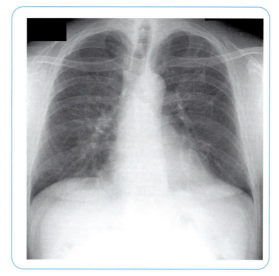

図7　2002年2月の胸部X線像
プレドニゾロン5mg/日にて改善したまま安定.

　1998年2月にはプレドニゾロン5mg/日にメトトレキサート7.5mg/週を加えて安定した．2000年9月にはメトトレキサートを中止した．2001年1月に左足第1趾の痛み，左中足骨骨幹に多発嚢胞性変化があり，骨サルコイドーシスと診断した．短期間プレドニゾロンを増量することで対処した．2002年には落ち着いている(図7)．

　その後，プレドニゾロンを中止に向けて減量すると咳の出現などが起こったために，2012年現在もプレドニゾロン5mg/日を継続し，尿崩症に対するデスモプレシン点鼻を併用してほぼ安定している．

　病変部位：BHL，肺野(Ⅲ期)，肺外病変：初診時　眼，皮膚．その後，表在リンパ節，中枢神経(尿崩症)，骨．

　考案：
　肺サルコイドーシスのなかには，症例5のように長期間経過しても線維化せずに自然に改善する例もあれば，症例8のように，線維化が進行してステロイド不応になる例もある．本症例は，自然改善は起こらず無治療では悪化していったが，線維化には至らず，十分量のステロイド治療を行えばそれに相応して改善していった．また，ステロイド減量で何度も再発したためにステロイドの再治療がその都度必要になったが，この過程を繰り返すことで，この10年間以上プレドニゾロン5mg/日で落ち着いている．

　症例5や本症例のように，陰影の残存が長期間にわたっても線維化しない場合には急いでステロイド治療を開始しなければいけないわけではない．しかし，肺野陰影が長期間に及ぶ場合には必ずしも陰影が改善するか線維化するかわからないために，Ⅱ期，Ⅲ期ではステロイド治療を開始することは是とされる報告もある．実際には「サルコイドーシス治療に関する見解─2003」が参考になる．

4. 症例から考えるサルコイドーシスの実践治療

本症例のポイント：
- 21歳に眼症状で発症し，30年以上にわたって，眼症状と肺野陰影の悪化のためにその都度ステロイド治療が行われ，増悪と寛解を何度も繰り返した．
- ステロイドの減量で肺野陰影は再燃するが，「悪化すればその都度ステロイド治療を相応に行う」ことで対応可能であった．これは，肺野病変が線維化しないために毎回のステロイド治療に十分に反応するからである．
- この10年間以上は肺野病変は落ち着いているが，全身の病変もあり，さらにプレドニゾロン中止を試みると症状の悪化がみられるために，プレドニゾロン5mg/日の投与を継続している．
- サルコイドーシスによる尿崩症は全身的ステロイド投与では改善しないことが多く，デスモプレシン点鼻で対応する[1]．

文献

1) 佐久間一基ほか：中枢性尿崩症を呈したサルコイドーシスの1例．日サ会誌 2010; **30**: 59-65

5 少量ステロイド治療例

症例20　呼吸器感染症のため，少量ステロイドで治療をし，改善をみた一例

　症例：39歳（初診時），女性．（職業歴）看護師．
　嗜好：喫煙歴　15本/日　20年．
　現病歴：2007年5月に咳があり，前医受診．両側上葉の収縮性変化を伴う浸潤影があり（図1，図2），サルコイドーシスが疑われ肺生検などの検査を行うが確定診断には至らず，症状も軽度であるため，経過観察をされていた．2009年10月頃から咳症状の悪化，労作時の息切れを自

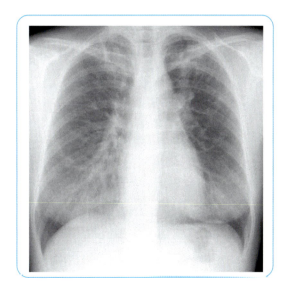

図1　前医初診時（2007年5月）の胸部X線像
　両上肺野に陰影を認める．

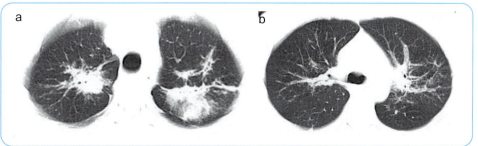

図2　前医初診時の胸部CT
　両上葉に収縮性変化を伴う陰影を認める．

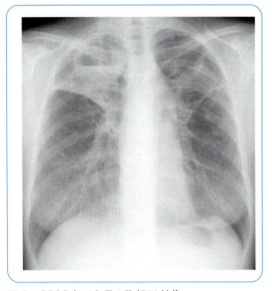

図3 2009年12月の胸部X線像
右上肺野に空洞を認め，右上葉の肺炎像，空洞内に液体貯留を認める．

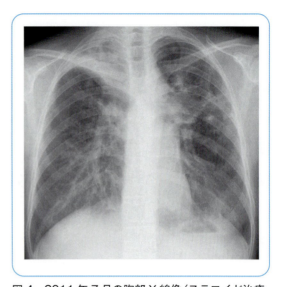

図4 2011年7月の胸部X線像（ステロイド治療開始前）
両上肺野の気管支・血管束周囲の病変の悪化，左上葉の囊胞形成を認める．

覚し，前医を再診．右上葉に空洞形成を認めた．右下葉から肺生検を行い，類上皮細胞肉芽腫を認め，サルコイドーシスと診断された．BALF所見はリンパ球1%，CD4/CD8 2.46であった．肝内に数個の結節を認め，ガリウムシンチグラフィでも集積があり，サルコイドーシスの肝病変が疑われた．検査後，発熱があり，空洞内に感染が認められ（図3），白血球6,510/μL，CRP 9.91 mg/dL であり，β-D-グルカンが31.8 pg/mL と上昇していた．広域抗菌薬と抗真菌薬により，解熱，空洞内の感染は改善した．今後のサルコイドーシスの治療方針の相談のため，2010年1月当院を受診した．

病変部位：肺　**病期Ⅲ**：初診時肺外病変；肝

臨床経過：感染症後1ヵ月であったため，紹介先で経過観察をしてもらっていたが，労作時の息切れが悪化し，2011年7月当院再受診となった．胸部X線像上，両上肺野の気管支・血管束周囲の病変の悪化，左上葉の囊胞形成を認めた（図4，図5）．呼吸機能検査ではVC 1.86 L（%VC 68.0%），FEV_1 1.13 L（FEV_1/VC pred 41.2%），DLco 14.47（%DLco 72.4%）であった．肺病変の悪化により治療が必要と判断し，プレドニゾロン10 mg/日から治療を開始した．イトラコナゾール100 mg/日を併用した．徐々に自覚症状は改善し，胸部X線像上も改善していった（図6）．6ヵ月後，プレドニゾロンは10 mg/日で治療を継続している．呼吸機能検査ではVC 2.72 L（%VC 99.3%），FEV_1 1.58 L（FEV_1/VC pred 57.7%）であった．

考案：

難治性サルコイドーシスの合併症として感染症，気胸，右心不全/肺高血圧があげられ，注意を要する．京都大学における空洞，囊胞形成を伴った難治性肺サルコイドーシス16例の検討では，空洞，囊胞形成まで平均9.2年を要し，アスペルギルス感染まで平均3.8年で，このうち6

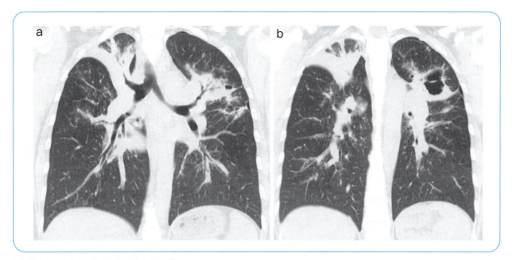

図5　2011年7月の断層CT像
　気管支・血管束周囲の病変を認め，上葉の含気減少性変化を認め，囊胞形成も認める．

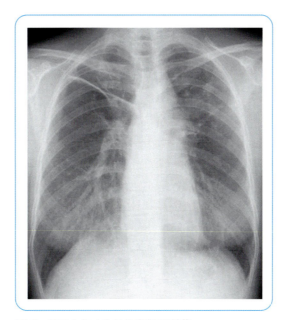

図6　2011年12月の胸部X線像
　肺病変の改善を認める．

例でステロイド治療歴があった．肺野病変進展例に感染症が合併したものはアスペルギルス単独感染3例，アスペルギルスと非結核性抗酸菌症2例，アスペルギルスと緑膿菌感染症5例，アスペルギルスとMRSA感染症3例，緑膿菌感染症単独2例であると報告している[1]．肺の線維化に伴い空洞形成を認める症例は感染症対策が必要であり，ステロイドの使用量の工夫やメトトレキサートなどの免疫抑制薬の使用も考慮に入れる必要がある．

　本症例は症例報告として文献2に報告した．

本症例のポイント：
- 本症例は初診時，病期Ⅲであり，約2年半後に，両側上葉の収縮性変化と空洞形成を認めた症例であり，ステロイド治療前に空洞内感染を併発した．肺野病変は進行性でプレドニゾロン10mg/日から治療が行われ，肺病変の改善を認めている．

文献
1) 長井苑子：サルコイドーシスの予後と合併症．サルコイドーシスとその他の肉芽腫性疾患，安藤正幸，四元秀毅（監修），日本サルコイドーシス/肉芽腫性疾患学会（編），克誠堂出版，東京，2006: p181-187
2) 四十坊典晴ほか：気管支血管束病変，空洞を伴い，ステロイド少量治療で改善した肺サルコイドーシスの1例．日サ会誌 2013; **33**: 123-126

症例21　少量ステロイド治療が有効であった一例

症例：67歳（初診時），女性．主婦．
生活歴：喫煙歴　なし．
現病歴：毎年の胸部X線健診では異常を指摘されていなかった．1998年（60歳時）にBHLを指摘された．1999年も不変であった（図1）．その後，特に自覚症状はなかったが，かかりつけ医から毎年の胸部X線像で次第に肺野陰影が悪化していることを指摘された．他病院でEBUS生検によって縦隔リンパ節からサルコイド肉芽腫が証明され，治療のために2005年（67歳時）に当科を紹介されて受診した．
病変部位：肺　病期Ⅱ．初診時肺外病変；なし．
臨床経過：来院時の胸部X線像では，肺門リンパ節腫脹と両側上肺野優位に斑状陰影，すりガラス陰影が認められた．胸部CT像では気管支血管束に沿った粒状陰影や収縮像も認められた．呼吸機能検査はVC 2.29 L（%VC 98.3％），FEV_1/FVC 80.3％，$\dot{V}_{25}/HT$ 0.28 L/s/m，DLco 15.60 mL/min/mmHg（96.8％），DL_{CO}/V_A 5.11と細気道病変が疑われるもののほぼ正常であった．ACE 16.5 IU/L（正常値8.3〜21.4）と正常であったが，リゾチーム 10.8 μg/mL（正常値5.0〜10.2），γグロブリン 1.94 g/dL（正常値0.70〜1.58 g/dL），IgG 2,067 mg/dL（870〜1,700 mg/dL）と各々増加していた．

自覚症状はほとんどないものの，この6年間で肺野陰影の悪化と肺野の収縮傾向があり，ステロイド治療の適応と考えられたが経口ステロイド忌避があり，まず吸入ステロイド療法（フルチカゾン 800 μg/日）を開始した．しかし，4ヵ月の治療経過で改善は認められず，胸部陰影にも変化はなかった（図2）．ステロイド忌避は変わらなかったが，「1日1錠であれば，ほとんど副作用はない」と少量のステロイドの服薬を勧めて承諾が得られたため，2006年6月からプレドニゾロン 5 mg/日の服薬を開始したところ，1ヵ月後には肺野陰影の改善がみられた．また，

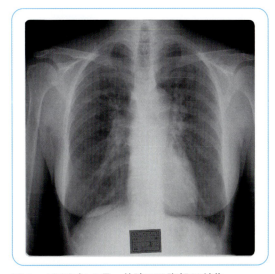

図1　1999年4月．他院での胸部X線像
　肺門リンパ節の腫脹はあるが肺野病変は認められない．

4. 症例から考えるサルコイドーシスの実践治療

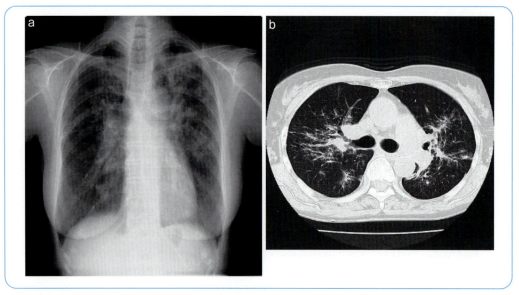

図2　2006年6月．少量ステロイド開始前
　a：胸部X線像．BHLと両肺野陰影が認められる．
　b：胸部CT像．気管支血管束に沿った肺野陰影が認められる．

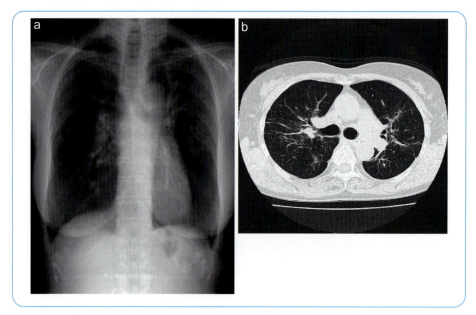

図3　2006年11月
　a：胸部X線像．肺野陰影の改善がみられる．
　b：胸部CT像．図2bと比べて明らかな陰影の改善がみられる．

　軽度の満月様顔貌がみられたがそれ以外には副作用はなく継続治療が可能であった．服薬開始後6ヵ月後にはほぼ胸部陰影は改善した（図3）．約1年間同量を服用後，今度は減量に対して慎重になられたため，5mg/日から2年かけて漸減して2009年12月に中止とした．

その後3年間の経過で肺野陰影は若干悪化してみえるが初期ほどではなく，自覚症状の悪化もなく，そのまま無治療で経過観察中である．

考案：
「サルコイドーシスの治療に関する見解—2003」では，Ⅱ期，Ⅲ期で無症状のものは経過観察とするが，画像所見で気管支血管束周囲病変の肥厚などがあればステロイド治療（プレドニゾロン30 mg/日）の適応になりうるとされている．サルコイドーシスの臨床経過は多様であり，個々の症例によって経過が異なるために一概に決められないが，本症例は6年間の経過で肺野陰影が徐々に悪化してきており，自覚症状は乏しいものの気管支血管束周囲病変，収縮傾向もあるためにステロイド治療の適応と考えた．しかし，本人のステロイド忌避が強く，はじめは吸入ステロイド治療のみで開始した．しかしフルチカゾン吸入で改善がえられなかったために少量ステロイド治療（プレドニゾロン5 mg/日）を開始し，約1ヵ月で肺野陰影の改善がみられ半年でほぼ消失した．5 mg/日から2年かけて漸減して中止とした．その後3年間で陰影の若干の悪化はみられているが治療を再開するほどではない．

息切れ，咳嗽などの自覚症状の強い例，肺野の収縮が進行する例ではやはりプレドニゾロン30 mg/日程度から治療を開始するのが望ましい．しかし，本症例のように悪化はしているが肺野の収縮（線維化）が顕著でなく，肺機能が保たれ，自覚症状も乏しいような場合には，少量ステロイド治療も治療選択肢のひとつになると考えられる．

本症例のポイント：
- 肺野陰影の悪化があるが，自覚症状に乏しく肺機能も保たれ，経口ステロイド忌避のある女性症例．
- 肺野陰影は6年間悪化し続けており，気管支血管束周囲の陰影の増加，軽度の収縮を伴い，ステロイド治療を行ったほうがよいと思われるが同意が得られない．
- プレドニゾロン5 mg/日（相当）であれば，同意も得られやすく，上記のような線維化の少ない病巣では有効性が期待できる．約半年で陰影の改善が認められた．

4. 症例から考えるサルコイドーシスの実践治療

6 代替治療例

症例22　眼病変の悪化により短期間ステロイド治療後，肺病変の悪化に対して吸入ステロイドを使用して改善した一例

　症例：36歳（初診時），女性．
　生活歴：特記すべきことなし．
　嗜好：喫煙歴　なし．
　現病歴：2005年6月に検診で胸部異常影を指摘され，8月受診．自覚症状は咳と霧視を認めた．胸部X線像上，BHLと肺病変（綿花状陰影）を認めた（図1）．TBLBで肉芽腫を認め，病期Ⅱのサルコイドーシスと診断．ACE 34.5 IU/L（施設正常値23.7 IU/L以下），リゾチーム15.3 μg/mL（施設正常値11.5 μg/mL以下）であり，BALF所見はリンパ球37%，CD4/CD8 6.40であった．眼病変に対し，点眼ステロイド治療が行われた．
　病変部位：肺，肺門リンパ節　病期Ⅱ．初診時肺外病変；眼．
　臨床経過：眼病変に対し，点眼ステロイド治療が行われたが，眼病変が悪化し，2005年11月からプレドニゾロン20 mg/日から治療を開始し，4週間後，眼病変の改善を認め，15 mg/日に減量．その後，漸減し，2006年4月に治療を中止している．ステロイド中止後，咳嗽を認め，

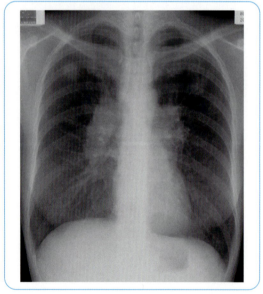

図1　初診時（2005年8月）の胸部X線像
　　BHLと肺病変（綿花状陰影）を認める．

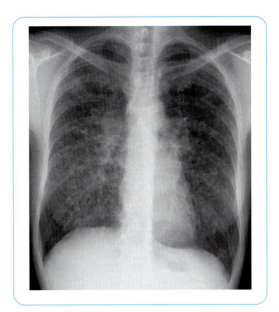

図2 2007年5月の胸部X線像
BHLに加え,両肺に網状粒状影を認める.

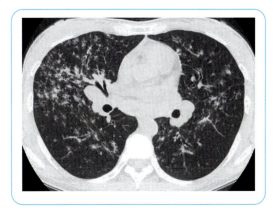

図3 2007年5月の胸部CT
広範に両肺に粒状影を認める.

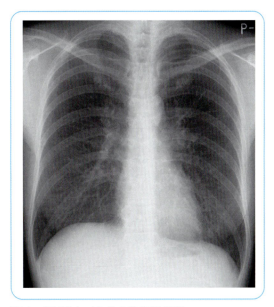

図4 2009年10月の胸部X線像
胸部X線像上,網状粒状影は改善している.

胸部X線像上,肺病変の悪化を認めた.ステロイド再治療を患者が希望しなかったので,ブデソニド800μg/日の吸入治療を2006年5月から開始した.その後,肺病変が悪化したため,ブデソニドを1,600μg/日まで増量した.肺病変は2007年5月まで悪化したが,気管支・血管束の病変はほとんどなく収縮性変化は認めなかった(図2,図3).2007年5月の呼吸機能検査ではVC 3.41 L(％VC 117.6％),FEV_1 2.76 L(FEV_1/VC pred 95.2％)であった.その後,咳嗽も徐々に改善し,胸部X線像上の肺病変の改善を認めた(図4).2009年10月からブデソニドを800μg/日に減量している.

4. 症例から考えるサルコイドーシスの実践治療

考案：

本症例は診断時，眼病変を伴う病期Ⅱであったが，眼病変の悪化によりプレドニゾロン20 mg/日から約6ヵ月間治療が行われた．その後，肺病変の悪化が認められたが，気管支・血管束の病変はほとんどなく収縮性変化は認められなかったため，吸入ステロイドで治療を行い，改善をした症例である．吸入ステロイドに関しては肺サルコイドーシスに対して，有用性は確立されていない．しかし，咳嗽などの自覚症状が強く，呼吸機能が低下していない場合は試みてもよい治療法である．CTで気管支・血管束の病変はほとんどなく収縮性変化は認めないことを確認する必要がある．

本症例のポイント：

- 本症例は診断時，眼病変を伴う病期Ⅱであったが，眼病変の悪化によりプレドニゾロン20 mg/日から約6ヵ月間治療が行われた．その後，肺病変の悪化を認められたが，気管支・血管束の病変はほとんどなく収縮性変化は認められなかったため，吸入ステロイドで治療を行い，改善をした症例である．

症例 23 漢方治療が奏効した全身症状を伴うサルコイドーシスの一例

症例：44歳（初診時），男性．

嗜好：喫煙歴　5本/日　20年間．

現病歴：2002年にブドウ膜炎症状とBHLにて発症し，サルコイドーシスと診断された．全身倦怠感，息切れ，関節痛，手足のしびれや痛みなどの全身症状があり，ステロイド（プレドニゾロン30mg/日から漸減）を投与されたが不眠や動悸のために継続できず2004年に当院を紹介され受診した．その後は胸背部痛が出現して右上肢のしびれが増悪し，胸部X線像も悪化したために再度ステロイド（メチルプレドニゾロン24mg/日）を投与したが，やはり不眠や動悸のために中止とせざるを得なかった．また，メトトレキサート5mg/週を投与したが，悪心と倦怠感のために1日で中止となった．2006年の胸部X線像（図1a），同時期の胸部HRCT像（図1b）ではリンパ路に沿った索状陰影や散布性陰影が認められ，2004年よりも悪化している．呼吸機能検査は，VC 4.41 L（113.7％），FEV_1/FVC 80.7％，％1秒量108.1％，DL_{CO} 25.88 mL/min/mmHg（99.9％），安静時血液ガスはpH 7.408，PaO_2 88.9 Torr，$PaCO_2$ 39.5 Torrと正常であった．息切れは，肺病変によるものというよりは，全身症状によるものと考えられた．また，1日7〜8回の下痢を認めるようになり，2007年からドキシサイクリン100 mgを投与し自覚的にやや改善したかにみえたが，1年後に重度の蕁麻疹が出現したために中止となった．2008年から吸入ステロイド（フルチカゾン400 μg/日）を開始したが，やはり不眠，動悸，筋肉痛などの副作用のために半年で減量中止せざるを得なかった．その後は対症療法を行っていたが肺野病変はさらに

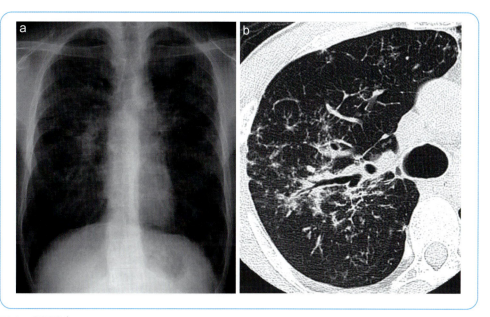

図1　2006年
a：胸部X線像
b：胸部CT像

4. 症例から考えるサルコイドーシスの実践治療

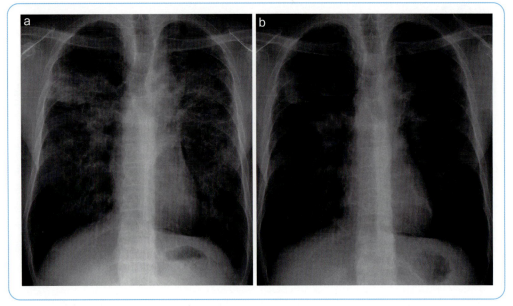

図2　2009年,2010年
 a：2009年7月．漢方治療直前の胸部X線像．図1に比べて肺野陰影の悪化がみられる．
 b：2010年3月．漢方治療後 肺野陰影の改善がみられる．

増悪してMRC2度の息切れを感じるようになった．西洋医学的薬剤が継続使用できないため漢方治療を試みることとなり飯塚病院漢方診療科に紹介した．まず外来でエキス剤による漢方治療を行ったが症状は改善せず，2009年7月に入院して主に煎じ薬で治療を開始した．漢方医学的には陰証（冷えを伴う陰性の病態）で，真武湯合人参湯（真武湯と人参湯を合わせた煎じ薬）を投与し，附子（熱処理をしたトリカブトの塊根）1gを，より強力な鎮痛作用を有する烏頭（熱処理をしていないトリカブトの塊根）1gに変更し，3gまで漸増したところ，胸背部痛は次第に改善し，息切れも改善してMRC0度となった．さらに黄耆桂枝五物湯（煎じ薬）を併用してしびれるような痛みも改善したため，第24病日に退院となった．胸部X線像は入院前2年間は悪化して改善傾向がなかったが，煎じ薬開始後は次第に改善し，8ヵ月後の胸部X線像（図2b）では両肺野の粒状影，右上肺野の浸潤影ともに改善が認められた．その後，同様の治療を継続して約2年間病態は改善したまま安定している．

　考案：
　サルコイドーシスにおいては，臓器特異的な症状以外に疲れ・痛み・息切れ・しびれ・自律神経障害のような臓器非特異的全身症状が現れやすいことが知られている[1]．本症例で持続した手足のしびれ，胸背部痛，疲れ，息切れ，下痢などは，臓器非特異的全身症状と考えられる．一般にサルコイドーシスにおけるこれらの症状の原因として小径線維神経障害[2]によるものが考えられている．また，肺病変によらない息切れや疲れは，吸気筋力の低下[3]によるとする報告がある．本症例の全身症状および肺病変は進行性であり全身的ステロイド治療の適応であったが，副作用のためにこれらを継続使用することはできずに漢方治療を試みて有効であった．サルコイドーシスはときに自然改善が起こりうる疾患であるが，年余にわたって悪化し続けた

これらの全身症状と胸部X線像が漢方治療開始後に比較的速やかに改善し，その後も同治療で安定しているため，自然改善ではなく漢方治療の効果と考えられる．

サルコイドーシスに漢方治療が有効であったとの報告は散見され，ステロイドを副作用のため継続使用できずに小柴胡湯や柴苓湯を投与した報告では，肺病変や眼病変の改善を認めたとの報告もある[4,5]．

なお，本症例は日呼吸会誌に掲載した症例[6]であり，画像は日本呼吸器学会の許可を得て再掲した．

本症例のポイント：
- 副作用のため西洋医学的薬剤を継続使用できずに増悪したサルコイドーシスの全身症状や肺病変に対して漢方治療が奏効した一例を経験した．
- 西洋医学的治療が無効もしくは継続使用できない状態に対して，作用機序は不明ながらも漢方治療が有効な場合があり，試用する価値があると思われる．

文献

1) De Vries J et al: Quality of life in sarcoidosis: assessment and management. Semin Respir Crit Care Med 2010; **31**: 485-493
2) Hoitsma E et al: Small fibre neuropathy in sarcoidosis. Lancet 2002; **359**: 2085-2086
3) Kabitz HJ et al: Impact of impaired inspiratory muscle strength on dyspnea and walking capacity in sarcoidosis. Chest 2006; **130**: 1496-1502
4) 土屋　匠，荻原正雄：小柴胡湯の投与が著効を示したサルコイドーシス再燃症例．漢方診療 1994; **13**: 35-37
5) 小栗章弘：柴苓湯が有効であったサルコイドーシス再発例．漢方診療 1995; **14**: 25-28
6) 村井政史ほか：漢方治療が奏効した全身症状を伴うサルコイドーシスの1例．日呼吸会誌 2012; **1**: 9-13

4. 症例から考えるサルコイドーシスの実践治療

症例24　メトトレキサート単剤で肺野病変の改善がみられた一例

　症例：51歳（初診時），男性．会社員．
　生活歴：喫煙　20歳から20本/日　29歳まで．
　現病歴：1979年（29歳時）にBHL，飛蚊症，その後の右肘皮下結節で発症し皮下結節生検でサルコイドーシスと組織診断された．眼所見の悪化に対しプレドニゾロン30mg/日が投与され半年で漸減中止された．40歳時にさらに眼病変と肺病変の悪化を認め，プレドニゾロンを投与され1年間で漸減中止とされた．その後，再度肺病変の悪化があり，アスペルギローマの合併も疑われたために2002年4月に当科を紹介され受診した．
　身体所見：身長175cm，体重68kg．表在リンパ節触知せず．心音呼吸音に異常なし．その他特記すべきことなし．
　病変部位：肺　病期Ⅲ．肺外病変；眼，皮膚．
　臨床経過：初診時，左右上肺野に浸潤陰影，斑状陰影があり，右上肺野空洞内に腫瘤陰影を認めた（図1）．血中アスペルギルス抗体が陽性であり，アスペルギローマと診断した．経口ステロイドの投与は感染を増悪させる可能性があったためメトトレキサート7.5mg/週の単剤で治療を開始した．抗真菌薬も使用していないが，治療開始後3ヵ月以降に肺病変の改善を認め（図2a），アスペルギローマ様の陰影も消失した（図2b）．%VCはメトトレキサート導入時には61.5%であったが，8ヵ月後には68.3%，26ヵ月後には77.0%に改善した．副作用は認められていない．その後，メトトレキサート35ヵ月内服後の55歳時にいったんメトトレキサートを中止としたが，咳嗽が出現したため再開した．最近再度メトトレキサートを中止として6ヵ月経過しているが，再発は認められていない．

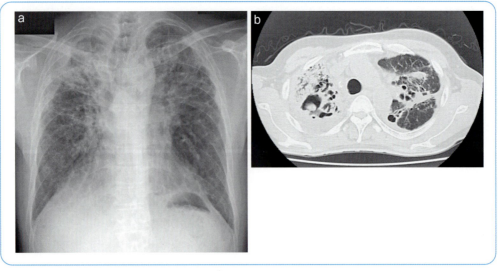

図1　2002年4月．当科初診時
　a：胸部X線像．両側上肺野優位の浸潤陰影，網状陰影が広範に認められ，右上肺には壁の厚い空洞陰影が認められる．
　b：胸部CT像．右上空洞内にアスペルギローマを認める．

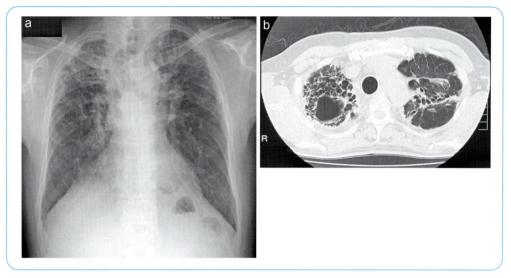

図2　メトトレキサート導入 20 ヵ月後
　a：胸部 X 線像．初診時の陰影の著明な改善を認める．空洞陰影の壁も薄くなっている．
　b：胸部 CT 像．肺野陰影の改善とアスペルギローマの消失を認める．

考案：
　メトトレキサートは，近年，関節リウマチ(RA)に対する治療薬のなかでは最も確実に効果が期待できる DMARDs (disease modifying antirheumatic drugs) として国内で推定 15 万〜16 万人に使用されている薬剤である．サルコイドーシスに対する投与方法は基本的に RA の投与方法に準じている．「サルコイドーシス治療に関する見解 2003」[1] ではメトトレキサートの使用方法については言及されてない．Baughman は全症例への効果は望めないものの約 66% のサルコイドーシス症例に効果があるとして，メトトレキサートを steroid sparing agent として位置づけている[2]．
　欧米での投与方法は，メトトレキサート 7.5 mg/週から開始し，効果の発現を確認するまで最大 25 mg/週まで増量する方法が一般的である．日本の RA への使用方法は，メトトレキサートとして 4 または 6 mg/週から開始し，内服は 12 時間間隔で行い，適宜 8 mg/週まで増量可となっている．また高齢や腎機能障害などのリスクのある症例ではより低用量から開始される．
　メトトレキサートの副作用としては，過敏症，消化器障害，骨髄障害，肝障害，腎障害，薬剤性肺炎などがあげられるが，肝酵素上昇，血球減少症，口内炎，消化器症状など用量依存的副作用とされるものについては，葉酸製剤(フォリアミン®)併用投与により予防・治療が可能である．メトトレキサートと葉酸製剤との投与方法については，フォリアミン® 5〜10 mg をメトトレキサート最終服用後 24〜48 時間あけて投与するのが一般的である．
　過去の報告では，ステロイド治療抵抗例もしくは再発例に対して，メトトレキサートの追加投与もしくは単剤への切り替えによって治療効果を得たとするものがある．大道[3] は肺サルコイドーシスにおいて，ステロイド減量中に再発をきたしたが，メトトレキサート 6 mg/週の追加投与によりステロイドを増量することなく肺病変が改善した症例を報告しており参考になる．

4. 症例から考えるサルコイドーシスの実践治療

本症例のポイント：
- アスペルギローマを合併した肺サルコイドーシスの一例にメトトレキサート単剤（7.5 mg/週）で治療し改善した．特に副作用はなかった．
- メトトレキサートは，本症例[4]のようにまれに肺病変に対して劇的に奏効する例があるので難治例には試してみる価値はあるが，有効率は低い．

文献

1) 日本サルコイドーシス/肉芽腫性疾患学会サルコイドーシス治療ガイドライン策定委員会：サルコイドーシス治療に関する見解—2003．日サ会誌 2003; **23**: 105-114
2) Baughman RP, Lower EE: A clinical approach to the use of methotrexate for sarcoidosis. Thorax 1999; **54**: 742-746
3) 大道光秀：ステロイド減量時の再増悪にメトトレキサートが有効だった肺サルコイドーシスの1例．日サ会誌 2009; **29**: 47-53
4) 田中健介ほか：メトトレキサートの単剤治療が有効であったサルコイドーシスの2症例．日サ会誌 2010; **30**: 9-13

症例 25　咳，息切れを伴う肺野病変に対してステロイドとメトトレキサート併用治療で改善をみた一例

症例：47歳（初診時），男性．
生活歴：特別なことはなし．職業：会社員．
嗜好：非喫煙者．
現病歴：1991年4月，27歳のときに発見された胸部異常陰影と眼ぶどう膜炎より，サルコイドーシスと臨床診断されていた．点眼治療を他院にて受けていたが，2004年2月に当所を紹介受診された．15年前くらいから労作時息切れを自覚していた．他院でプレドニゾロン40 mg/日が投与された経過がある．一時的な症状の改善はあったが，次第に息切れ，咳が増加して，皮

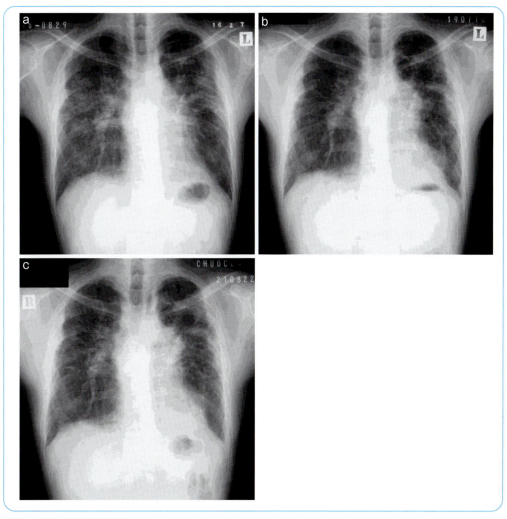

図1　経過の胸部X線像
　プレドニゾロンとメトトレキサートの併用治療により，陰影の改善が認められる．

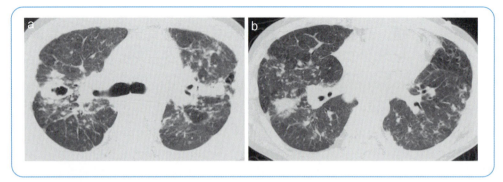

図2　2004年2月の胸部CT所見
気管支血管束周囲の病変と粒状陰影を認める．囊胞性変化も認められる．

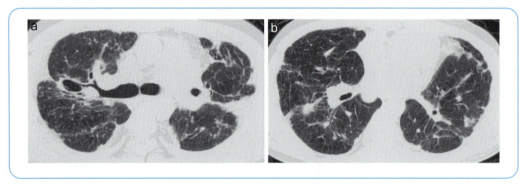

図3　2007年7月の胸部CT所見
気管支血管束周囲の病変と粒状陰影の改善を認める．

膚病変も出現してきたので，8年後の2004年4月に当所受診となった．咳は持続してきつく，顔色不良で，体重減少もあり，息切れもHJ分類でⅡ～Ⅲ度という状況であった．他院でのステロイド治療が一時的には奏効していたが，減量中の再燃と評価して，肺野病変に対し，プレドニゾロン10mg/日とメトトレキサート6mg/週の併用治療を導入した．

　病変部位：肺　病期Ⅲ/Ⅳ（図1a，図2）．初診時肺外病変；眼，皮膚．

　臨床経過（受診後の経過）：初診時点での肺機能は，%FVC 56.5%，FEV_1 1.88L，FEV_1/FVC 90%，%DLco 51.3%と，拘束性機能障害と拡散能低下がみられた．併用治療開始後，3～6ヵ月経過時点で，明らかに自覚症状改善がみられたので，プレドニゾロンを1mg/3ヵ月ずつ減量していったが，再燃は一度もみられていない．治療経過5年目には%FVC 62.5%，FEV_1 1.89L，%DLco 62.9%と改善がみられた．画像所見も，線維化陰影は残存したが線維化陰影周辺の濃厚あるいはスリガラス陰影には改善が示された（図1b, c，図3）．2006年10月には，プレドニゾロン5mg/日とメトトレキサート4mg/週に減量したが，咳も息切れもなかった．2009年8月には肺野病変は安定している（図4）．2011年の時点で，心エコー上，軽度の収縮期肺動脈圧が認められているが，肺高血圧としての加療対象ではないので，さらに減量中である．

　2014年11月現在においても，プレドニゾロン3mg/日とメトトレキサート2mg/週の定量維

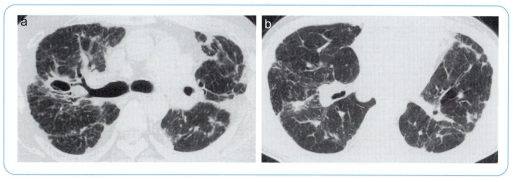

図4　2009年8月の胸部CT所見
肺野病変は安定している．

持療法で安定な日常生活が送れている．

　考案：
　少量併用維持療法導入で，画像的にも，機能的にも，自覚症状的にも改善をみており，ステロイドとメトトレキサートの減量にも再燃なく，安定化させることのできた一例である．初診時は慢性悪化状態であったが，併用治療で比較的迅速に改善を示した．肺外病変が眼のみで，臓器病変が他にないことが予後不良でないことと関連している可能性もある．

　本症例のポイント：
- 線維化を伴う肺サルコイドーシスの一例にメトトレキサート単剤 (7.5 mg/週) で治療し改善した．特に副作用はなかった．
- メトトレキサートは，本症例[4]のようにまれに肺病変に対して劇的に奏効する例があるので難治例には試してみる価値はある．

文献
1) 日本サルコイドーシス/肉芽腫性疾患学会サルコイドーシス治療ガイドライン策定委員会：サルコイドーシス治療に関する見解―2003．日サ会誌 2003; **23**: 105-114
2) Baughman RP, Lower EE: A clinical approach to the use of methotrexate for sarcoidosis. Thorax 1999; **54**: 742-746
3) 大道光秀：ステロイド減量時の再増悪にメトトレキサートが有効だった肺サルコイドーシスの1例．日サ会誌 2009; **29**: 47-53
4) 田中健介ほか：メトトレキサートの単剤治療が有効であったサルコイドーシスの2症例．日サ会誌 2010; **30**: 9-13

症例 26　咳，息切れを伴う肺線維化病変に対しステロイドとメトトレキサート併用治療を試みた一例

症例：60歳（初診時），男性．
生活歴：大学教員．
嗜好：喫煙中止者．
現病歴：1979年にぶどう膜炎，BHL，肺野病変（図1）にて発見された．TBLBにて組織診断確定された．以後，東京に転勤のために，途中経過追跡はされていない．ステロイド治療歴はあり，一時的な改善は認められているようである．

2008年7月に，息切れ増強との主訴で当所受診された．その時点の評価では，肺野病変はIV期で，肺高血圧は存在していなかった．息切れ以外に，体重減少，疲労感，咳，痰も自覚された．

病変部位としては，肺（線維化），眼があげられる．

肺野病変に対し，プレドニゾロン5mg/日とメトトレキサート6mg/週の併用治療導入された．

病変部位：肺　病期IV（図2，図3）．初診時肺外病変；眼．

臨床経過：初診時（2008年）の呼吸機能は，%FVC 61.3%，FEV_1 1.85L，FEV_1/FVC 86%，%DLco 34.8%と拘束性機能障害と拡散能低下があった．併用治療6ヵ月後には，自覚症状の改善がみられた．治療経過3年目には，%FVC 75.7%，FEV_1 2.19L，FEV_1/FVC 83.6%，%DLco 44.1%と改善がみられた（表1）．画像所見上も，線維化陰影を残して改善が示された（図4～7）．2011年6月には，軽度の睡眠時無呼吸症候群が検出された．肥満傾向あり，栄養指導，減量指導も導入した．その後，咳の改善はみられるものの残存があり，対症療法としてツロブテロール

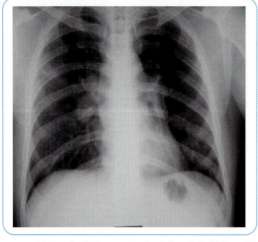

図1　前医の初診時　1979年時点の胸部単純X線写真
BHLと肺野病変を認める．

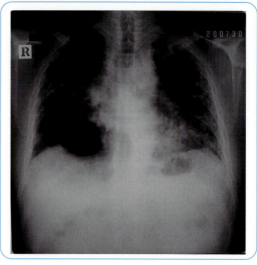

図2　2008年7月の胸部X線像（治療前）
両肺に線維性変化を認めた（病期IV）．

6. 代替治療例

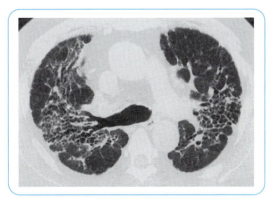

図3 2008年7月の胸部CT（治療前）
両肺に線維性変化を認めた（病期Ⅳ）．

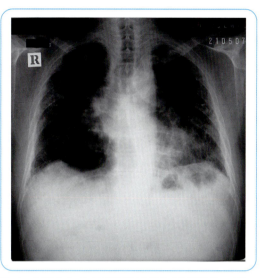

図4 2009年5月の胸部X線像（治療後9ヵ月）
胸部X線像上，治療前と比較してほとんど変化なし．

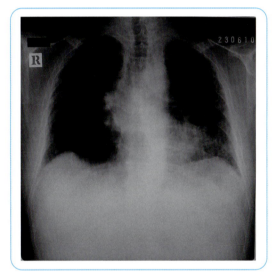

図5 2011年6月の胸部X線像（治療後34ヵ月）
胸部X線像上，治療前と比較してほとんど変化なし．

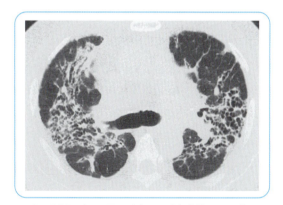

図6 2009年3月の胸部CT（治療後7ヵ月）
胸部CT上，治療前と比較してほとんど変化なし．

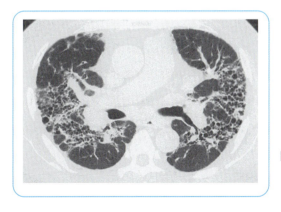

図7 2010年7月の胸部CT（治療後24ヵ月）
胸部CT上，治療前と比較してほとんど変化なし．

表1 呼吸機能と自覚症状の経過

	before	treatment PSL + MTX	3 mos	12 mos	18 mos
% FVC	68.2	61.3	66.1	70.4	69.1
F1	2.02	1.85	2.04	2.08	1.92
F1%	86.3	86	nd	84.2	79.7
% DLco	nd	39.6	39.3	41	49
DOE	grade 3	grade 3	grade 2	grade 2-1	grade 1
cough	severe	severe	moderate	mild	mild

PSL：プレドニゾロン，MTX：メトトレキサート

投与などをしている．

考案：

長期経過の症例で，途中の状況が必ずしも把握されていないが，受診時点では，線維化病変が肺野にあり，維持療法でどれくらい制御できるかとの懸念もあっての治療導入であった．本症例は，画像上の改善は少ないが，しかし，自覚症状の改善があり，生活の質の改善を認めた症例である．

本症例のポイント：
- 肺野線維化病変に対し，ステロイドとメトトレキサートの維持療法を導入することにより，画像の改善はみられないが，自覚症状の改善がみられた．
- 気道系の咳，痰の制御が問題である．

症例 27 肺野病変と皮膚病変に対しステロイドとメトトレキサート併用治療で改善をみた一例

症例：45歳（初診時），女性．
生活歴：特別なことはなし．生命保険外交員．
嗜好：喫煙中止者．
現病歴：2006年6月に皮膚，眼，心（完全右脚ブロック），BHL，肺野病変にてサルコイドーシスを疑われて精密検査を受けた．結果として，TBLBおよび皮膚生検でサルコイドーシスと確定診断された．2007年4月に当科受診．この時点では，咳と労作時の軽度息切れ，背中と下肢の皮疹を自覚しての受診であった．

病変部位：肺 病期Ⅲ（図1a, 図2）．初診時肺外病変；眼，皮膚，心電図上の完全右脚ブロック．

臨床経過：初診時の呼吸機能は，%FVC 77.8%，FEV_1 1.62 L，FEV_1% 78.3%，%DLco 61.7%であった．自覚症状としては，咳，息切れがあった．

1年間経過観察を希望されて，観察中，肺機能の低下がみられた．すなわち，%FVC 62.9%，FEV_1 1.18 L，FEV_1% 71.1%，%DLco 49.0%と，初診時から比べると明らかに，低下してきていた．このため，2008年7月よりプレドニゾロン5 mg/日とメトトレキサート6 mg/週の併用治療を導入した．

治療3ヵ月後には，自覚症状の改善あり，皮膚所見も改善した．経過1年目には，%FVC 91.3%，FEV_1 1.76 L，FEV_1% 73.0%，%DLco 52.8%と改善が認められた．2011年9月の時点で，画像上の改善は安定したまま継続している（図1b, 図3, 図4）．

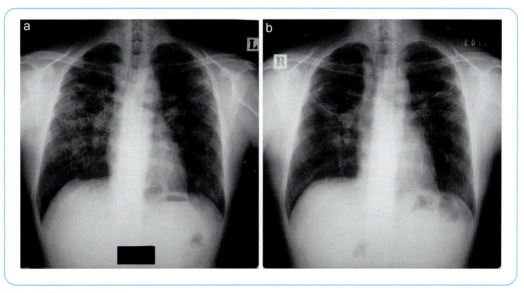

図1 胸部X線像の経過
2007年の胸部所見では，粒状陰影と気管支血管束周囲の病変を認め，嚢胞性変化を伴っている．治療後4ヵ月の胸部X線像（2008年12月）では，陰影の改善を認める．

4. 症例から考えるサルコイドーシスの実践治療

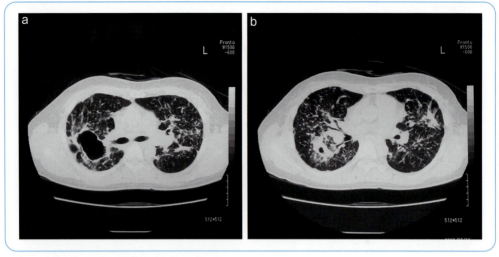

図2　2008年7月の胸部CT所見（治療前）
粒状陰影と気管支血管束周囲の病変，囊胞性変化を認める．

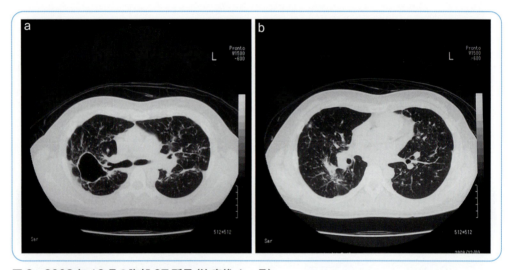

図3　2008年12月の胸部CT所見（治療後4ヵ月）
治療による陰影の改善を認める．

考案

　初診時点の肺機能は軽度な障害であり，患者自身の希望もあり1年間経過観察とした．その後，肺機能低下が認められ，併用治療を納得されて導入となった．自覚症状，画像所見，呼吸機能の改善は明らかで，維持量での併用治療がよく効果を表したと評価できる．完全右脚ブロックは不変のままであった．

本症例のポイント：
- 少量プレドニゾロン＋メトトレキサートの維持療法導入による肺野病変，皮膚病変の明らかな改善と安定

6. 代替治療例

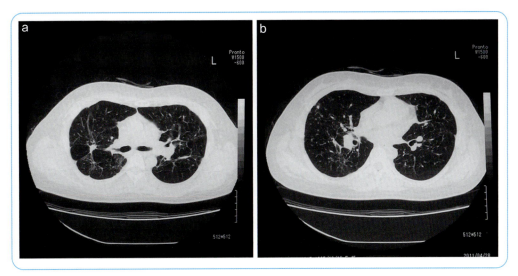

図4 2011年4月の胸部CT所見
　画像上の悪化は認められず，安定している．囊胞性病変の退縮を認める．

第5章

患者さん・家族からの質問への対応

5. 患者さん・家族からの質問への対応

Q1　サルコイドーシスと遺伝子について

1 サルコイドーシスは遺伝病ですか？

　サルコイドーシスはいわゆる遺伝病でしょうか．遺伝しているかどうかを直観的に推測する方法は，遺伝子が共通している家族のなかでサルコイドーシスの患者さんが多く発生するかどうかをみることです．家系内で複数のサルコイドーシスの患者さんが発症することは一般にまれですが，日本人の患者さん全体の1.8%と報告されています[1]．姉妹ないし兄弟発症が多く親子発症はわずか0.3%でした[2]．見方を変えるとサルコイドーシスの患者さんの家族がサルコイドーシスに罹患する倍率は，家族に患者さんがいない人の8.1倍と計算されています[2]．米国の研究でもその倍率は4.7であったとされています[3]．遺伝性の強い気管支喘息でも一親等親族で約5～6倍の発症倍率であり，サルコイドーシスは他の病気と比較しても遺伝性があると考えてよいと思います．

　だからといって遺伝病であるとするのはいささか言い過ぎです．一般に遺伝病とはひとつの遺伝子により発症する優性遺伝や，劣性遺伝，あるいは性別を決めるX染色体に病気の遺伝子があるX連鎖性遺伝などを意味します．すなわち単一の遺伝子の構造が少し他人と異なっていることにより発症し，遺伝する仕組みが明らかで，発症確率を計算できる場合が一般に遺伝病と呼ばれます．また，遺伝病の場合にはほとんどの場合遺伝子自体が発症原因です．しかし，サルコイドーシスには細菌など遺伝子以外の"外因"がある可能性が高く，また以下に述べるようにサルコイドーシスは複数の遺伝子が比較的弱い影響をもって発症し，発症するか否かは予測が困難であり，遺伝病と呼ぶにふさわしくないことは明らかです．

2 サルコイドーシスの遺伝子—HLA

　ではサルコイドーシスの発症に"影響"する遺伝子にはどのようなものがあるでしょうか．これまで様々な遺伝子が発症に関係しているとする報告があります（表1）．そのなかで最も確からしい遺伝子は，ヒト白血球抗原（HLA）と呼ばれるものです．この遺伝子はいくつもの遺伝子の総称で，働きとして重要なものは6種あり，サルコイドーシス以外でも関節リウマチや，全身性エリテマトーデス，多発性硬化症など免疫の変調が関係している疾患でも発症に影響していることがわかっています．サルコイドーシスではそのなかで特にHLA-DRB1遺伝子の特定の型（アリル，表1ではDRB1*08, 11, 12, 14など）が重要であることがほぼ確定的です[4,5]．この遺伝子は本来，ウイルス，細菌，カビなどの病原体に効率よく対抗する分子の設計図としてヒトに備わっていますが，花粉症や喘息などのアレルギー反応を起こしたり，移植に際して拒絶反応の原因になったりします．その設計図には個々人で異なっている部分がたくさんあります．これまでの報告を総合すると，このHLAが特定のタイプだと，それらを持たない人の約2～6倍サルコイドーシスを発症しやすくなります（表1）．

274

表1 サルコイドーシスの発症に影響する遺伝子

発表年	対象民族	染色体	リスクアリル あるいはSNP	相対危険率*あるいはオッズ比†	遺伝子略称	遺伝子の働き
1983	スウェーデン人	6	HLA-DR3	—	HLA-DRB1	抗原に対する反応
1994	日本人	6	DRB1*08	3.5*	HLA-DRB1	
			DRB1*11	5.9*	HLA-DRB1	
			DRB1*12	2.9*	HLA-DRB1	
			DRB1*14	2.8*	HLA-DRB1	
2001	英国人	6	DRB1*12	3.93†	HLA-DRB1	
			DRB1*14	3.86†	HLA-DRB1	
			DRB1*15	1.65†	HLA-DRB1	
			DQB1*06	2.09†	HLA-DQB1	
2005	ドイツ人	6	rs2076530	1.60〜2.75†	BTNL2	免疫応答
2008	ドイツ人	10	rs2789679	0.6†	ANXA11	細胞増殖およびアポトーシス
2008	ドイツ人	10	rs1398024	0.81†	C10ORF67	不詳
2011	ドイツ人	6	rs10484410	1.21†	RAB23	自己貪食，細胞内膜輸送
2012	ドイツ人	11	rs479777	0.67〜0.77†	CCDC88B	細胞小器官と微小管の結合
2013	欧州白人	12	rs1050045	1.20〜1.35†	OS9	小胞体関連の蛋白分解
2014	米国黒人	17	rs6502976	0.74†	XAF1	アポトーシス誘導
		6	rs74318745	0.69†	HLA-DRA	抗原に対する反応

注：*相対危険率，特定のアリルを持っている人がそれを持っていないヒトの何倍サルコイドーシスを発症しやすいかの比
†オッズ比，サルコイドーシス患者さんで特定のアリルを持っている人とそうではないヒトの比を，患者さんではないヒトで同じように計算した比で割った値

3 HLA以外の遺伝子

　ヒトの体の設計図である遺伝子は約2万個ありますが，それを構成するのがデオキシリボ核酸（DNA）です．それは23本の染色体に分散して30億ものデオキシリボヌクレオチドと呼ばれる分子が連なっています（図1）．それには塩基という別の構造が含まれており，4種類の塩基のならびによって，ヒトの体の構造と種々の刺激や病原体に対する反応がある程度決まっています．ヒトであれば30億の塩基のならびはほとんど同じですが，300〜500塩基にひとつの割合で所々に個人差があります．それを遺伝子多型と呼び，通常多くの人が持っている塩基がほかのひとつの塩基に変わっている一塩基多型（SNPとも呼ばれます）が大部分です（図2）．どちらの塩基を持つかによって遺伝子の働きや産生される蛋白質の量が異なれば，それにより病気の発症がある程度決められることが予想されます．近年はゲノムワイド関連解析という方法により，30億の全塩基範囲に分布している主だったSNPと，病気との関連が盛んに調べられています．その結果，サルコイドーシスでは表1に示すようなHLA以外のいくつかの遺伝子が発症と関連していることが報告されています[6〜13]．しかし，それらは日本人ではまだ確認されておりません．また，その影響も個々には比較的小さなもので，発症を高める塩基（アリル）を持っている人はそうではない人のおよそ1.5倍程度です（表1）．それらをいくつ持っているかにより，発症する確率が高まります．したがってサルコイドーシスは，単一の遺伝子が病気の発症を決定する単一遺伝性疾患，いわゆる遺伝病ではなく，おそらく別の原因があり複数の遺伝子がそれぞれ発症に影響する多因子遺伝性疾患といえます．

5. 患者さん・家族からの質問への対応

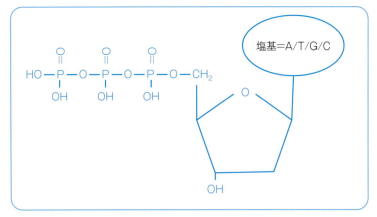

図1　デオキシリボヌクレオチドの構造
　塩基にはアデニン，チミン，グアニン，シトシンの4種あり，それぞれA，T，G，Cという略号で記載される．

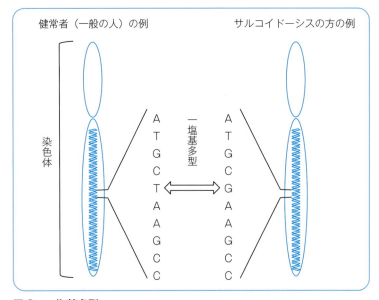

図2　一塩基多型
　染色体中の二重らせん状のDNAのごく一部を拡大し，その塩基配列を例として示している．塩基の個人差がひとつのみの多型の場合（通常Tであるのが Gに変わっている），多型としては2塩基で構成される（上の例ではT/G）．

4　サルコイドーシスの発症予測はできるか？

　サルコイドーシスの発症に影響するSNPは2つの塩基がありますので，そのどちらが子供に伝わるかは1/2の確率です．ではサルコイドーシスの親からは1/2の確率でサルコイドーシスが遺伝するでしょうか．確かにサルコイドーシスのかかりやすさは1/2の確率で遺伝しますが，実際に発症するかどうかは別の見方をしなければなりません．具体的には，一般人口における

サルコイドーシスの罹患率（一定期間に新たにサルコイドーシスの患者さんが発症する割合）とサルコイドーシス患者さんでその塩基を持っている割合（感度）や患者でない方でその塩基を持っている割合などから計算します．この場合，罹患率が大きく計算結果に影響し，サルコイドーシスでは人口10万人あたり約1人ですので，その確率は相当低くなります．

　上記は家系内にサルコイドーシスの患者さんがいない場合の発症予測ですが，一方で別の見方をするならば，先に述べたように親子発症例が0.3%であるとの疫学的事実も念頭に置くべきです．すなわち日本のサルコイドーシス患者さんでは約300人に1人の割合で，親と子供にサルコイドーシスが発症することになります．

5 結婚や出産に際して

　サルコイドーシスは若い方に比較的多い病気です．したがって，結婚や出産に際してどう考えたらよいか気がかりになるかもしれません．結論からいってまったく遺伝を気にする必要はありません．上述のように遺伝性は低く，もし発症したとしても多くの場合適切な管理や治療を受ければ通常の生活を送ることが可能です．ただし，サルコイドーシスにより母体の肺や心臓の働きが低下している場合には，妊娠の継続と出産に際して十分注意が必要です．主治医とよく相談する必要があります．

文献

1) Morimoto T et al: Epidemiology of sarcoidosis in Japan. Eur Respir J 2008; **31**: 372-379
2) 片岡幹男ほか：サルコイドーシスの家族発生―本邦家族発症例の文献的考察と遺伝的素因の検討．日サ会誌 2000; **20**: 21-26
3) Rybicki BA et al: Familial aggregation of sarcoidosis: a case-control etiologic study of sarcoidosis (ACCESS). Am J Respir Crit Care Med 2001; **164**: 2085-2091
4) Ishihara M et al: Molecular genetic studies of HLA class II alleles in sarcoidosis. Tissue Antigens 1994; **43**: 238-241
5) Foley PJ et al: Human leukocyte antigen-DRB1 position 11 residues are a common protective marker for sarcoidosis. Am J Respir Cell Mol Biol 2001; **25**: 272-277
6) Valentonyte R et al: Sarcoidosis is associated with a truncating splice site mutation in BTNL2. Nat Genet 2005; **37**: 357-364
7) Hofmann S et al: Genome-wide association study identifies ANXA11 as a new susceptibility locus for sarcoidosis. Nat Genet 2008; **40**: 1103-1106
8) Franke A et al: Genome-wide association analysis in sarcoidosis and Crohn's disease unravels a common susceptibility locus on 10p12.2. Gastroenterology 2008; **135**: 1207-1215
9) Hofmann S et al: A genome-wide association study reveals evidence of association with sarcoidosis at 6p12.1. Eur Respir J 2011; **38**: 1127-1135
10) Fischer A: A novel sarcoidosis risk locus for Europeans on chromosome 11q13.1. Am J Respir Crit Care Med 2012; **186**: 877-885
11) Adrianto I et al: Genome-wide association study of African and European Americans implicates multiple shared and ethnic specific loci in sarcoidosis susceptibility. PLoS One 2012; **7**: e43907
12) Hofmann S et al: Genome-wide association analysis reveals 12q13.3-q14.1 as new risk locus for sarcoidosis. Eur Respir J 2013; **41**: 888-900
13) Levin AM et al: Admixture fine-mapping in African Americans implicates XAF1 as a possible sarcoidosis risk gene. PLoS One 2014; **9**: e92646

Q2 サルコイドーシスは感染しますか？

　サルコイドーシスが何らかの微生物により発症し，それがヒトからヒトに伝染するならば，インフルエンザや結核のように集団発生があってもよさそうです．実際日本では1970年代に集団発生事例がひとつのみ報告されていますが[1]，その後同様な報告はまったくありません．したがって，その事例は例外的なものだと考えられています．すなわちサルコイドーシスが伝染病であるという疫学的な証拠はありません．

　サルコイドーシスの原因はまだわかっていませんが，細菌との関連が疑われています．そのひとつはすべてのヒトの皮膚に常在しているニキビ菌です[2]．通常はその菌とヒトは共生しているのですが，あるときに何らかのきっかけで菌に対する一種のアレルギー反応が起きて，炎症細胞の集まりからできているサルコイドーシスの病変をつくるという説です．もうひとつは結核菌です[3]．そのひとつの成分がやはりアレルギー反応の原因となっているとする説です．両説ともその菌が他人に伝染するという考えは含んでいません．いずれが正しいのか，あるいは真実は別にあるのか結論は得られていません．したがって，サルコイドーシスがうつる病気であるか否か，現時点ではわからないというのが正確なところですが，医師の長年の観察ではうつる病気とは思われていません．

文献
1) 平賀洋明：サルコイドーシスの地域集積の疫学的分析．日臨 1994; **52**: 1438-1442
2) 江石義信：サルコイドーシスの病因論―感染症との関連―P. acnes について．日サ会誌 2011; **31**: 81-83
3) Song Z et al: Mycobacterial catalase-peroxidase is a tissue antigen and target of the adaptive immune response in systemic sarcoidosis. J Exp Med 2005; **201**: 755-767

Q3 サルコイドーシスの合併症と全身症状

　サルコイドーシスは全身性疾患で，これまでは主に臓器単位で疾病が論じられてきたところがあります．しかしながら，臓器単位の病変以外に，サルコイドーシスではいろいろなことが起こるといわれています．すなわちよくいわれている合併しやすい病態として，①悪性腫瘍，②膠原病，③肺高血圧症，④出産後の悪化，⑤尿路結石，⑥帯状疱疹，⑦臓器特異性のない全身症状などがあげられています．このうち，①②③については本書（5章-Q5，5章-Q6，1章-Q9-b）に記されているように，一般に多いとされていますが確定したものではありません．出産後の悪化（5章-Q4），尿路結石（1章-Q18）は本編にあるようにホルモン値の変動，カルシウム代謝異常の関係で多いようです．帯状疱疹については日常臨床で多いと感じますが定かではありません．ここでは主に臓器非特異的な全身症状について述べます．

1 非特異的全身症状について

　サルコイド肉芽腫による臓器別の症状は，「臓器特異的症状」ですが，サルコイドーシスを語るときに忘れてはならないのは「臓器非特異的な全身症状」です．サルコイドーシスでは説明のつかない全身症状を訴えられる方が非常に多いことがわかっています．訴えられる症状で多いのは，「疲れ」「息切れ」「痛み」「発熱」などです．医療者にとって大切なことは，患者さんにそのような症状がないか積極的に聞くことと，患者さんがそれらの症状を訴えられたときにそれがサルコイドーシスに伴う症状であることを認識してあげることです．

　たとえば，眼にブドウ膜炎があって，肺にBHLがあって，皮疹があって，サルコイドーシスを疑われて受診しても，医師は「ああ，サルコイドーシスでしょう」ということでいろいろな検査をするばかりで何も症状を聞かないで終わってしまう場合があります．患者さんも医師に何もきかれなければ，「この倦怠感や痛みの症状はサルコイドーシスとは関係ないのか」と思ってしまうわけです．いわゆる「臓器特異的症状」がよくなっても，これらの「全身症状」に悩まれている患者さんはとても多いのが現状です．医療者も聞いてあげる必要がありますし，患者さんも積極的にその症状を医師に訴えることが必要です．

2 非特異的全身症状は具体的にどのようなものですか？

a）疲れと息切れ

　「疲れ」と「息切れ」は，大体セットで訴える患者さんが多いです．臓器病変としてはBHLしかなくて，医師から「咳も痰もないでしょう．放っておけば自然に治りますよ」といわれて，悶々と「疲れて息が切れて」という症状に悩まれている方がいます．こちらから聞くと，「特に階段で息が切れる」「疲れてともかく横になってしまう」などといわれます．この「疲れと息切れ」の原因ははっきりわかっていませんが，最近の研究でサルコイドーシスの患者さんでは，呼吸筋を中心とする筋肉の力が低下している人が多いことがわかってきました[1]．そのために動くと息が切れて，また疲れが出るのだと思われます．

b) 痛み

痛みもサルコイドーシスの患者さんがよく訴えられる全身症状です[2]．私の経験では，一番多い痛みは胸痛です．米国胸部疾患学会と欧州呼吸器学会，それから世界サルコイドーシスと肉芽腫性疾患学会の合同で作成した「サルコイドーシスに関する合同ステートメント」[3] というものがありますが，そのなかにも「胸痛は胸骨下に局在するが，普通胸郭の漫然とした締めつけ感のみである．ただ，ときに激烈で心臓痛と区別できないこともある」（日本サルコイドーシス/肉芽腫性疾患学会雑誌編集委員会訳）と書かれてあります．痛みが強いときは患者さん自身が訴えてくれますが，医師が「サルコイドーシスでは胸痛が起こることがある」ことを知らずにいると，心臓が原因の痛みかどうかだけ調べて，異常がなければ「サルコイドーシスの病気とは関係ない」という結論で終わってしまうかもしれません．また，軽度から中等度の痛みでは患者も訴えづらいし医師も関心を持たない，となるでしょう．もっとも，胸の痛みの訴えは，はじめは強くても次第に弱くなってきて，そのうちほとんど気にならない程度になるのが普通です．なかには，非常に強い胸痛だけを訴えられる場合もあります．ステロイドはあまり効果がなく，モルヒネなどの麻薬を使うこともあります．

胸痛以外では，関節痛，頭痛，背部痛，筋肉痛などがあります．

関節痛は関節リウマチに似た，多くは左右対称性の痛みです．サルコイドーシスの関節病変というものはありますが，その場合は関節の腫脹や変形，骨の破壊などを伴いますので，X線写真などで異常が認められます．しかし，「全身症状」としての関節痛は，腫脹，変形，X線写真でも骨の変化はなく，ただ痛みだけを訴えられます．ガリウムシンチグラフィや骨シンチグラフィで陽性所見を呈することもあります．ステロイドが有効なことが多いのですが，減らすと再発することが多く辛抱強くつきあうしかありません．

頭痛は脳内のサルコイドーシス病変や髄膜炎所見がないか，背部痛は脊髄病変がないか，筋肉痛は筋肉内サルコイドーシス病変がないか，を調べる必要があります．しかし，そのような臓器特異的な所見がなくても，頭痛，背部痛，筋肉痛などという，いわゆる全身症状としての痛みを訴える患者さんは多くおられます．

c) 発熱

発熱を訴えるサルコイドーシスの患者さんはそれほど多くはありませんが，ときに遭遇します．あまり強い炎症所見はなく，高熱は少なくて微熱が多く，それほど長くは続かずに自然におさまるのが一般的です．

d) 耳鳴，難聴

耳鳴や難聴を訴える患者さんも多く，「これはサルコイドーシスが聴神経に浸潤したためである」と書かれた論文もあります．これは耳鼻咽喉科で対応していただくしかありません．

e) 手足などのシビレ，温痛覚の低下，自律神経障害

患者さんの訴えのなかには，手足のシビレ，温痛覚の低下，排尿障害，自律神経障害などもあります．これは，詳しく調べてみるとかなり頻度の高いもののようで，約40％にこのような症状があるという論文もあります．この原因は，「小径線維神経障害」といって，神経線維のなかでも非常に細い末端の知覚神経や自律神経がおかされたための障害であることがわかっています．サルコイドーシスでは血管の障害も起こることがわかっていますので[4]，この小径線維神

経障害は，血流障害によってさらに細い神経の障害が起こってきているのかもしれません．治療としては，末梢神経炎の薬やてんかんの薬，三叉神経痛の薬，うつ病の薬などが使われます．最近，抗TNF阻害薬（関節リウマチの治療薬．サルコイドーシスには保険適用なし）や，大量のステロイドパルス治療が有効であったとする論文もあります[5]．最近，皮膚の小さなサルコイド肉芽腫がこの小径線維神経障害の原因とする説もありますので[6]，その場合には大量のステロイドが有効なのかもしれません．

今までに述べた，疲労感や息切れ，体のアチコチの痛み，耳鳴などは，すべてこの小径線維神経障害によるものだろう，とする報告もありますが[7]，確かなことはわかっていません．

どちらにしても，サルコイドーシスの患者さんでこれらのいわゆる「全身症状」を訴える方は非常に多いのですが，医師も患者さんもそういう病気であることを認識してなくて，患者さんも訴えずに医師も対応できないということがあります．ときにステロイドが有効なことがありますので試してみる価値はあります．

文献

1) Michielsen HJ et al: Fatigue is associated with quality of life in sarcoidosis patients. Chest 2006; **130**: 989-994
2) Hoitsma E et al: Impact of pain in a Dutch sarcoidosis patient population. Sarcoidosis Vasc Diffuse Lung Dis 2003; **20**: 33-39
3) Hunninghake GW et al: ATS/ERS/WASOG statement on sarcoidosis. American Thoracic Society/European Respiratory Society/World Association of Sarcoidosis and other Granulomatous Disorders. Sarcoidosis Vasc Diffuse Lung Dis 1999; **16**: 149-173
4) Takemura T et al: Pulmonary vascular involvement in sarcoidosis: granulomatous angiitis and microangiopathy in transbronchial lung biopsies. Virchows Archiv A. Pathol Anat 1991; **418**: 361-368
5) Saito H, Yamaguchi T, Adachi Y et al: Neurological Symptoms of Sarcoidosis-induced Small Fiber Neuropathy Effectively Relieved with High-dose Steroid Pulse Therapy. Intern Med 2015; 54: 1281-1286. doi: 10.2169/internalmedicine.54.3702. Epub 2015 May 15
6) Munday WR et al: Perineural granulomas in cutaneous sarcoidosis may be associated with sarcoidosis small-fiber neuropathy. J Cutan Pathol 2015 Mar 10. doi: 10.1111/cup.12484. [Epub ahead of print]
7) Heij L et al: Sarcoidosis and pain caused by small-fiber neuropathy. Pain Res Treat 2012; **2012**: 256024. doi: 10.1155/2012/256024. Epub 2012 Dec 5

Q4 サルコイドーシスは妊娠・出産に影響しますか？

サルコイドーシスは女性の頻度がやや多く，10歳代から40歳代までの妊娠可能な女性に発病する可能性がある疾患で，臨床的にも重要な問題です．女性の患者さんが出産後に皮膚や眼の症状が出て，発見される場合もあります．

また，進行する症例では治療のため使用する薬が問題となる場合があります．

1 サルコイドーシスの活動性は妊娠・出産にどのように影響しますか？

一般的にはサルコイドーシスにおいては妊娠する直前に活動性がある状態でも妊娠中にはむしろ改善することが多く，出産後には悪化することが報告されています．同じようなことが膠原病（全身性エリテマトーデスや関節リウマチなど）でも観察されますが，これは，妊娠中に副腎皮質ホルモンが一時的に増え，出産後に急に少なくなるので，このようなことが起こると考えられています．

2 出産後どのくらいで悪化するのですか？

妊娠する前にサルコイドーシスが自然によくなっている場合は，妊娠中はもちろん出産後にもサルコイドーシスが悪化する場合はほとんどありません．しかし，妊娠する直前に，サルコイドーシスとして活動性があるとき（病変がまだ不安定であったり，悪くなっている時期）では，妊娠中は安定していて，出産後にサルコイドーシスが悪化することが多いです．悪化する時期は出産後から3ヵ月が最も多く，ほとんどが6ヵ月以内ですが，出産後1年半くらい後でも悪化する場合があります[1]．

3 どのような臓器が悪化しますか？

日本では，妊娠する直前に活動性がある患者さんは，出産後に眼，肺門リンパ節，肺の悪化が多くみられますので[1]，症状がなくても，出産後2ヵ月か3ヵ月頃に眼科と呼吸器内科を受診したほうがよいでしょう．出産後，呼吸困難が急に出る場合も報告されていますので，その場合はすぐ受診してください．また，皮膚病変や顔面神経麻痺が出てくる場合もありますので，その場合は主治医に相談してください．眼の症状がひどい場合や顔面神経麻痺などでステロイド内服が必要になる場合が報告されていますが，悪化しても一時的で，ほとんどの場合はステロイド内服治療を必要としませんので，安心してください．ステロイドの内服によりサルコイドーシスの病状が安定している場合には，妊娠中はもちろん出産後も心配する必要はほとんどありません．万が一，ステロイドの内服が新たに必要な場合には，短い期間服用してもらいますが，その期間は母乳から人工乳にしてもらうことがあります．

4 その他の注意点，主治医に確認してもらいたいこと

　重症の心臓サルコイドーシスや肺線維症（呼吸不全状態）があり，妊娠のストレスに体が耐えられない場合には妊娠・出産をあきらめてもらうしかありません．しかし，それ以外では妊娠・出産はほぼ問題ありません．サルコイドーシスに対して治療でメトトレキサートなどの免疫抑制薬を使用している場合はお薬が胎児に影響がある場合がありますので，妊娠を考えているならば早めに主治医に相談してください．一般的には，男性も女性もメトトレキサートの服用を6ヵ月間やめてから妊娠する（birth control）ように指導しています．

文献

1) 四十坊典晴，平賀洋明：サルコイドーシスと妊娠・分娩．サルコイドーシスとその他の肉芽腫性疾患，安藤正幸，四元秀毅（監修），日本サルコイドーシス/肉芽腫性疾患学会（編），克誠堂出版，東京，2006: p216-217

5. 患者さん・家族からの質問への対応

Q5 サルコイドーシスは悪性腫瘍を合併しやすいですか？

　サルコイドーシス患者さんに悪性腫瘍の発生が「多いか」「否か」についてはこれまで長い間，議論されてきました．サルコイドーシスの臨床症状と悪性腫瘍の臨床症状や画像診断上の特徴には類似点が多いため，両者の鑑別診断が難しい場合があります．サルコイドーシスと悪性腫瘍の合併には次の3つ場合が考えられます．第1にサルコイドーシスに悪性腫瘍が新たに発症する場合，第2に悪性腫瘍患者にサルコイドーシスが発症する場合，第3にサルコイドーシス患者にに悪性腫瘍の既往がある場合があります．特殊な例としては同一人にサルコイドーシスと悪性腫瘍が同時に発症する場合があります．これらの場合のほかに，悪性腫瘍患者には非乾酪性類上皮細胞肉芽腫がサルコイドーシスの臨床的症状なしに認められる場合があり，サルコイド反応と呼ばれています．このように診断の確定には多くの困難を伴うことがあります．サルコイドーシスと悪性腫瘍の関連については最初に Brincker と Wilbek が指摘[1]して以来，多くの報告がなされました[2〜5]．サルコイドーシスにおいては細胞性免疫異常を認めることから[6,7]，悪性腫瘍の合併頻度が高いことが報告[1]されていますが，この意見に対して否定的な見解も出されており[4]，これまで長い間論争されており，いまだ結論を得るまでには至っていません．

1 サルコイドーシスの合併症としての悪性腫瘍

　1991年のサルコイドーシス全国実態調査成績をもとにした立花の報告[8]によれば，全国症例879症例の内，悪性腫瘍の合併症例（102例）が最も多く，感染症（83例）や膠原病（37例），呼吸器疾患（35例）などより多くの合併症例が認められました．悪性腫瘍合併例102例（二重癌2例，三重癌1例を含め106部位の悪性腫瘍）の内訳をみると（表1），肺癌，胃癌，乳癌，悪性リンパ腫の順に多く認められています．

表1　悪性腫瘍（重複癌を含め延べ102例，106部位の悪性腫瘍）の内訳

肺癌	24例
胃癌	18例
乳癌	12例
悪性リンパ腫	9例
大腸癌	8例
子宮癌	6例
甲状腺癌	6例
白血病	5例
食道癌	4例
肝細胞癌	3例
その他	11例
計	106例

（日臨 1994; 52: 1512，表8を改変）

2 サルコイドーシスの合併症として悪性腫瘍は「多いか」,「否か」について

サルコイドーシスに悪性腫瘍の発症が多いか否かについては以前より論争されてきました.初期の研究の多くは症例報告であったり,また悪性腫瘍がサルコイドーシスに先行した症例を取り扱っているため,正確な疫学的な検討はなされていませんでした.このようななかで,Brincker らはサルコイドーシスの疾病登録と癌登録が全国的になされていたデンマークの症例を用いて解析を行い[1],1962 年から 1971 年の間に登録されたサルコイドーシス例 2,561 例のなかで,65 症例が両方に登録されていました.このうち 17 例はサルコイドーシスに先行して悪性腫瘍が認められており,残り 48 例にサルコイドーシス発症後に悪性腫瘍の合併が認めたとしており,悪性腫瘍の発生数は予測発生数(33.8 人)に比し有意に多く認められ,特に肺癌(9 例)は 3 倍,悪性リンパ腫(6 例)は 11 倍の発生が認められたと報告しました.Brincker は特に悪性リンパ腫発症とサルコイドーシスの間には高い関連性があるとして,サルコイドーシス−悪性リンパ腫症候群という疾病群を提唱しました[2].Brincker などの報告の数年後に,Rømer はデンマークの報告症例を再検討し[3],肺癌症例にはサルコイド反応がサルコイドーシスと診断されている症例が含まれており,また疾病登録の手続き上の問題もあり,全悪性腫瘍も,また肺癌症例も予測発生数と変わらなかったと反論しました.また,悪性リンパ腫については症例数が少ないため偶発的な合併を否定できないと反論しています.以後,悪性腫瘍の合併が多いという肯定的論文と否定的論文が数多く出されました.その後,Rømer はデンマークのサルコイドーシス登録症例 555 例を 9〜30 年間わたって観察し,48 例に悪性腫瘍の発生が認められましたが,全悪性腫瘍,肺癌,悪性リンパ腫とも発生数は予測発生数と差はなかったと改めて否定的見解を発表しています[4].一方,Askling などはスウェーデンにおける 2 つのコホート研究とがん登録を解析して,肺癌の発生は予測発生数と差はなかったが,全悪性腫瘍,悪性黒色腫,皮膚癌,悪性リンパ腫,肝細胞癌は予測発生数より多くみられたと報告しています.これらの悪性腫瘍はサルコイドーシスの病変がみられる臓器での発生が多くなっていました[5].この対立した論争に対して,いまだ明確な結論は得られていません.

日本の報告をみますと,Yamaguchi などは厚生省間質性肺疾患調査研究班に 1984 年より 3 年間に登録されたサルコイドーシス 1,411 例について検討し,肺癌死亡数が有意に高かった(3.26 倍)と報告しています[9].筆者らも岡山大学病院で診断され,経過追跡を行っているサルコイドーシス患者 486 例について検討しました[10].486 例の観察人年は 5,392 人・年で,26 例のサルコイドーシス患者に 15 種類,34 個の悪性腫瘍の発生がみられ,このうち 5 例は二重癌,1 例は二重癌が認められました.悪性腫瘍全体では予測発生数と差は認められませんでしたが,喉頭癌の標準化罹患比(観察数/予測発生数)は 8.3 倍,皮膚癌は 4.7 倍と予測発生数より有意に多い発生がみられました(表 2).ここ数年肺癌の発生数の増加がみられ,8 例に肺癌が発生しており,Yamaguchi などの報告[9]と一致していました.最近平澤なども 688 例のサルコイドーシスで経過観察中に新たに発生した悪性腫瘍で主なものは,子宮癌,乳癌,胃癌,肺癌が各 3 例認められたと報告しております[11].間質性肺炎で肺癌の発生が多いことは周知の事実でありますが,Bouros らは多くの肺の間質性変化を伴う疾患と同じように,サルコイドーシスでも肺癌の発生は多いと報告してます[12].2014 年になり Bonifazi らは Chest 誌に,これまでのサルコイドーシスと悪性腫瘍に関する 16 の研究,25,000 例以上のサルコイドーシス患者についてのメタ解析の結果を報告しています[13].このメタ解析では,全悪性腫瘍の相対危険(RR)は 1.19 と有意差はな

5. 患者さん・家族からの質問への対応

表2 岡山大学病院サルコイドーシス症例486例における悪性腫瘍標準化罹患比（観察悪性腫瘍：重複癌を含めて26例，34部位）

部位	観察数	標準化罹患比（観察数／予測発生数）	有意差
肺癌	8例	1.6	
喉頭癌	2例	8.3	$p=0.0246$
甲状腺癌	1例	1.0	
食道癌	1例	1.0	
胃癌	3例	0.4	
大腸癌	3例	0.5	
肝臓癌	1例	0.3	
胆嚢癌	1例	0.6	
乳癌	2例	0.7	
子宮癌	3例	2.2	
皮膚癌	3例	4.7	$p=0.0246$
白血病	2例	3.9	
悪性リンパ腫	2例	2.1	
腎癌	1例	1.2	
前立腺癌	1例	0.6	
全悪性腫瘍	34例	0.8	

（日本胸部臨床 2013年 第72巻8号 843 表5を改変）

く，個別の部位で有意にRRの上昇がみられたのは，皮膚癌（RR 2.00），造血器悪性腫瘍（RR 1.92），上部消化管癌（RR 1.73），腎癌（RR 1.55），肝臓癌（RR 1.79），大腸癌（RR 1.33）であり，サルコイドーシスと悪性腫瘍については，有意なものもみられるが，全体としては中等度の関連がみられると結論しています．

サルコイドーシスにおいて悪性腫瘍を合併する原因として，サルコイドーシスにおける免疫学的異常や中高年患者の増加，長期観察例の増加など様々な原因があげられています．現時点でサルコイドーシスに悪性腫瘍の合併が多いという証明はありません．しかし，いくつかの部位の悪性腫瘍が多いことが示唆されているようです．

3 診療上の注意点

サルコイドーシスを診療していくうえで注意しなければならない点は，腫瘤形成したり，リンパ節腫脹などを伴うサルコイドーシスと悪性腫瘍は臨床像が似ており，CTやMRI，超音波検査などでは鑑別困難なことがあります．また，最近悪性腫瘍の診断に ^{18}F-FDG PET-CT が用いられますが，サルコイド肉芽腫にも明瞭な取込があり，組織診断を実施するなど，更なる注意を払う必要があります．また，悪性腫瘍が先行した場合，腫瘍の局所リンパ節や隣接臓器に非乾酪性類上皮細胞肉芽腫がみられることがありますが，この場合はサルコイド反応[14]と記載し，「サルコイドーシスと悪性腫瘍の合併」と診断する場合には留意する必要があり，臨床的特徴や生検による病理学的検索，各種の診断法を用いて，総合的に診断を行う必要があります．

文献

1) Brincker H, Wilbek E: The incidence of malignant tumours in patients with respiratory sarcoidosis. Br J Cancer 1974; **29**: 247-251
2) Brincker H: The sarcoidosis-lymphoma syndrome. Br J Cancer 1986; **54**: 467-473
3) Romer FK: Sarcoidosis and cancer: a critical view. 8th International Conference on Sarcoidosis and Other Granulomatous Disease, Williams WJ, Davies BH (eds), Alpha Omega Publishing, Cadif, 1978: p567-571
4) Romer FK (ed): Sarcoidosis and Cancer, Marcel Dekker Inc, New York, 1994
5) Askling J et al: Increased risk for cancer following sarcoidosis. Am J Respir Crit Care Med 1999; **160** (5 Pt 1): 1668-1672
6) Tchernev G et al: Sarcoidosis and molecular mimicry: important etiopathogenetic aspects: current state and future directions. Wiener klinische Wochenschrift 2012; **124**: 227-238
7) Mathew S et al: The anergic state in sarcoidosis is associated with diminished dendritic cell function. J Immunol 2008; **181**: 746-755
8) 立花　暉：サルコイドーシスの全国臨床統計. 日臨 1994; **52**: 1508-1520
9) Yamaguchi M et al: Excess death of lung cancer among sarcoidosis patients. Sarcoidosis 1991; **8**: 51-55
10) 谷本　安, 片岡幹男：サルコイドーシスと悪性腫瘍. 日本胸部臨床 2013; **72**: 838-845
11) 平澤　康ほか：サルコイドーシスにおける悪性腫瘍合併例の検討. 日サ会誌 2012; **32**: 107-111
12) Bouros D et al: Association of malignancy with diseases causing interstitial pulmonary changes. Chest 2002; **121**: 1278-1289
13) Bonifazi M et al: Sarcoidosis and cancer risk: systematic review and meta-analysis of observational studies. Ches. 2015; **147**: 778-791
14) Nickerson DA: Boeck's sarcoid. Report of six cases in which autopsies were made. Arch Pathol 1937; **24**: 19-29

5. 患者さん・家族からの質問への対応

Q6 サルコイドーシスと膠原病は関係がありますか？

　サルコイドーシスは，この病気にかかりやすい体質のようなものがあって，ひとつの原因としてストレスなどの誘因により一般の環境でもみられるような，アクネ菌といわれる細菌（常在菌）に対して特殊な免疫反応が起こることにより，肺や眼，皮膚などをはじめとした全身に肉芽腫といわれる慢性的な炎症が生じると考えられています．一方で膠原病とは，関節リウマチや強皮症に代表される，自分の体内で自分の体を構成する成分に対する自己抗体ができて，これが組織や臓器を攻撃するという自己免疫疾患に属する疾患群の総称ですので，基本的な病因や病態が異なっています．ともに全身性の疾患であり類似の症状を生じることもありますが，一般的にサルコイドーシスと関節リウマチなどの膠原病との関連はないとされていますが，ともに肺野病変を有するケースが多いため，一部の膠原病との合併例の報告があります．1994年の全国統計では，サルコイドーシス患者の4.2%に膠原病が合併するとされています（37例/877例）[1]．

　サルコイドーシスは細胞性免疫異常や，高γグロブリン血症などの液性免疫異常など，自己免疫疾患に似た多様な免疫異常を呈するため，両者の類似性または共通した発症誘因について以前より検討されていますが，実証はされていません．

1 サルコイドーシスは関節炎を引き起こしますか？

　サルコイドーシスの全身症状のひとつとして各部位の関節痛があります．サルコイドーシス患者のうち，発症時に関節痛を伴ったのは1.5%との報告があります[2]．サルコイドーシス初期における関節症状の合併頻度は2～38%とされており，文献により差があります[3]．ひどい関節炎で関節の変形やX線写真で異常が出現することは極めてまれです．一方で関節炎を生じる膠原病の代表的疾患は関節リウマチですが，この疾患の特徴は関節炎が進行すると，手や指の関節（手関節や近位指節間関節）などの関節の変形や重症例では頸椎などの椎体の変形を起こし脊髄損傷を生じることもあります．サルコイドーシスの関節炎では，このような関節が変形し，二次的に神経などに影響を及ぼすようなことはありません．なおサルコイドーシスと関節リウマチの合併は症例報告ではいくつかありますが[4]，頻度は1%未満とされています．関節リウマチの呼吸器合併症は胸膜炎や気管支拡張などであり，サルコイドーシス肺野病変のBHLやすりガラス状陰影などとは異なりますので，典型例では画像的な鑑別は容易です．

　サルコイドーシスに伴う関節炎は発症早期に起こる急性のものと，後期に起こる慢性のものに分類されます[5]．急性型はLöfgren症候群として知られており[6]，BHL，発熱，紅斑に合併して左右対称性の多発関節炎を認めることが特徴ですが，日本人ではまれです．一過性のことが多く，自然に消褪することが多いといわれています．

2 Sjögren症候群と関係はありますか？

　サルコイドーシスとSjögren症候群の合併は古くから報告があり，合併率は他の膠原病と比較すると比較的高いとされ，1～2%程度との報告があります[7,8]．日本からは皮膚病変を有するサ

ルコイドーシスと Sjögren 症候群の関連が報告されており，皮膚病変合併のサルコイドーシス患者の 36%（7 例/36 例）に Sjögren 症候群の合併が認められたとのことです[9]．サルコイドーシス患者で皮膚病変を有する症例は 10〜30% とされており，より合併が高率であることが示唆されています．

　Sjögren 症候群は中年以降の女性に多く，涙腺や唾液腺に炎症が起こり乾燥性角結膜炎や口腔内乾燥症状を引き起こす自己免疫疾患です．サルコイドーシスでも涙腺や唾液腺に病変が及ぶと眼球や口腔内の乾燥症状が出現することがあります．サルコイドーシスでは一般的に陽転化しない自己抗体である抗 SS-A 抗体や抗 SS-B 抗体が Sjögren 症候群では陽性であるケースが多く，しばしば鑑別に用いられます．一般的に両疾患の鑑別は容易ですが，臨床的に鑑別がつかない場合は唾液腺生検が有用で，確定診断に用いられています．

　サルコイドーシス患者の BALF 中の T リンパ球に関連したサイトカインが Sjögren 症候群患者の唾液腺病変部においても同様の変化を示すといった報告もあり，両疾患の合併や発症において，類似した免疫学的機序を推察する考えもあります．

　両疾患ともに肺合併症があり，この点でも鑑別が必要になります．Sjögren 症候群の肺合併症は約 75% とされ，このなかで最も多いのが間質性肺炎であり，合併例の 25% とされます．間質性肺炎の分類別では NSIP（非特異的間質性肺炎）パターンが多いとされ，LIP（リンパ球性間質性肺炎）も認められます．一方でサルコイドーシスは胸部 HRCT において BHL に加え，全肺野に及ぶすりガラス状陰影，網状影が認められることがあります．画像的に鑑別が困難なケースもありますので注意が必要です．合併例で新規肺野病変が出現した場合は，肺野病変がどちらの疾患に起因しているかを見定め，画像や呼吸状態の悪化がみられるようであれば，原因により治療法を検討しなければなりません．

3 皮膚筋炎，多発筋炎との関係はありますか？

　皮膚筋炎とサルコイドーシスの合併も数例の症例報告があります[10]．皮膚筋炎はヘリオトロープ疹や Gottron 徴候などの特徴的な皮疹を認めますが，皮膚サルコイドーシスには同様の所見はありません．筋病変は全身性サルコイドーシス症例の 50〜80% にみられ[11]，筋症状を認めるものは 0.5〜2.3% とされています[12]．また，筋肉サルコイドーシスは無症候性と症候性に分かれ，さらに症候性は腫瘤型，急性筋炎型，慢性ミオパチーと 3 つに分かれます[13]．このなかでも腫瘤型が最も多く，下肢によく出現します．筋力低下や筋萎縮はなく，ガリウムシンチグラフィでの筋への集積があります．急性筋炎は極めてまれで，筋肉痛，発熱をきたします．慢性ミオパチーは左右対称性の近位筋優位の筋力低下，筋萎縮をきたします．筋逸脱酵素（CK など）の上昇はまれであり，この点が皮膚筋炎とは異なります．皮膚筋炎では抗 JO-1 抗体などの自己抗体が陽性になる例が多いですが，サルコイドーシスではありません．ともに免疫学的，遺伝的な要素があることから，両疾患の関連の可能性がいわれています．遺伝学的要素では，両疾患ともに HLA-B7，DR8 が陽性であることが多いとされています[14]．

4 他の膠原病との関係はありますか？

　サルコイドーシスとの合併が報告されているその他の膠原病には多発性筋炎，皮膚筋炎，全身性硬化症，混合性結合組織病やそれらのオーバーラップ症候群などがあります．しかしなが

5. 患者さん・家族からの質問への対応

ら，合併例が多いわけではなく，今後さらなる症例の蓄積による解析が必要です．

5 おわりに

　全身に様々な病変が現れるサルコイドーシスの病因については前述のアクネ菌以外にも様々な報告がなされており，今後新しい知見が得られると膠原病との関連も新たな発見があるかもしれません．

文献

1) 立花暉夫：サルコイドーシスの全国臨床統計．日臨 1994; **52**: 1508-1515
2) 森本泰介ほか：2004 年サルコイドーシス疫学調査．日サ会誌 2007; **27**: 103-108
3) 玉田　勉：サルコイドーシスの骨・関節・筋肉病変．日サ会誌 2013; **33**: 35-42
4) Fallahi S et al: Coexistence of rheumatoid arthritis and sarcoidosis: difficulties encountered in the differential diagnosis of common manifestations. J Rheumatol 1984; **11**: 526-529
5) 熊本俊秀：骨，関節，筋肉サルコイドーシス．最新医学別冊，新しい診断と治療の ABC，呼吸器 3. サルコイドーシス，2012: p246-248
6) Eklund A: Löfgren's syndrome. Sarcoidosis and Other Granulomatous Disease, James DG (ed), Marcel Dekker, New York, 1994; p26-31
7) 乾　直輝，千田金吾：シェーグレン症候群との合併．サルコイドーシスとその他の肉芽腫性疾患，安藤正幸，四元秀毅(監修)．日本サルコイドーシス/肉芽腫性疾患学会(編)．克誠堂出版，東京，2006: p246-247
8) 上田美紀子ほか：Primary Sjgren 症候群 129 例の臨床的検討．臨床リウマチ 1988; **1**: 107-113
9) 後藤一史，近藤慈夫：Subclinical Sjogren's 症候群の経過中にサルコイドーシスを合併した 1 例．皮膚臨床 1995; **37**: 1363-1366
10) 山本泰司ほか：皮膚筋炎を合併し，寛解までの経過を観察し得たサルコイドーシスの 1 例．日呼吸会 2002; **40**: 311-315
11) 熊本俊秀：筋肉サルコイドーシスの臨床と病態．日サ会誌 2008; **28**: 25-31
12) Silverstein A, Siltzbach LE: Muscle involvement in sarcoidosis: asymptomatic, myositis, and myopathy. Arch Neurol 1969; **21**: 235-241
13) Prayson RA: Granulomatous myositis: clinicopathologic study of 12 cases. Am J Clin Pathol 1999; **112**: 63-68
14) 山口悦郎，川上義和：サルコイドーシスの成因論　遺伝的背景—HLA を中心に．日臨 2005; **60**: 1679-1687

Q7 喫煙はサルコイドーシスに影響を与えますか？

　喫煙は，慢性閉塞性肺疾患（COPD）や肺癌の強いリスクファクターであることは周知の事実ですが，その他，気管支喘息，間質性肺炎，肺結核など，種々の呼吸器疾患病態の悪化に関与することが知られています．肉芽腫性肺疾患においては，喫煙は，肺Langerhans細胞組織球症（PLCH）の危険因子であることが知られていますが，同じく肉芽腫性肺疾患である過敏性肺炎においては，日本における調査結果を含め，喫煙は疾患発症の抑制因子である可能性が示されています．

　サルコイドーシスにおいては，2004年に発表された米国における大規模な症例対照研究（ACCESS study）では（サルコイドーシス，対照それぞれ706人），サルコイドーシス患者のほうが喫煙者の割合が低い（OR 0.65）という結果でした[1]．その他の小規模な検討も含めて，米国においては，喫煙はサルコイドーシス発症の抑制因子として認識されています．しかし，様々な環境，遺伝要因の相互作用により発症すると考えられているサルコイドーシスは，各人種，地域における独自の検討が重要で，米国の調査結果をそのまま日本に適応するべきではありません．実際日本のサルコイドーシスは，その臨床的特徴は欧米と大きく異なることが知られており[2]，眼・心病変の頻度が高い，肺線維化をきたす症例が少ない，経口ステロイドによる加療を必要とする重症例は少ないです．よって，喫煙がサルコイドーシスの発症，病態に及ぼす影響についても，日本における独自の調査が必要であると思われます．

　日本におけるサルコイドーシス患者の喫煙率の把握を目的に，平成22年度厚生労働科学研究費補助金　難治性疾患克服研究事業　びまん性肺疾患に関する調査研究の一環として，2000年より2008年において，札幌市内の3施設（北海道大学病院，JR札幌病院，大道内科・呼吸器科クリニック）を新規受診し，組織学的に診断されたサルコイドーシス患者388名において，初診時の喫煙率と，厚生労働省調査による日本全体の喫煙率の結果の比較を行いました[3]．その結果，各年齢別（10年代ごとの検討），男女いずれにおいても，サルコイドーシス患者における喫煙率は一般対象と比較し低い傾向は認められず，むしろ若年者においては，サルコイドーシス患者の喫煙率のほうが高いという結果でした．この結果より，日本においては，少なくとも喫煙がサルコイドーシスの発症を抑制すると捉えるべきではなく，ましてタバコを吸っていたほうがサルコイドーシスになりにくいという解釈はなされるべきではないと考えられます．日常臨床においても，サルコイドーシス患者には，ほかの呼吸器疾患同様に，積極的な禁煙を勧める必要があると思われます．今後は，厳密な症例対照研究によって，日本におけるサルコイドーシス患者の喫煙率と一般対象との比較検討が必要であると考えらます．

文献

1) Newman LS et al; ACCESS Research Group: A case control etiologic study of sarcoidosis: environmental and occupational risk factors. Am J Respir Crit Care Med 2004; **170**: 1324-1330
2) Morimoto T et al: Epidemiology of sarcoidosis in Japan. Eur Respir J 2008; **31**: 372-379
3) Hattori T et al: Increased Prevalence of cigarette smoking in Japanese patients with sarcoidosis. Respirology 2013; **18**: 1152-1157

5. 患者さん・家族からの質問への対応

Q8　サルコイドーシスの日常生活における注意点は？

1 サルコイドーシスはどんなときに発症・悪化するのですか？

　　サルコイドーシスの明らかな原因はいまだ確定的ではないですが，以前より失恋や失業・降格などの精神的ショックを契機に発症・悪化することが報告されています．サルコイドーシスの発症背景としてライフスタイルを検討した報告では家庭内問題26％，仕事上の人間関係問題22％，就職・転職17％，結婚や離婚11％などの精神的ストレスのほか，過労や睡眠不足などの肉体的ストレスが要因として潜在していることが指摘されています．ストレスが直接的な要因ではありませんが，病態を左右する因子である可能性が高いので規則的正しい生活を心がけ，ストレスを上手に解消して慢性的ストレス状態に陥らないように生活スタイルを工夫することが大切です．

2 サルコイドーシス患者の特徴はあるのですか？

　　心・血管疾患患者の性格・行動パターンにタイプAといわれるような攻撃的，挑戦的で，責任感の強い人が多いと指摘されるように，サルコイドーシス患者にも不思議と共通した性格があります．几帳面で真面目，ときには神経質を感じさせる例が多く，ストレス対応能の面からの検討ではストレスをストレスとして認識できずに無意識にストレスをためやすい人が多いと思われます．さらにストレス対応能力が低い傾向もあり，ためたストレスを解消しずらい傾向があることも指摘されています．

3 サルコイドーシスの日常生活における注意点は何ですか？

　　サルコイドーシスの罹患時には体が外的環境変化に適応できていないことが多いので，積極的に規則正しい生活を送るよう配慮することが大切です．肉体的過労も悪化の要因になり，特に徹夜とか夜間勤務などは避け，睡眠不足に陥らないよう心がけます．精神的ストレスの対処方法としては，現代社会においてストレスを回避することは不可能なので，適度な運動や音楽鑑賞といった自分なりにリラックスできる生活スタイルをみつけるのもよい方法です．また倦怠感を強く感じたりするのも本症の特徴です．そのようなときには無理しないで休むことも大切です．サルコイドーシスの症状は患者さんによって様々ですが，主治医の先生から最低限守るべきことを確認し，あとは病気を気にせずに日常生活を送るというプラス思考もよいと思われます．

4 悪化した際にはどうしたらよいのでしょうか？

　　主治医の先生の指導に従うことが大原則ですが，悪化した際には悪化要因がなかったかと，自分を見直すことが大切です．サルコイドーシスはストレスなどの影響を大きく受けやすい性質を持っています．急に悪化した症例では精神的なこと，肉体的なことを問わず日常生活に大

きく変化したことが潜んでいたケースが少なくありません．いつになっても改善傾向がみられないようなときも，生活スタイルに問題点がないかの自問自答も重要です．もし自分なりに悪化した要因をみつけられたら，そこを改善する工夫が必要です．また，サルコイドーシスは自然軽快を期待できる疾患ですが，ときには波のごとくよくなったり，悪化したりを繰り返すこともあります．病勢の波を乗りこなすようなおおらかな気持ちを持つことがサルコイドーシスと付き合う上手な方法です．

文献
1) 山田嘉仁ほか：サルコイドーシスとストレス．サルコイドーシスとその他の肉芽腫性疾患，日本サルコイドーシス/肉芽腫性疾患学会(編)，克誠堂出版，東京，2006: p220-223

索 引

欧文

A
ACE 139

B
BALF（bronchoalveolar lavage fluid） 2, 41, 140, 160
BHL（bilateral hilar lymphadenopathy） 3, 8, 38
Blau 症候群 118

C
cardiac resynchronized therapy（CRT） 190
catalase-peroxidase（mKatG） 17
cystoid macular edema（CME） 49

E
EBUS-TBNA（endobronchial ultrasound guided-TBNA） 41, 160
epiretinal membrane（ERM） 49

G
γグロブリン 140

H
Heerfordt 症候群 74, 113

I
IgG4 関連肺疾患 147
implantable cardioverter defibrilator（ICD） 190

K
keratic precipitates（KPs） 47
KL-6 142
Kveim 抗原 18

L
Löfgren 症候群 3, 116
lupus pernio 9

M
microangiopathy 4, 30
Mikulicz 病 109

N
necrotizing sarcoid granulomatosis（NSG） 29

P
peripheral anterior synechiae（PAS） 47
Propionibacterium acnes 19

S
sIL-2R 142
Sjögren 症候群 108
small fiber neuropathy 4
SURT（sarcoidosis of the upper respiratory tract） 10, 104

T
TBLB（transbronchial lung biopsy） 2, 41, 160
TBNA（transbronchial needle aspiration） 41
Th1 3, 22

和文

あ
悪性リンパ腫 145
アクネ菌 19
アスペルギルス症 43

い
Ⅰ型ヘルパーT細胞 ☞Th1

う
植込み型除細動器 190
右心不全 43

え
壊死性サルコイド肉芽腫症 29

か
角膜後面沈着物 47
家族内集積 33
活性型ビタミンD 26, 100
過敏性肺臓炎 145
可溶性インターロイキン2受容体 ☞sIL-2R
ガリウムシンチグラフィ 141

索　引

カルシウム　140
癌性リンパ管症　145
関節サルコイドーシス　91
感染性肉芽腫　71
眼底鏡　51
肝病変　97
眼病変　8, 46, 51

き
気管支肺胞洗浄液　☞BALF
気胸　43
気道過敏性（反応性）亢進　167
木村氏病　109
吸入ステロイド　181
筋病変　79

く
隅角結節　47
クォンティフェロン　18

け
経気管支肺生検　☞TBLB
経気管支針生検　☞TBNA
結核　144
血管拡張薬　189
血球異常　111
結節性紅斑　9, 66

こ
抗菌薬　174, 188
抗結核菌抗体　18
虹彩結節　47
虹彩後癒着　47
虹彩毛様体炎　47
呼吸機能　164
呼吸器病変　38
骨サルコイドーシス　85

さ
細隙灯顕微鏡　51
細胞毒性薬　172
左室収縮能低下　57

し
死亡原因　15
死亡率　15
重症度分類　129
周辺虹彩前癒着　47

消化管病変　98
上気道病変　104
小径線維神経障害　4
硝子体混濁　47
心エコー図　60
心筋シンチグラフィ　62
神経病変　74
心室性不整脈　56
心臓MRI　63
心臓サルコイドーシス　9, 56, 58, 60
心臓病変　56, 58, 60
診断基準　124, 137
心電図　60
腎病変　94

す
膵病変　98
ステロイド治療　170, 175

せ
精巣病変　95
生物学的製剤　188
喘息　146

た
唾液腺病変　107
胆道病変　98
胆嚢病変　98

ち
超音波気管支鏡ガイド下経気管支針生検　☞EBUS-TBNA

つ
ツ反　140

と
特発性肺線維症　146

な
軟部好酸球肉芽腫症　109

に
肉芽腫性血管炎　4, 29

の
囊胞様黄斑浮腫　49, 53

は
肺高血圧　43, 44
瘢痕浸潤　9, 66

ひ
非結核性抗酸菌症　43
微小血管病変　4
脾病変　99
皮膚サルコイド　9, 67
皮膚病変　9, 66, 70
表在リンパ節　9

ふ
腹腔内リンパ節病変　98
副作用　186
腹膜病変　98
ぶどう膜炎　8, 46

へ
ペースメーカー　190

ほ
膀胱病変　95

ぼ
房室ブロック　56

み
ミクロアンギオパチー　30

め
メトトレキサート　183, 191
免疫抑制薬　174, 187

も
網膜静脈周囲炎　48
網膜前膜　49

ら
卵巣機能不全　24

り
リゾチーム　139
両室ペーシング　190
両側肺門リンパ節腫脹　☞BHL

る
類上皮細胞肉芽腫　16
涙腺病変　107

呼吸器科医のための　サルコイドーシス診療ガイド

2016年12月10日　発行	監修者　杉山幸比古
	編集者　山口哲生，四十坊典晴
	発行者　小立鉦彦
	発行所　株式会社　南江堂
	〒113-8410　東京都文京区本郷二丁目42番6号
	☎(出版) 03-3811-7236　(営業) 03-3811-7239
	ホームページ http://www.nankodo.co.jp/
	印刷・製本　日経印刷
	装丁　BSL

Sarcoidosis Practice Guide for the Pulmonologist
© Nankodo Co., Ltd., 2016

定価はカバーに表示してあります．
落丁・乱丁の場合はお取り替えいたします．

Printed and Bound in Japan
ISBN978-4-524-25782-9

本書の無断複写を禁じます．
JCOPY 〈(社)出版者著作権管理機構　委託出版物〉

本書の無断複写は，著作権法上での例外を除き禁じられています．複写される場合は，そのつど事前に，(社)出版者著作権管理機構(電話 03-3513-6969，FAX 03-3513-6979，e-mail: info@jcopy.or.jp)の許諾を得てください．

本書をスキャン，デジタルデータ化するなどの複製を無許諾で行う行為は，著作権法上の限られた例外(「私的使用のための複製」など)を除き禁じられています．大学，病院，企業などにおいて，内部的に業務上使用する目的で上記の行為を行うことは私的使用には該当せず違法です．また私的使用のためであっても，代行業者等の第三者に依頼して上記の行為を行うことは違法です．

〈関連図書のご案内〉　　　　　　　　　　＊詳細は弊社ホームページをご覧下さい《www.nankodo.co.jp》

呼吸器疾患診断フォトブック
杉山幸比古　著　　　　　　　　　　　　　　　　　　　B5判・180頁　定価（本体6,800円＋税）　2013.7.

呼吸器疾患最新の治療2016-2018 オンラインアクセス権付
杉山幸比古・門田淳一・弦間昭彦　編　　　　　　　　　B5判・494頁　定価（本体10,000円＋税）　2016.3.

新 呼吸器専門医テキスト オンラインアクセス権付
日本呼吸器学会　編　　　　　　　　　　　　　　　　　B5判・614頁　定価（本体14,000円＋税）　2015.4.

プライマリ・ケアの現場でもう困らない！ 止まらない"せき"の診かた
田中裕士　著　　　　　　　　　　　　　　　　　　　　A5判・180頁　定価（本体3,000円＋税）　2016.9.

気づきと対応がわかる！ びまん性肺疾患の診かた 治しかた
喜舎場朝雄　編著　　　　　　　　　　　　　　　　　　A5判・166頁　定価（本体4,200円＋税）　2016.8.

研修医・指導医のための 呼吸器疾患診断Clinical Pearls
宮城征四郎・藤田次郎　編著　　　　　　　　　　　　　A5判・254頁　定価（本体4,200円＋税）　2015.10.

Q&Aでわかる 呼吸器疾患ガイドライン実践ブック
千田金吾　監修　　　　　　　　　　　　　　　　　　　B5判・246頁　定価（本体4,500円＋税）　2013.11.

呼吸器感染症のすべて 私の治療のコツ
藤田次郎・門田淳一　編　　　　　　　　　　　　　　　B5判・316頁　定価（本体7,500円＋税）　2009.6.

呼吸器診療ゴールデンハンドブック
永井厚志　編　　　　　　　　　　　　　　　　　　　　新書判・384頁　定価（本体4,200円＋税）　2008.10.

呼吸器疾患のステロイド療法実践マニュアル
東田有智　編　　　　　　　　　　　　　　　　　　　　A5判・174頁　定価（本体3,300円＋税）　2014.12.

間質性肺疾患診療マニュアル（改訂第2版）
久保惠嗣・藤田次郎　編　　　　　　　　　　　　　　　B5判・420頁　定価（本体9,500円＋税）　2014.5.

特発性間質性肺炎 診断と治療の手引き（改訂第3版）
日本呼吸器学会 びまん性肺疾患 診断・治療ガイドライン作成委員会　編　A4変型判・166頁　定価（本体3,800円＋税）　2016.11.

マクロライド系薬の新しい使い方 実践の秘訣25
門田淳一　編　　　　　　　　　　　　　　　　　　　　A5判・162頁　定価（本体3,000円＋税）　2015.6.

結核診療ガイドライン（改訂第3版）
日本結核病学会　編　　　　　　　　　　　　　　　　　B5判・138頁　定価（本体3,000円＋税）　2015.3.

結核・非結核性抗酸菌症診療Q&A
日本結核病学会　編　　　　　　　　　　　　　　　　　A5判・166頁　定価（本体2,600円＋税）　2014.5.

抗酸菌検査ガイド2016
日本結核病学会 抗酸菌検査法検討委員会　編　　　　　　A4判・122頁　定価（本体3,200円＋税）　2016.4.

実地医家のための 結核診療の手引き
日本結核病学会　編　　　　　　　　　　　　　　　　　A5判・120頁　定価（本体2,000円＋税）　2016.6.

結核Up to Date（CD-ROM付）結核症＋非結核性抗酸菌症＋肺アスペルギルス症（改訂第3版）
四元秀毅・倉島篤行　編　　　　　　　　　　　　　　　B5判・310頁　定価（本体9,200円＋税）　2010.6.

肺MAC症診療Up to Date 非結核性抗酸菌症のすべて
倉島篤行・小川賢二　編　　　　　　　　　　　　　　　B5判・272頁　定価（本体6,800円＋税）　2013.7.

今日の処方（改訂第5版）
浦部晶夫・大田 健・川合眞一・島田和幸・菅野健太郎　編　B6判・1,220頁　定価（本体6,800円＋税）　2013.11.

今日の治療薬2016 解説と便覧（年刊）
浦部晶夫・島田和幸・川合眞一　編　　　　　　　　　　B6判・1,376頁　定価（本体4,600円＋税）　2016.1.

定価は消費税率の変更によって変動いたします．消費税は別途加算されます．